口腔门诊镇静镇痛护理与管理

主　编　郁　葱

副主编　樊　林　陈守会

编　者　（以姓氏拼音为序）

焦　敏（重庆医科大学附属口腔医院）

焦慧勤（重庆医科大学附属口腔医院）

李　凯（重庆医科大学附属口腔医院）

李顺艺（重庆医科大学附属口腔医院）

廖金容（重庆医科大学附属口腔医院）

刘　琳（重庆医科大学附属口腔医院）

刘科星（重庆医科大学附属口腔医院）

陆　瑶（重庆医科大学附属口腔医院）

牟思圆（重庆医科大学附属口腔医院）

彭　雪（乌鲁木齐市锐珂口腔医院）

邱莹茜（重庆医科大学附属口腔医院）

冉龙宽（重庆医科大学附属口腔医院）

宋　敏（重庆医科大学附属口腔医院）

汪炜平（重庆医科大学附属口腔医院）

王　鑫（重庆医科大学附属口腔医院）

王烈菊（重庆医科大学附属口腔医院）

王林翀（重庆警备区渝中第二离职干部休养所）

王媛媛（重庆医科大学附属口腔医院）

吴彩娥（重庆市人民医院）

熊　鹰（重庆医科大学附属口腔医院）

徐　黎（重庆医科大学附属口腔医院）

袁云川（重庆三峡医药高等专科学校）

曾　桀（重庆医科大学附属口腔医院）

张　超（重庆医科大学附属口腔医院）

张　莉（乌鲁木齐市口腔医院）

赵　楠（重庆医科大学附属口腔医院）

郑　月（重庆医科大学附属口腔医院）

周　颖（重庆医科大学附属口腔医院）

重庆大学出版社

图书在版编目（CIP）数据

口腔门诊镇静镇痛护理与管理/郁葱主编. -- 重庆：
重庆大学出版社, 2022.7（2025.5重印）
ISBN 978-7-5689-3296-7

Ⅰ.①口… Ⅱ.①郁… Ⅲ.①口腔外科手术－护理学
Ⅳ.①R473.78

中国版本图书馆CIP数据核字（2022）第083221号

口腔门诊镇静镇痛护理与管理

主 编：郁 葱

策划编辑：胡 斌

责任编辑：胡 斌 版式设计：胡 斌
责任校对：邹 忌 责任印制：张 策

*

重庆大学出版社出版发行
出版人：陈晓阳
社址：重庆市沙坪坝区大学城西路21号
邮编：401331
电话：（023）88617190 88617185（中小学）
传真：（023）88617186 88617166
网址：http://www.cqup.com.cn
邮箱：fxk@cqup.com.cn（营销中心）
全国新华书店经销
重庆长虹印务有限公司印刷

*

开本：787mm×1092mm 1/16 印张：24.5 字数：553千
2022年7月第1版 2025年5月第2次印刷
ISBN 978-7-5689-3296-7 定价：168.00元

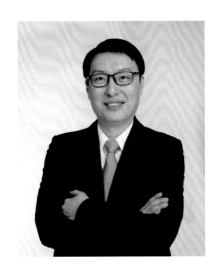

郁 葱

医学博士，主任医师，教授，硕士生导师，重庆医科大学附属口腔医院麻醉科 / 舒适牙科主任，德国 Müster 大学附属医院访问学者，国际牙医学院（中国区）院士。现任中华口腔医学会口腔镇静镇痛专委会副主任委员，中华口腔医学会口腔麻醉学专委会常务委员，中国心胸血管麻醉学会围术期基础与转化医学分会委员。重庆市医学会麻醉学分会委员，重庆市医师协会麻醉学医师分会常委，重庆市医院协会麻醉管理专委会副主任委员。

从事口腔临床麻醉及无痛治疗专业工作 22 年。承担多项国家卫生健康委、重庆市科委、重庆市卫健委科研课题，发表科研论文 30 余篇，SCI 收录 17 篇，主编著作 2 部，参编著作 2 部，获批专利 4 项，牵头或参与多项专业指南和标准制定。参与编撰两个技术规范："笑气氧气吸入镇静技术管理规范""儿童镇静 / 麻醉下口腔治疗及心理干预"（中华口腔医学会，2016 年）；2020 年作为首席专家牵头制定《儿童口腔门诊全身麻醉操作指南》（中华口腔医学会，2020 年）。探索出一整套适合口腔各专业及整形美容门诊的无痛治疗解决方案，在口腔门诊镇静镇痛治疗和伴随合并症的评估方面具备丰富的理论知识和临床经验。

创作团队简介

　　《口腔门诊镇静镇痛护理与管理》编撰团队是由重庆市麻醉学临床重点专科，重庆市口腔医学会舒适化口腔医疗培训中心，重庆医科大学附属口腔医院无痛治疗中心的临床一线工作人员为班底组成，联合国内长期从事该领域的青年医务工作者担纲编写，涵盖麻醉科、口腔颌面外科、儿童口腔科、牙体牙髓科、口腔种植科、护理部、院感科等；涉及医疗与护理多个专业，从不同角度阐述口腔门诊镇静镇痛（麻醉）的各个方面，突出护理工作在全过程的重要作用，依托自身丰富的临床实践结合国内外同行的经验，体现了口腔门诊多学科诊疗模式的优势，代表了我国舒适化口腔医疗的发展水平。

　　"十四五"伊始，以习近平同志为核心的党中央强调要把保障人民健康放在优先发展的战略位置，推动公立医院高质量发展。随着社会的进步和医学的发展，人们对医疗水平和医疗服务质量方面的要求日益提高，愈来愈多的医院倡导建立"无痛医院"。在此背景下，以镇静镇痛为代表的"舒适化治疗"理念应运而生。近年来，口腔健康已成为群众关切的社会热点问题，舒适化口腔诊疗技术也随之引起广泛关注及重视。

　　在重庆医科大学附属口腔医院的积极支持下，郁葱教授及其学科团队先后探索建立重庆医科大学附属口腔医院"无痛治疗中心"和"舒适化口腔医疗培训中心"，并于2021年正式成立覆盖全国108家口腔医疗机构的"舒适化口腔医疗专科联盟"。郁葱教授带领团队基于自身积累的丰富诊疗经验和联盟单位反馈的临床疗效，参考国内外该领域的前沿探索和创新实践，潜心编撰了《口腔门诊镇静镇痛护理与管理》一书。

　　该书从口腔门诊镇静镇痛护理和管理的角度切入，学习借鉴国外的有益经验，以国内舒适化（无痛）口腔治疗为背景，以口腔门诊麻醉技术及相关并发症护理为主线，系统回答了在目前高效率运行的医疗模式、复杂医患关系的医疗环境下，如何开展口腔门诊镇静镇痛技术的整体护理与优质护理的问题。

　　全书分设临床基础、护理常规和护理管理三篇，共十六章，是在郁葱教授2019年出版的《口腔门诊麻醉并发症及处理》基础之上进行的更深层次思考和研究，对填补当前国内口腔门诊镇静镇痛技术护理相关领域的理论缺口具有重要意义。该书围绕镇静镇痛技术常规护理、并发症护理、质量控制管理及院感控制管理等方面，提供了诸多国内外口腔门诊整体护理和优质护理的解决方案与经验，进一步丰富和拓展了口腔护理学的内涵与外延，是口腔门诊镇静镇痛护理与管理的理论创新。我相信口腔护理学专业工作者将从中获益良多，也会高效地推动"无痛、舒适和微创"理念贯穿优质护理全过程，在减少治疗并发症的同时及时缓解患者痛苦及恐惧心理，更好地造福广大群众。

　　为此，谨向广大口腔护士及相关管理同仁推荐本专著，是为序。

重庆医科大学附属口腔医院党委书记

2021年8月24日

　　《口腔门诊镇静镇痛护理与管理》编撰完成于2021年，是"十四五"的开局之年。2021年2月19日，习近平总书记主持召开中央全面深化改革委员会第十八次会议，审议通过了《关于推动公立医院高质量发展的意见》（以下简称《意见》），高质量发展已经上升到医院发展的战略地位。《意见》提出，公立医院是我国医疗服务体系的主体。要以习近平新时代中国特色社会主义思想为指导，全面贯彻党的十九大和十九届二中、三中、四中、五中全会精神，坚持以人民健康为中心，加强公立医院主体地位，坚持政府主导、公益性主导、公立医院主导，坚持医防融合、平急结合、中西医并重，以建立健全现代医院管理制度为目标，强化体系创新、技术创新、模式创新、管理创新，加快优质医疗资源扩容和区域均衡布局。

　　我们所说的高质量发展，是医疗的高质量发展。通过完善的规章制度、诊疗规范、监督考核、临床路径、单病种质量管理、DRGs（Diagnosis Related Groups）、技术管理及持续改进等系统地提升医疗质量。与医疗质量相关的还包括护理管理、感染控制等医疗相关活动。本书是在2019年出版《口腔门诊麻醉并发症及处理》一书的基础上进一步从口腔门诊镇静镇痛护理和管理的角度出发，从口腔门诊镇静下治疗的特点、热点及痛点入手，结合口腔舒适化治疗、多学科联合诊疗和围术期康复等新理念，以期能解决目前口腔舒适化医疗供给侧发展和学科发展不平衡不充分的矛盾。作为建设口腔医疗特色技术、保障患者医疗安全、多学科联合诊疗中护理技术及管理的主要内容，本书以病例为导向详实讲解舒适化口腔医疗技术护理配合等特色之处，具备可操作性和可复制性，临床指导意义大。

　　本书从酝酿到出版耗时近3年时间，主要作者来自长期从事口腔门诊麻醉的专业技术人员，组成一个多学科交叉团队，整合口腔颌面外科、儿童口腔科、牙体牙髓科、口腔种植科和麻醉科形成MDT（Multi Disciplinary Team）、护理部、院感科，形成多学科综合诊治模式。作者团队结合自己的临床工作经验和专业培训经验，并增加了大量的临床资料，力求从临床日常工作出发。体现了规范化、客观化、操作性强的主要特点。

　　在此，感谢中华口腔医学会镇静镇痛专业委员会和中华口腔医学会口腔麻醉学专业委员会的支持和帮助，感谢我们团队的辛劳工作，感谢口腔医疗同行的大力支持。在撰写工作中难免存在挂一漏万，以偏概全的问题，敬请读者提出宝贵意见。

2021年8月

目录

第二篇　护理常规

第三篇 护理管理

展　望

附　录

一、背景

现代生活方式的改变导致到口腔门诊就诊的病患数量日益增加，他们常伴有其他系统疾病；现代医学的飞速发展和新药、新技术的使用对传统口腔医疗服务提出新的要求；微创化、舒适化医疗的发展对医生和护理人员的知识结构、临床能力也提出了更高的要求。为此本书结合国外经验，以国内舒适化（无痛）口腔治疗为背景，以口腔门诊麻醉技术及相关并发症护理为主线，突出在目前高效率运行的医疗模式、复杂医患关系的医疗环境中，如何开展口腔门诊镇静镇痛技术的整体护理与优质护理，旨在为读者提供国内外口腔门诊开展镇静镇痛技术的常规护理、并发症护理、质量控制管理及院感控制管理的整体护理和优质护理的解决方案与经验。当前国内外口腔门诊镇静镇痛技术高速发展，但在理论上可参考执行的依据和书籍不多，而作为护理类的参考书籍就更是少之又少。此外，随着社会人口老龄化和国家三胎生育政策的开放，针对口腔门诊的特殊人群（老年人、孕妇及儿童）就诊也越来越多。本书将详细讲解在进行各类门诊镇静镇痛治疗时的护理与管理。帮助口腔医生及护士在诊治专科疾病的同时，为患者提供"生理—心理—社会"模式的全方位整体护理。提高医疗、护理诊治水平，使患者的就医舒适性与满意度达到有效的优质护理，从而提高我国口腔门诊治疗的安全性。尤其突出提升老年人、孕妇及儿童等特殊人群的诊疗护理质量。

本书将系统阐述如何开展口腔门诊镇静镇痛技术的围术期整体护理、护理质量控制管理及院感控制管理。"开展平台式舒适化口腔治疗"以体现口腔门诊实现整体护理和优质护理是本书的特色；受口腔门诊医护的专业所限，护理人员如何安全、高效、有序地配合医生开展病情评估、治疗及处理较复杂病情的椅旁专科急救是本书的重点。口腔门诊与大临床的结构布局差异化较大，针对其系统的应急处理流程、药品与物品配置等全国尚无统一标准，本书也希望通过详尽讲解，提高口腔门诊护理配合的应急处置能力。

二、口腔护理学的发展与未来

口腔护理学属于临床护理学的一个分支，主要是从护理学的角度观察口腔健康状况和疾病状态，紧密联系临床护理实践，运用护理程序及护理学的理论与技术，协同医生做好各种口腔治疗及护理工作，促使患者从疾病状态向健康状态转化。自人类出现以来，就有了口腔疾患的护理。伤患会用舌头舔或用唾液涂抹，为解除病痛，用舔、吸、压、揉、打等方法施加患处，并逐步形成了口腔护理活动的原型。

口腔护理已经有数千年的历史。早在商朝武丁时代的甲骨文中就出现了口腔疾病的文字记载，如"口疾""齿疾""舌疾"等。周代《礼记·内则》中记载："鸡初鸣，咸盥漱"，说明当时已有每天清晨漱口的卫生习惯。先秦至汉《黄帝内经》有口疮记载，如《素问·气交变大论》："岁金不及，炎水乃行……民病口疮"，认为气候变化无常是口疮发病的主要原因。汉代医书《养生方》指出"朝夕啄齿，齿不龋"。隋代《诸病源候论》明确地阐述了口疮的病因是心脾热盛。唐代《千金要方》对口疮反复发作的特点及调护方法进行了详细的说明。宋代《圣济总录》讲到"口舌生疮者，心脾经蕴热所致也"。元代《丹溪心法》中也记载了口疮实证、虚证的不同治疗方法。

随着现代科技的发展，治疗手段不断提高，护理专业化的趋势越来越明显。口腔护理技术由传统的医生一人承担逐步发展为独立学科。1911年，西方牙医学传入我国，英、美、法、日、俄等国相继在我国开办牙医诊所和牙医学校。随着口腔医学的发展，口腔护理学也得到了相应发展，为积累口腔医学和护理人才奠定了基础。20世纪50年代初，我国对口腔医学教育机构进行了调整，四川、北京、上海等地有关医学院校相继成立口腔医学系，使口腔学科的设置更加趋向合理，各高校纷纷设置了口腔护理专业，为培养高素质的护理人才打下了坚实的基础。口腔专科医师、口腔专科护士陆续出现。近年来，各大高校培养出了大批优秀的高级护理人才，为我国口腔护理事业的快速发展提供了动力。

而今，人们对口腔健康的重视程度日益提高，对口腔护理的需求日益多样化、多元化。WHO提出"2000年人人享有卫生保健"战略的目标，开展"以整体人的健康为中心的护理"成为当代护理学的发展趋势。2016年，党的十八届五中全会战略部署制定了《"健康中国2030"规划纲要》，表明健康是促进人的全面发展的必然要求，是经济社会发展的基础条件，是民族昌盛和国家富强的重要标志，也是广大人民群众的共同追求。我国面临着工业化、城镇化、人口老龄化以及疾病谱、生态环境、生活方式不断变化等带来的新挑战，需要统筹解决关系人民健康的重大和长远问题。维护人民健康也将对广大口腔医护工作者提出更加严峻的考验。

未来，人民群众对口腔卫生服务的需求会不断增加，对质量、技能和舒适度的要求也会越来越高。21世纪，口腔医学将从治疗模式的目标全面转向以协作组、多学科为基础的序列治疗，口腔护理学应力争跟上口腔医学发展的步伐，适应现代口腔护理学的发展，以加快与国际口腔护理学接轨。

三、"舒适化口腔医疗"理念的提出及发展

舒适化医疗由美国护理学家凯瑟琳·科尔卡巴（Katharine Kolcaba）于1992年提出，强调患者在就诊过程中心理和生理的双重舒适，帮助患者消除不适合的疼痛，减少诊疗并发症，给予安慰和缓解焦虑，并提供科普知识。我国于21世纪初全面在手术及有创诊疗

中践行舒适化医疗，以无痛胃肠镜，分娩镇痛等技术的普及为标志，而口腔专业的镇静下治疗发展于20世纪90年代末，以笑氧吸入镇静和儿童门诊全麻口腔治疗为主要技术手段。

经过约10年发展，北京、重庆、西安等地的口腔医学专科医院均已形成完备的口腔镇静技术体系及人才梯队。以重庆医科大学附属口腔医院为例，包括从经鼻吸入笑氧清醒镇静、经静脉镇静到门诊全身麻醉全系列，以及口腔颌面外科、儿童口腔科、牙体牙髓科、口腔种植科等，在门诊清醒镇静下口腔治疗病例近五万例/年，门诊全麻下儿童口腔治疗一千余例/年，累计完成近五十万例治疗病例，配有完备的应急手段与专门的麻醉复苏区域。然而在牙科门诊和公立医院口腔科能实施镇静技术的仍然凤毛麟角，但可喜的是涌现了很多小型麻醉和口腔医生团体，在实施多种舒适化口腔医疗技术。

在口腔治疗中严重影响患者身心健康和生活质量的主要因素是牙科焦虑症（Dental Anxiety，DA），DA是口腔治疗中的一种常见的心理障碍，患者对口腔疾病的治疗感到紧张和害怕的主要表现为：患者在候诊和治疗时流汗，呼吸、心跳不由自主地加快；对口腔内的刺激变得敏感；儿童表现为哭闹、拒绝甚至反抗治疗；成人表现为心慌、颤抖、恶心甚至终止治疗。它不利于口腔疾病的治疗，更可能延误治疗使患者失去保存牙齿的机会。DA的原因包括：患者以前的不良就医经历；患者朋友的非良性叙述给患者造成的心理压力；来自医护人员非人性化的专业术语；特有的环境因素比如涡轮机的声音、其他患者的呻吟和气味等。

除DA患者对口腔治疗有非常痛苦的回忆外，几乎所有因口腔疾病就医的患者都存在对口腔治疗的不良感受。而这种不良感受最主要的来源是疾病本身及治疗过程中的疼痛，疼痛往往是口腔疾病的一个主要症状，如牙髓炎、根尖周炎等，都表现为剧烈的疼痛。疼痛也是口腔科治疗过程中不可避免的一个不良反应，如局部麻醉、开髓、去骨等治疗都会造成患者的疼痛。疼痛是柄双刃剑，它不仅是对人类在遇到伤害时的保护，也是对人类生理及心理的伤害。1979年国际疼痛研究协会（International Association for the Study of Pain，IASP）将疼痛定义为：一种令人不快的感觉和情绪上的感受，伴随着现有的或潜在的组织损伤，所以，疼痛贯穿了疾病发生、发展的全过程。无论是疾病带来的疼痛，还是治疗带来的疼痛均会严重影响患者的治疗意愿和感受，以"无痛治疗"为核心的"舒适化口腔医疗"便应运而生。21世纪初，有专家提出了给患者提供"舒适化口腔医疗"的理念，并从改善就诊环境、屏蔽治疗噪声、开展口腔无痛治疗及采用微创治疗等方面进行了一系列的改进，取得了良好效果。本书第一篇对口腔无痛（镇静镇痛）治疗方法进行阐述，并简要介绍一些成功的做法，分析当前的发展趋势，以期与同行共同探讨。

1772年法国化学家约瑟夫·普里斯特利（Joseph Priestley）首先合成氧化亚氮（N_2O，笑气），1844年美国牙医霍勒斯·威尔斯（Horace Wells）发现"笑气"具有镇痛作用，并在未使用局部麻醉的情况下吸入笑气成功拔除自己的一颗牙，形成我们今天的技术雏形。1846年波士顿牙医莫顿（Morton）在麻省总医院利用乙醚实施了颈部包块手术，揭开了现代麻醉学的开端。

在20世纪，以艾利森（Allison）、哈贝尔（Hubbell）、蒙海姆（Monheim）等为代表的口腔科医生针对全身麻醉下牙科治疗进行了培训和实践。以约根森（Jorgensen）、德里斯科尔（Driscoll）等为代表的口腔科医生成为中度（意识）镇静的倡导者，他们认识到局部麻醉与麻醉药物的镇痛镇静和遗忘作用相结合，可使患者处于意识改变、镇痛和失忆的状态，但不会导致神志不清。到了 20 世纪末，口腔专业发展了几种不同的焦虑和疼痛控制方法，包括独立的局部麻醉，轻中度、深度镇静甚至全身麻醉下口腔治疗，进一步丰富了"舒适化口腔医疗"的内涵。

四、口腔镇静镇痛技术的历史与发展

DA 或牙科恐惧症（Dental Phobia）是口腔科日常诊疗中经常遇到的问题。这可能是影响口腔医师治疗、产生医疗纠纷及医患不信任感的最重要因素之一，因此为这些患者制定基于循证医学的治疗策略是必要的。患者需要尽早发现并解决他们的问题，通过访谈和自我报告对恐惧和焦虑量表的主观评价以及对患者基本生命体征的客观评估可以增强诊断，并把这些患者分为轻度、中度、高度焦虑或恐惧症。

一般来说，可以通过心理治疗干预（Psychotherapeutic Intervention）、药物干预（Pharmacological Intervention），或两者的组合来控制 DA，这取决于患者焦虑水平、患者特征和临床情况。心理治疗包括行为或认知为导向的管理；在药理学上，可以使用镇静或全身麻醉来治疗患者；行为管理治疗旨在通过学习改变不可接受的行为，包括肌肉松弛和放松呼吸，以及使用生物反馈、催眠、针灸、分散注意力等手段；认知管理策略旨在改变和重构负面认知的内容，并加强对负面思想的控制；认知行为治疗是行为治疗和认知疗法的结合。

在某些情况下，当患者不能对心理治疗干预作出反应并且很好地配合或者不愿意接受这些类型的治疗时，应该寻求药物治疗如镇静或全身麻醉下牙科治疗。

回顾口腔诊疗中镇静镇痛技术的发展，它与整个医学乃至口腔医学的发展是同步的，任何手术性操作均经历了以下三个阶段，有效性—安全性—舒适性，口腔麻醉方面同样经历了 19 世纪中后叶笑气／乙醚的吸入麻醉和可卡因局部麻醉解决看牙不疼的有效性问题，到 20 世纪中叶利多卡因的普遍应用解决看牙局部麻醉的安全性问题，再到 21 世纪逐步应用现代综合麻醉学手段解决看牙舒适性问题。

五、护理在口腔门诊镇静镇痛治疗中的作用

（一）有效沟通

口腔护理是口腔医学与护理学的有机结合，更是患者与医生间沟通的纽带。护士通过询问、检查获得的信息转交到医生手中，有助于医生准确、快速地做出判断。口腔门诊护士既需要与患者交流，又需要与医师沟通，他们是医患沟通中一个十分重要的角色，能够起到医生与患者间平衡或润滑的关键作用。

（二）心理干预

心理干预是指在心理学理论指导下有计划、按步骤地对一定对象的心理活动、个性特征或心理问题施加影响，使之发生朝着预期目标变化的过程。口腔门诊的心理干预工作，往往由护士承担。从患者到医院分诊开始，护理的心理干预就开始介入了。尤其是需要镇静镇痛技术帮助下进行口腔治疗的患者，往往患有 DA，心理干预是必要也是非常重要的环节，贯穿于整个治疗过程。术前的沟通、术中的引导、术后的指导均需要口腔护士的参与和把控。因此，开展口腔门诊镇静镇痛技术需要口腔护士发挥心理干预的重要作用。

（三）效率提升

口腔医学正从治疗模式的目标全面转向以协作组、多学科为基础的序列治疗，口腔门诊的操作在医护双人"四手操作"配合下完成。"四手操作"是指在口腔治疗过程中，每名医生均配一名护士，医护均是坐位操作，这是一种高效率的口腔操作技术，不仅可以极大地提高治疗质量和工作效率，还在预防交叉感染中起到重要作用，是一种高效率的牙科操作技术和现代化的服务形式。

（四）急救保障

在采用口腔门诊镇静镇痛技术进行口腔治疗时，各种潜在的医疗风险也随即而来，突出表现为口腔门诊突发事件。采用镇静镇痛技术对特殊就诊人群（老年人、儿童、孕妇等）进行口腔治疗是较为常规的，而特殊就诊人群的口腔门诊突发事件的发生率往往比一般就诊人群更高。因此，护理人员发挥的作用和急救能力就更为重要。急救需要团队的协作完成，护士是急救团队的重要组成部分。

（五）院感控制

医院内感染（简称院感）是指患者在住院期间发生在医院内的一切感染。所有医护工作者应极力规避和控制，更需要医护和患者共同参与和配合。口腔门诊院感控制措施贯穿于护理活动的全过程，口腔内手术和治疗的有创性大，患者的血液、唾液、分泌物等均为传染源。因此，每一位口腔护士应常规执行标准预防，将标准预防执行到每一步操作中更是对院感控制的有力保障。

（六）安全护卫

医疗安全需要常抓不懈，更是重点防范并加以保障的原则。随着《"健康中国2030"规划纲要》的不断推进，医疗安全被推上新的高度：一切医疗措施必须在安全的前提下完成。作为一名临床护士，患者安全与护理工作密不可分，可以说护士是患者安全保障的第一道防线。护士的工作贯穿《患者十大安全目标》管理的全过程，如患者身份识别、提升管路安全、围术期核查、麻醉后安全护理、围术期监测、执行医嘱的用药安全、减少预防感染等，并且，镇静镇痛技术下的口腔治疗是麻醉学和口腔医学的学科交叉，护士也在其中发挥着极其重要的作用。

六、开展口腔门诊镇静镇痛治疗护理的要点与难点

1. 口腔门诊镇静镇痛治疗涉及麻醉学及口腔医学的多个专业，因此护理人员需要具备全面且扎实的理论知识和操作技能。

2. 口腔治疗患者人群年龄分布跨度大，尤其是特殊人群和合并有其他系统疾病的患者，需要护理人员掌握除口腔治疗本身以外更多的临床知识和操作技能。

3. 因患者在镇静镇痛下开展口腔治疗，加之治疗与麻醉部位相互重叠干扰，口腔护士需要在充分暴露手术视野下完成"四手操作"的同时保护好患者气道，避免误吞、误吸、缺氧等严重气道管理事件的发生。

4. 由于在镇静镇痛下进行口腔治疗的患者大多数均有 DA，因此对其围术期的心理护理更为重要，也比一般患者的沟通难度更高。

5. 镇静镇痛技术隶属于麻醉学，急症发生率相对常规治疗较高，尤其是采用此技术的特殊人群，急症突发率更高。因此，在镇静镇痛下开展口腔治疗的护理人员，需要有配合治疗外的急救护理技术和应变能力，如：术前的静脉穿刺、术中生命体征的观测、围术期发生应急状况的配合处理等，真正做到"一专多能"，既能配合口腔医生完成手术也能配合麻醉医生完成麻醉和急症处理。

（樊　林）

第一篇
临床基础

第一章 口腔解剖与生理

第一节 颌面部解剖生理

颌面部为面部的一部分，所谓面部系指上至发际，下达下颌骨下缘，两侧至下颌支后缘的部位。以眉间点的水平线为界，颌面部系指面部眉间点水平线以下的部位。

一、颌面部骨的部分

颌面部的骨性支架系由 14 块骨组成（图 1-1-1），其中除单一的下颌骨及犁骨外，其余均成双对称排列，共有上颌骨、鼻骨、泪骨、颧骨、腭骨及下鼻甲。上述相邻诸骨互相连接，构成颌面部的基本轮廓，并作为软组织的支架。本章主要叙述与口腔临床关系密切的上颌骨、下颌骨。

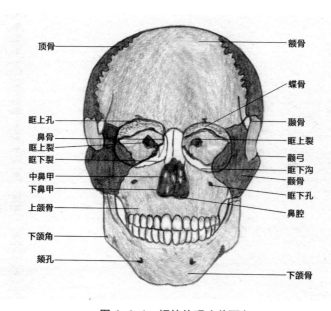

图 1-1-1 颅的外观（前面）

（一）上颌骨

上颌骨（Maxilla）是面中部最大的骨结构，其中包含上颌窦，左右各一，互相对称，它与额骨、鼻骨、犁骨、蝶骨、泪骨、颧骨、腭骨等连接，参与眼眶底、口腔顶、鼻腔底及侧壁、颞下窝、翼上颌裂及眶下裂的构成。上颌骨的解剖形态不规则，大致可分为一体和四突（图 1-1-2）。

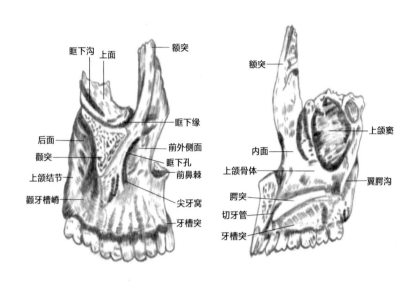

图 1-1-2　上颌骨外观

1. 上颌体（Body of Maxilla）分为前、后、上、内四面。

（1）前外面：又称脸面。上界与眶下缘相连，下界为牙槽突底部，内界为鼻切迹，外界为颧牙槽嵴。在眶下缘中点下方 0.5 ~ 1 cm 处有椭圆形的眶下孔，眶下神经、血管从此通过。眶下孔的下方，尖牙与双尖牙的上方骨面有一深窝，称为尖牙窝。此处骨质菲薄，常经此凿骨进入上颌窦内施行手术。

（2）后面：又称颞下面。一般以颧牙槽嵴作为前壁与后壁的分界线，参与颞下窝及翼、腭窝前壁的构成，在其后方骨质微凸呈结节状，称上颌结节。颧牙槽嵴和上颌结节是上牙槽后神经阻滞麻醉的重要标志。

（3）上面：又称眶面，构成眼眶下壁，呈三角形。眶下沟向下延伸成眶下管并开口于眶下孔。上牙槽前，中神经由眶下管内分出，经上颌窦前壁和外侧壁分布到前牙和前磨牙。

（4）内面：又称鼻面，构成鼻腔外侧壁。在中鼻道中上颌窦开口通向鼻腔。施行上颌窦根治术和上颌窦囊肿摘除时，可在鼻道开窗引流。

上颌窦：呈锥形空腔，底向内，尖向外，伸入颧突，底部有上颌窦开口。上颌窦壁即骨体的四壁的骨质皆薄，内面衬以上颌窦黏膜。

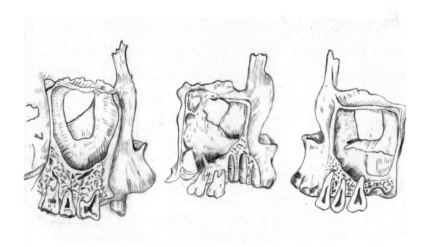

图 1-1-3　上颌窦与牙根的关系

上颌窦与牙根关系密切，其下壁由前向后盖过 8-5 | 5-8 的根尖，与上述根尖之间隔以较厚或较薄的骨质，或无骨质而仅覆以黏膜（图 1-1-3），其中以上颌第一磨牙根尖距上颌窦下壁最近。故临床上牙源性感染与上颌窦炎症可相互波及，拔除上述各患牙时应及时摘除断根。

2. 四突。上颌骨的四突分别称为额突、颧突、腭突和牙槽突。

（1）额突：耸立于上颌体的内上方，为一较坚实的细薄突起，其上、前、后缘分别与额骨、鼻骨及泪骨相连接。

（2）颧突：是位于上颌体前、后面之间向外上方的粗短突起，具有一呈三角形的粗糙连接面与颧骨相连接，在口腔内相当于上颌第一、第二磨牙之间的前庭沟可扪及此突与颧骨的连接处。

（3）腭突：由牙槽突根部腭侧向中线伸展的前厚后薄的水平骨板，在中线与对侧腭突相连接，形成腭正中缝，并参与构成口腔顶及鼻腔底的大部分。腭突的口腔面骨面粗糙，略凹陷形成腭穹隆，构成硬腭的前 3/4。腭正中缝可因先天发育障碍而与犁骨一侧或两侧不连接，造成单侧或双侧腭裂。腭正中缝的前端有切牙孔，向后上方形成通向两侧鼻底的切牙管，有鼻腭神经的终末支通过。腭突下面之后外近牙槽突处，有纵行之沟或管，有腭前血管和神经束通过。腭突后缘呈锯齿状与腭骨水平部相接。

（4）牙槽突：位于上颌骨体的下方，与上颌窦前、后壁紧密相连，左右两侧在正中线相连形成弓形，是上颌骨包在牙根周围的突起部分，每侧牙槽突上有 7 ～ 8 个牙槽窝容纳牙根。前牙有前磨牙区牙槽突的唇、颊侧骨板薄而多孔，此结构有利于麻醉药物渗入骨松质内，达到局部浸润麻醉目的。

由于上颌骨无强大肌附着，骨折后较少受到肌牵引移位，故其移位与所受外力大小和方向有关。上颌骨骨质疏松，血运丰富，外伤后出血较多，但骨折后愈合快。一般较少发生颌骨骨髓炎。

（二）下颌骨

下颌骨是颌面部骨折中唯一可以活动且最坚实的骨骼，两侧对称，在正中线处两侧联合呈马蹄形，包括下颌体与下颌支两部分（图 1-1-4）。

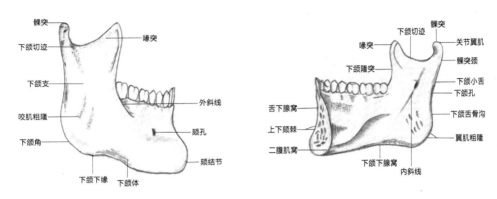

图 1-1-4　外侧面观图

1. 下颌体可分为上、下缘和内、外面。两侧下颌体在正中处联合，外有颏结节，内有颏棘。

（1）上缘：上缘为牙槽骨，骨质疏松，其中有牙槽窝容纳牙根，是颌骨牙源性感染的好发部位。

（2）下缘：下缘骨质致密而厚，抗压力强，在正中的两旁稍内侧有二腹肌凹，是二腹肌前腹起端附着处。常作为颈部的上界及颌下区切口的有关标志。

（3）外面：两侧下颌体的正中联合的外下方骨隆起为颏结节，在下颌体外面，相当于前磨牙区上下缘之间，有开口向后上方的颏孔，颏神经血管经此通过。

（4）内面：近中线处有上、下两对突起，称为上颏棘和下颏棘。分别为颏舌肌和颏舌骨的起点，从颏棘斜向上方，有线形突起称为下颌舌骨线，为下颌舌骨肌起端附着处，而颏棘上有颏舌肌和颏舌骨肌附着。在下颌骨线前上分有舌下腺凹，为舌下腺所在处，后下分有颌下腺凹，内有颌下腺。

2. 下颌支，为左右垂直部分，略呈长方形。下颌支可分为内外两面，上下前后四个缘，及喙突和髁突。

（1）喙突：位于下颌支前上方的骨突，呈三角形、扁平，有颞肌附着。

（2）髁突：位于下颌支后上方的骨突，与颞骨关节窝构成颞下颌关节。髁突下方缩窄处称髁突颈部，有翼外肌附着。两骨突之间的凹陷切迹，称下颌切迹或乙状切迹，为经颞下途经麻醉圆孔和卵圆孔的重要标志。

下颌支外侧面较粗糙，有咬肌附着。内侧面中央有一骨孔称下颌孔，呈漏斗状，是下牙槽神经血管进入下颌管的入口。下颌角是下颌支后缘与下缘相交部分，有茎突下颌韧带附着。

下颌骨的正中央联合，颏孔区、下颌角、髁突颈部等为骨质薄弱区，是骨折好发部位。

下颌骨的血供相对上颌骨少，且周围有强大致密的肌和筋膜包绕，当炎症化脓时不易得到引流，所以发生骨髓炎较上颌骨多。

二、肌肉

口腔颌面颈部的肌群包括表情肌、咀嚼肌、咽部肌和颈部肌。本节主要叙述与口腔颌面关系密切的表情肌、咀嚼肌、翼外肌这三个重要肌群。

（一）表情肌

表情肌位置较浅，行于浅筋膜内，起于骨面或筋膜，止于皮肤。协同运动时可表达喜、怒、哀、乐等各种表情，同时参与咀嚼、吮吸、吞咽、言语、呕吐和呼吸等活动（表 1-1-1）。下面着重介绍与口腔科关系密切的口周围肌。

口周围肌大部分起自上、下颌骨及额骨，止于口角附近口唇的皮肤及黏膜，可分为口周围肌上组、口周围肌下组、口轮匝肌和颊肌。口周围肌中口轮匝肌呈环状，其余诸肌均呈放射状排列在口裂周围（图 1-1-5）。

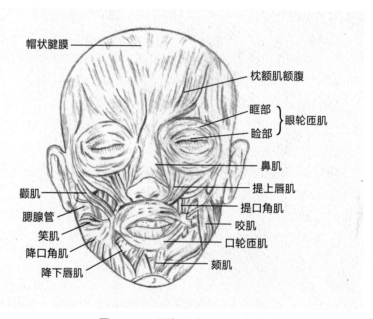

图 1-1-5　面部肌肉

表 1-1-1 表情肌及其神经支配与作用

	名称	起点	止点	神经支配	主要作用
口周围肌上组	笑肌	腮腺咬肌筋膜	口角部皮肤	面神经的颊支	牵引口角向外上
	颧大肌	颧骨颧显缝前方	口角部皮肤	面神经的颊支及颧支	牵引口角向外上
	颧小肌	颧骨外侧面的颧颌缝后	口角内侧的上唇皮肤	面神经的颊支及颧支	牵引口角向外上
	提上唇肌	上颌骨眶下缘	上唇外侧的皮肤	面神经的颊支及颧支	牵引上唇向上
	提上唇鼻翼肌	上颌骨额突	内侧束止于鼻大翼软骨和皮肤 外侧束与提上唇肌共同参与口轮匝肌的组成	面神经的颊支及颧支	牵引上唇及鼻翼向上
	提口角肌	上颌骨尖牙窝	部分纤维止于口角皮肤，部分纤维参与口轮匝肌的组成	面神经的颊支及颧支	上提口角
口周围肌下组	降口角肌	下颌骨外斜线	部分纤维止于口角皮肤，部分纤维参与口轮匝肌的组成	面神经下颌缘支	降口角
	降下唇肌	下颌骨外斜线	止于下唇皮肤和黏膜，参与口轮匝肌的组成	面神经下颌缘支	降下唇
	类肌	下颌骨侧切牙及中切牙根尖处骨面	向下止于须部皮肤	面神经下颌缘支	上提须部皮肤，使下唇靠近牙龈并前伸下唇

（二）咀嚼肌

咀嚼肌主要附着在下颌骨上，管理开口、闭口和下颌骨前伸与侧方运动，可分为闭口、开口两组肌群和翼外肌。咀嚼肌运动主要由三叉神经下颌神经的前股纤维支配。

1.闭口肌群主要附着在下颌支上，由咬肌、颞肌和翼内肌构成。这组肌肉发达，收缩力强，牵引力以向上为主，伴有向前和向内的力量。

咬肌：咬肌为一块短而厚的肌肉，作用为牵下颌向上前方，它起自颧骨和颧弓下缘，止于下颌角和下颌支外侧面。

颞肌：颞肌是一块扇形而强有力的肌，其作用为牵引下颌骨向上，微向后方。它起于颞骨鳞部的颞凹，通过颧弓深面，止于喙突。

翼内肌：翼内肌是一方形而肥厚的肌块，主要使下颌骨向上，可闭合，并且协助翼外肌使下颌前伸和侧方运动。

图 1-1-6 为咀嚼肌（闭口肌群），左图为咬肌，右图为颞肌。

2.开口肌群（降颌肌）包括二腹肌、下颌舌骨肌和颏舌骨肌，主要附着在下颌体上，是构成口底的主要肌。当其收缩时，其总的牵引方向是使下颌骨向下方。

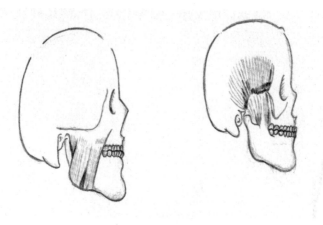

图 1-1-6　咬肌和颞肌

（三）翼外肌

翼外肌分上、下两头，上头起于蝶骨大翼之颞下嵴及其下方的骨面，止于下颌关节盘前缘；下头起自翼外板的外面，止于髁突颈部。在开口运动时，可牵引下颌骨前伸和侧向运动。

三、血管

（一）动脉

颌面部血液供应丰富，主要来自颈外动脉的分支，有舌动脉、颌外动脉、颌内动脉和颞浅动脉等。各分支间和两侧动脉间，均通过末梢血管网而彼此吻合，故颌面部血液供应特别丰富（图 1-1-7）。

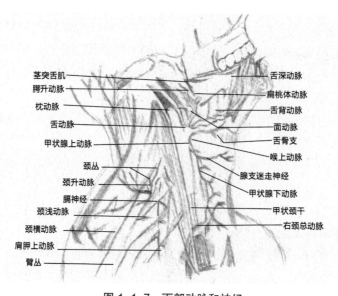

图 1-1-7　面部动脉和神经

这一解剖特点具有双重临床意义，一方面手术或外伤后可引起大量出血，压迫止血时，还必须压迫动脉的近心端，才能暂时止血；另一方面由于充足的血运，能促进颌面部局部组织的抗感染能力和伤口愈合能力。

（二）静脉

口腔颌面颈部的静脉分为浅静脉和深静脉两类。浅静脉接受口腔颌面颈部的浅层组织血液，汇入深静脉，静脉血主要通过颈内静脉和颈外静脉向心回流。静脉的行径、分布大多与动脉一致，但分支多而细，变异较多，吻合更丰富，常呈网状（图 1-1-8）。

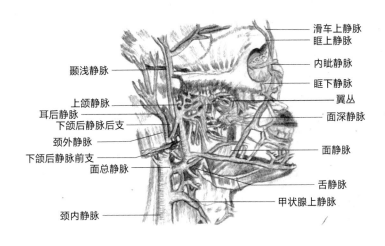

图 1-1-8　面部静脉

1. 面前静脉（Anterior Facial Vein）起始于内眦静脉，循面动脉后方斜向后外下方至咬肌前下角，途经额肌、笑肌、颈阔肌的深面及颊肌、咬肌的浅面，穿颈深筋膜浅层入颈部，斜向后下进入下颌下三角，再经下颌下腺、二腹肌后腹和茎突舌骨肌的浅面，在下颌角的后下方，与从后上方来的面后静脉的前支，汇合成面总静脉，于舌骨大角附近注入颈内静脉。

面前静脉在行程中接纳相当于面动脉分布的内眦、鼻背、眶下区、上下唇及颊下区域的静脉血。还借面深静脉与翼静脉丛相交通，引流由翼静脉丛而来的面深部的静脉血。

面前静脉以有瓣膜者为多，静脉瓣的形态皆呈袋状，袋口呈向心性开放。静脉有瓣但又不能阻止血液反流。面前静脉部分行走于表情肌中，肌收缩时血液可反流，有的静脉内瓣膜少而薄弱，难以阻挡逆流，当面部发生化脓性感染时，尤其是上唇和鼻根部炎症，易在面前静脉内形成血栓，若挤压或处理不当，其感染源或栓子可经内眦静脉、眼上静脉而逆流至颅内的海绵窦，或经面深静脉而至翼丛再达海绵窦，导致颅内严重的海绵窦化脓性、血栓性静脉炎。故临床上常将鼻根部和两侧口角连成的三角区称为面部危险三角区。

2. 颞浅静脉（Superficial Temporal Vein）起始于头皮内的静脉网，由额支和顶支在颧弓上方汇合而成，于颧弓根部浅面穿入腮腺，沿途接纳来自腮腺、颞下颌关节及耳郭的小静脉，最后于髁突颈后方与上颌静脉合成面后静脉。颞浅静脉与眶上静脉、枕静脉、耳后静脉等交通。

四、淋巴组织

颌面部的淋巴组织分布极其丰富，淋巴管汇集成网状结构，收纳淋巴液，汇入淋巴结，构成颌面部的重要防御系统。在正常情况下，淋巴结小而柔软，与软组织的硬度相似，不易扪及，当有炎症或肿瘤转移时，相应的淋巴结就会出现无痛性肿大。故对临床诊断、治疗和预后具有重要的临床意义。

环形组淋巴结群（图 1-1-9）位置较浅，由后向前环绕颌面及颈上部，包括枕淋巴结、耳后淋巴结、腮腺淋巴结、下颌下淋巴结、面淋巴结，其中与口腔颌面颈部关系密切的主要有腮腺淋巴结、面淋巴结和下颌下淋巴结。

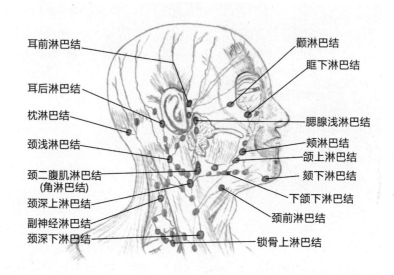

图 1-1-9　颌面部淋巴结

口腔颌面部的大部分淋巴引流至下颌下淋巴结，最终都引流至颈深上淋巴结，可见下颌下淋巴结与口腔颌面部炎症或肿瘤关系的重要性仅次于颈深上淋巴结。

五、神经

口腔颌面部主要的相关神经有运动神经（面神经）和感觉神经（三叉神经）。

（一）面神经

面神经为第七对脑神经，主要是运动神经，伴有味觉和分泌神经纤维。面神经经茎乳孔出颅后，进入腮腺实质内分为五支，各分支之间相互形成网状交叉，从上而下依次为颞支、颧支、颊支、下颌缘支和颈支，支配面部表情肌的活动。面神经损伤可能导致眼睑闭合不全，口角歪斜等面部畸形。

（二）三叉神经

三叉神经为第五对脑神经，是脑神经中最大的一对。起于桥脑嵴，主管颌面部的感觉和咀嚼肌的运动。

六、涎腺

涎腺又称唾液腺。颌面部的涎腺组织由左右对称的三对大涎腺，即腮腺、颌下腺和舌下腺，以及分布于唇、颊、舌、腭等处黏膜下的小黏液腺构成。各有导管开口于口腔。唾液腺分泌的液体进入口腔内侧称唾液，它有润湿口腔、消化食物、杀菌、调和食物，便于吞咽以及调节机体体液平衡等作用。

（一）腮腺

腮腺是最大的一对涎腺，位于两侧耳垂前下方和颌后窝内，其分泌液主要为浆液。腮腺实质内有面神经分支穿过，在神经浅面的腮腺组织称浅叶，呈三角形，位于耳前下方咬肌浅面；在神经深面则称深叶，呈小锥体形，可经颌后窝向咽旁间隙。腮腺被致密的腮腺咬肌筋膜包裹，并被腮腺鞘分成多数小叶。故当腮腺感染化脓时，脓肿多分散，且疼痛较剧烈。腮腺导管在颧弓下一横沟处，由浅叶前缘穿出，绕咬肌前缘垂直向内，穿过颊肌，开口于正对上颌第二磨牙的颊黏膜上。此导管在面部投影标志即耳垂到鼻翼和口角中点连线的中1/3段上，在面颊部手术时，注意不要损伤导管，以免导致涎瘘。

（二）颌下腺

颌下腺位于颌下三角，形似小核桃，分泌液主要为浆液，含有少量黏液。颌下腺深层延长部，经下颌舌骨肌后缘进入口内，导管起自深面，自下后方向前上方走行，开口于舌系带两旁的舌下肉阜。此导管常因被涎石堵塞而导致颌下腺炎症。

（三）舌下腺

舌下腺位于口底舌下，是最小的一对涎腺。分泌液主要为黏液，含有少量浆液。其导管小而多，有的直接开口于口底，有的与颌下腺导管相通。一般不易发生逆行性感染，但可引起腺导管阻塞，形成潴留性囊肿。

第二节　口腔局部解剖生理

口腔为消化道的起始部分，具有重要的生理功能，它参与消化过程，具有一般和特殊的感觉功能，并辅助呼吸。口腔内许多解剖结构是构音的重要器官，完成构音，协助发音。

口腔的前挡为唇，经上、下唇间的口裂与外界相通，后经由腭垂、腭舌弓和舌根共同组成的咽口通向口咽部，两侧壁为颊，上顶和下底分别为腭及舌下区域。以上下牙列、牙龈及牙槽黏膜为界，将口腔分为前外侧的口腔前庭和后内侧的固有口腔。

在口腔前庭内可见数个有临床意义的表面解剖标志（图 1-2-1）：口腔前庭沟（口腔前庭的上下界，为唇、颊黏膜移行于牙槽黏膜的沟槽）、上唇及下唇系带、颊系带、腮腺管乳头、磨牙后区、翼下颌皱襞和颊脂垫尖等。

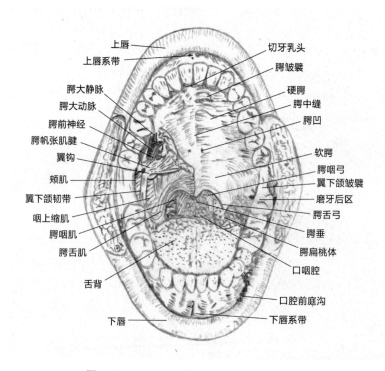

图 1-2-1　口腔前庭内可见的表面解剖标志

一、唇

（一）表面解剖标志

唇（Lip）的上界为鼻底，下界为颏唇沟，外界为两侧的唇面沟，横行的口裂将唇分为上唇和下唇。上、下唇解剖标志包括人中、人中点（人中切迹）、人中嵴、红唇缘、唇珠、唇峰、口角、干性红唇、湿性红唇。

口角，是上、下唇的红唇缘交汇点，两侧口角点决定了口裂的大小。静止状态下口角点的位置在尖牙与第一前磨牙之间。

（二）唇的血液供应

唇的血液供应主要来自面动脉分支的上、下唇动脉，两侧唇动脉在中线处吻合形成唇动脉环，静脉血经面静脉回流，面静脉由于缺少静脉瓣，面部静脉血液可逆行至海绵窦。

（三）唇的淋巴回流

唇的淋巴管丰富（图 1-2-2），上唇及下唇外侧部的淋巴管注入下颌下淋巴结；上唇的淋巴管有时可注入耳前淋巴结或颈深上淋巴结。下唇中部的淋巴管注入颏下淋巴结；下唇中线或近中线的淋巴管有时交叉至对侧的下颌下淋巴结；下唇外 1/3 的淋巴管还可通过颏孔进入下颌骨。

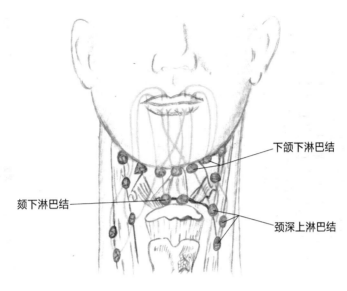

图 1-2-2　唇的淋巴回流

（四）唇的神经分布和支配

唇的感觉神经来自上、下颌神经的分支，上唇的感觉由通过眶下孔的眶下神经管理；下唇的感觉由通过颏孔的颏神经管理。唇的运动主要由面神经的上下颊支支配。

二、颊

（一）颊部的位置

颊部（Cheek）的上界为颧骨下缘，下界为下颌骨下缘，前界为唇面沟，后界为咬肌前缘。颧骨下缘可触及，在用力咬牙时可触及咬肌前缘。

（二）颊的血液供应

颊的血液供应主要来自面动脉、眶下动脉和面横动脉，彼此之间有众多吻合支。静脉血主要回流至面静脉。

（三）颊的淋巴回流

颊部淋巴管注入下颌下淋巴结。

（四）颊的神经分布和支配

颊部的皮肤及黏膜的感觉为三叉神经上、下颌神经分支管理，运动则由面神经支配。

三、舌

（一）舌的概述

舌（Tongue）为口腔内重要器官，参与言语、协调咀嚼、吞咽、吮吸、感受味觉和一般感觉等功能活动。舌还是中医观察全身某些疾病的重要窗口。

（二）血液供应

舌的血液供应来自舌动脉，舌后 1/3 尚有咽升动脉的分支。

（三）淋巴回流

舌的淋巴管极为丰富，主要起于黏膜下及肌层，淋巴管最终汇入在二腹肌后腹与肩胛舌骨肌之间沿颈内静脉排列的颈深上淋巴结，舌的淋巴管与颈深上淋巴结的引流关系具有一定的规律。

（四）神经分布和支配

1. 舌的一般感觉和味觉。舌前 2/3 的一般感觉由舌神经管理，味觉由参与舌神经的鼓索味觉纤维所管理；舌后 1/3 的一般感觉及味觉由舌咽神经所管理，但舌后 1/3 中部则由迷走神经管理。

2. 舌的运动。支配舌运动的神经是舌下神经，但腭舌肌由迷走神经的咽支支配。

四、舌下区（口底）

舌下区（Sublingual Region）是指下颌舌骨肌及舌骨舌肌之上，舌根之前，下颌体的前、侧方之内的区域，上方有黏膜覆盖。

（一）表面解剖标志

在舌下区，主要的表面解剖标志有舌下阜（又称舌下肉阜）和舌下襞。舌下阜是指舌系带两侧口底黏膜上的小突起，为下颌下腺及舌下腺管的共同开口。舌下襞是指两侧舌下阜斜向后外的皱襞，是舌下腺小导管的开口，也是下颌下腺管走行的表面标志。

（二）区域解剖特点

1. 组织层次。上面为黏膜覆盖，在其深面有数个重要的解剖结构，从两侧向中线顺序排列的结构有舌下腺、下颌下腺深部、下颌下腺管、舌神经、舌下神经及舌下神经伴行静脉以及舌下动脉（图 1-2-3）。

2. 淋巴回流。口底的毛细淋巴管网与下牙龈、舌下面、舌下腺的毛细淋巴管网相延续。口底前部的淋巴管穿过下颌舌骨肌注入下颌下前淋巴结，后部的淋巴管向后经茎突舌骨肌的内侧面，注入颈二腹肌淋巴结或者直接注入颈深上淋巴结。

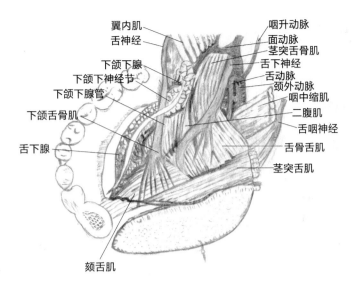

图 1-2-3　舌的解剖

五、腭

　　腭（Palate）又名口盖，分隔口腔与鼻腔，参与吞咽、调节声音共振腔以及言语的构音等活动。腭分为前 2/3 的硬腭及后 1/3 的软腭两部分（图 1-2-4）。

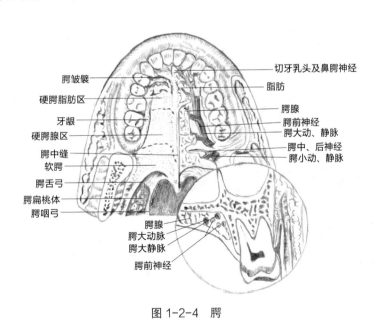

图 1-2-4　腭

六、咽

　　咽部虽然不属于口腔的范畴，但由于同口腔生理及口腔临床关系密切，在此进行简述。

（一）解剖标志

咽可分为上、中、下3部，分别称为鼻咽（Nasopharynx）、口咽（Oropharynx）和喉咽（Laryngopharynx）（图1-2-5）。

（二）咽的血液供应

咽的血液供应主要由颈外动脉系通过咽升动脉、腭升动脉（起自面动脉）、腭降动脉（起自上颌动脉）供应。静脉血经咽静脉注入颈内静脉。

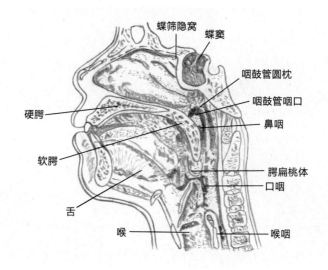

图 1-2-5　头部正中矢状断面示意图

七、口腔生理功能

口腔参与了吮吸、吞咽、分泌唾液、呼吸、言语构音以及表情等重要的生理活动。本节重点介绍除咀嚼之外的其他一些口腔功能。

（一）吮吸

吮吸（Suck）是一种自出生后即具有的反射活动，新生儿出生时就已具备了进行吮吸所必需的神经肌肉活动的功能。吮吸的反射中枢在延髓，同时也受大脑皮层的控制。参与吮吸活动的肌肉较多，如口轮匝肌、舌骨上肌群、咬肌和颞肌等。

（二）吞咽

吞咽（Swallowing）是消化系统功能活动的重要组成部分，它是一个复杂过程，为吞咽中枢所控制。这个过程以自主运动开始，随后为非自主运动，其全过程平均仅几秒钟。食物性状不同、体位不同，所需时间有所不同。婴幼儿期及儿童期的吞咽运动对颌面生长发育有着不可或缺的作用。

吞咽活动是在神经系统支配下，由诸多肌肉及器官共同参与的协调性运动，如果此协调失去平衡，则可导致颌面的发育畸形。

（三）分泌唾液

唾液是由口腔的大唾液腺和众多的小唾液腺所分泌的混合液的总称。其中大唾液腺包括腮腺、下颌下腺、舌下腺；小唾液腺包括唇腺、颊腺、腭腺及舌腺等。

1. 唾液的性质和成分。唾液的理化性质决定于唾液腺本身腺泡的特点和分泌时全身情况，同时也受外界环境的影响。

口腔内的混合唾液为泡沫状、稍混浊、微呈乳光色的黏稠液体，唾液中水分约占99.4%，固体物质约占 0.6%（其中有机物约占 0.4%，无机物约占 0.2%）。唾液中的有机物主要为唾液淀粉酶、黏蛋白、球蛋白、氨基酸、麦芽糖酶、溶菌酶等；唾液中的无机物主要有钠、钾、钙、氯化物、碳酸氢盐和无机磷酸盐等，此外，唾液中还可混有脱落的上皮细胞、细菌、白细胞等。

2. 唾液的作用。

（1）消化作用：唾液内的淀粉酶，能将食物中的淀粉分解成糊精，进而分解成麦芽糖。

（2）溶媒作用：固体食物必须先溶解于唾液中，才能与味蕾接触而产生味觉。

（3）冲洗清洁作用：唾液可机械性地冲洗口腔黏膜和牙，可将附着其上的食物残渣及细菌清除，既有冲洗清洁作用，又能防止龋齿和感染的发生。

（4）杀菌和抗菌作用：唾液中溶菌酶能水解细菌细胞壁上黏多糖和黏多肽某些成分，使细胞膜变脆，易破裂，即有杀菌作用；乳铁蛋白则能抑制细菌生长；分泌型免疫球蛋白A(SIgA) 能干预微生物对口腔表面的附着；此外唾液过氧化物酶 – 硫氧酸盐抗菌体系能主要针对需氧菌作用，抑制细菌增殖。

（5）稀释和缓冲作用：当刺激性强的物质进入口腔时，唾液分泌立即增多，以稀释其浓度；同时还可以缓冲过冷过热的刺激，保护口腔黏膜。唾液含有浓度较高的碳酸氢盐，可直接中和食管内的酸，因而还具有保护食管黏膜免受胃酸侵蚀的作用。

总之，唾液的成分是复杂的，其功能是多方面的，也不是恒定的，其成分的改变与口腔相关疾病的关系，还有待进一步研究。

（四）言语

言语（Speech）在狭义上也称语音，需要发音和构音共同完成。发音主要由肺产生的气流通过声带振动来实现，而构音则是由声带产生的单纯声音通过口、鼻腔共振及发音器官的成型，产生不同性质不同意义的声音，最终形成语音。

1. 言语（语音）器官。语音器官包括发音和构音器官（图 1-2-6），发音器官包括肺、喉，构音器官包括唇、齿、腭、舌和下颌等。上气道的喉咽腔、口咽腔、鼻咽腔、鼻腔和口腔参与声音的共振。

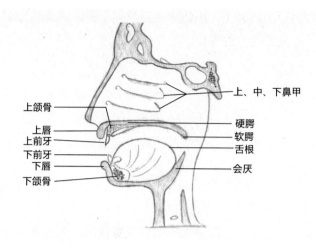

图 1-2-6　言语（语音）构音器官示意图

2. 言语的神经控制。

（1）大脑皮质与言语活动。

大脑皮质存在多种与言语活动有关的中枢，图 1-2-7 示意了同言语有关的四个中枢，即：运动性言语中枢、视运动性言语中枢、视觉性言语中枢和听觉性言语中枢。

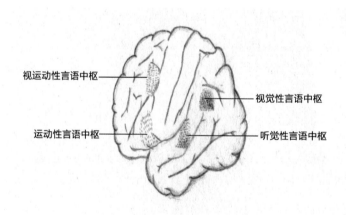

图 1-2-7　言语中枢示意图

（2）与言语有关的神经及其司理部位。

与语音的产生有关、支配发音器官肌肉的神经包括三叉神经、面神经、迷走神经和舌下神经。

迷走神经的分支喉返神经控制着声带的运动，迷走神经的分支咽支支配咽腔肌肉，软腭的绝大部分肌肉也由迷走神经的分支支配，舌的运动由舌下神经支配，上、下唇的运动由面神经的分支支配，下颌运动由三叉神经的分支支配。

第三节 牙颌关系解剖生理

在咀嚼运动中，颞下颌关节作为运动的支点，为咀嚼肌提供动力来源，而天然牙作为研磨工具直接行使功能。因此，天然牙的形态和结构直接决定着咀嚼运动是否能得以协调和健康地完成以及天然牙及牙周结构的健康。

一、牙冠形态的生理意义

（一）切缘及颌面形态的生理意义

切缘及颌面形态的生理意义在于行使咀嚼功能和引导下颌运动前牙，切缘的作用是咬切食物，上前牙的舌面和下前牙的唇面则起到引导下颌前伸运动的作用。前后牙的形态区别突出表现为后牙具有承载食物的牙面，这是咀嚼活动的主要功能部位。后牙的边缘嵴将食物局限在颌面的窝内，咀嚼时对颌的牙尖与窝相对，沟与嵴相合，起到杵臼的作用，以捣碎磨细食物；颌面上的颊沟及舌沟则是经磨细后食物的主要排溢通道；上颌磨牙的斜嵴有利于引导牙的侧方运动。

在牙萌出的早期，尖、窝、沟、嵴都是由具有一定曲度的曲线或曲面构成：如牙尖的各面、三角嵴、横嵴、斜嵴的两面、窝的周围、沟的两侧，都是曲面的组合。当咬合时，上下牙尖窝相对，沟嵴相合，切缘对刃等关系，都是曲面的接触，即点对点或点嵴对线的接触，而不是面与面的接触。这种尚未建立稳定咬合接触的牙，其位置不一定都完全符合功能的需求。但是凸面的接触有利于牙的移动，在牙尖及斜面的相互引导作用下，能将牙调整到相适应的位置。随着咀嚼运动的进行以及恒牙的持续萌出，颌面及切缘的表面，发生了功能性的磨耗，使得早期的点、线接触变成了面的接触，从而增加了咀嚼的面积，因而有利于上下颌关系的稳定。

（二）轴面凸度的生理意义

牙冠的唇（颊）舌面都有一定的生理凸度（图 1-3-1），咀嚼时从颊沟、舌沟等处排溢的食物顺着牙冠的正常凸度滑至口腔，对牙龈起到生理性按摩作用。促进牙龈组织的正常血液循环，保证牙龈组织的健康；同时正常的凸度对牙颈部具有自洁作用，防止牙龈炎及龋齿的发生；牙冠颈 1/3 的凸度，尚可起到扩展龈缘使其保持紧张有力的作用。若牙冠的凸度过小，甚至无凸度，咀嚼过程中排溢的食物就会直接撞击在牙龈组织上，造成牙龈创伤，可能引起创伤性牙龈萎缩。若牙冠的凸度过大，排溢的食物就直接滑至口腔内，则牙龈失去食物的生理性按摩作用，可能产生失用性萎缩；同时失去了牙颈部的自洁作用，可引起牙龈炎，或成为疾病发展的条件。因此，在修复牙冠外形时要特别注意恢复其自然凸度。

正常前牙唇面及舌面的凸度均在牙冠颈 1/3 处，后牙颊面的凸度亦在颈 1/3 处，而舌面的凸度则在牙冠的中 1/3 处。

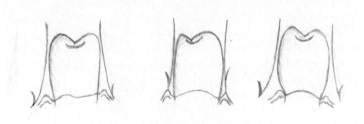

图 1-3-1　牙冠唇（颊）舌面的凸度

（三）楔状隙

因邻牙间的接触区为圆突形，在两牙接触区的四周有向外展开的空隙，称为楔状隙（Embrasure）（图 1-3-2）。在接触区唇侧或颊侧者称为唇楔状隙或颊楔状隙；在接触区舌侧者称为舌楔状隙；在接触区切方或殆方者称为切或殆楔状隙；在接触区龈方者称为龈楔状隙，又称邻间隙。邻间隙似一个以牙槽嵴为底，两邻牙为边的三角形空隙，其间被牙龈乳头所充填，可保护牙槽骨和邻面，不使食物残渣存留。在咀嚼食物过程中，部分食物通过楔状隙而排溢至口腔中，可避免食物滞留在殆面或牙间；食物通过楔状隙时，可摩擦牙面，保持牙面清洁，防止龋病及牙龈炎的发生。

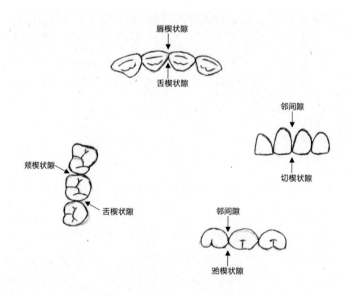

图 1-3-2　楔状隙

二、牙根形态的生理意义

（一）牙根形态与该牙受力大小及稳固性密切相关

作用力较小的牙，一般多为单根，例如切牙的牙根。尖牙因位于牙弓的转角处，是平衡牙弓向前及向后力量的重要部位，也是维持牙弓形状的主要支柱，同时起到支撑口角的作用，受力较强。因此，牙根虽为单根，却粗壮长大，是尖牙支持和稳固的有利条件，因此尖牙不能轻易拔除。磨牙在咀嚼过程中起到的作用非常大，承受的咀嚼压力也非常大，因此，磨牙的牙根一般为两根以上，根分叉越多，其支持作用就越大，牙也越稳固；根分叉越宽，则牙的支持力也越强。

（二）牙根的形态、位置与牙冠所受咀嚼力的方向有关

咀嚼时，上颌切牙受到来自下颌切牙向前及向上的力，故上前牙牙根的唇面宽于舌面，用来加强抵抗向前的力。下前牙牙根略内倾或几乎垂直，当咀嚼时，承受来自上颌牙向下向内的力，故下前牙牙根的唇面和舌面宽度大致相等，或舌面略宽于唇面，用来加强抵抗向内的力。但总体而言，单根牙均不适合承担过大的侧向力。后牙以捣碎和碾磨食物来行使功能，需承担较大的垂直和侧向力，故常为多根牙且有分叉。上颌磨牙的舌尖为功能牙尖，所受的力最大，故其舌根比颊根粗壮长大。下颌磨牙的牙根扁而宽，且近远中面有长形凹陷，其横切面为8字形，牙槽骨嵌入此凹陷中，有利于增加磨牙的稳固性。

三、髓腔解剖的生理意义

髓腔容纳血管和神经，为天然牙的生长发育提供营养和感觉功能，其形态与相应牙体形态相一致，但是，髓腔的形态随年龄的增长会不断发生改变。乳牙的髓腔从相对比例来看较同名恒牙者大，青少年恒牙的髓腔又比成年人及老年人大，表现为髓室大、髓角高、根管粗、根尖孔亦大。髓腔的内表面在一生中不断有继发性牙本质的缓慢形成，表现为随着年龄的增长，髓腔的体积将逐渐减小，尤其在继发性牙本质形成较多的髓室顶和髓室底更为突出。同时，髓角变得低平，根管变细，根尖孔变得窄小。如扁而宽的根管可变成两个细根管，甚至有单双管混合型根管或管间侧支的出现，严重的可以使得髓腔部分或全部钙化阻塞（图1-3-3）。

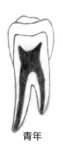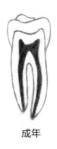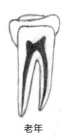

青年　　　　　　成年　　　　　　老年

图1-3-3　髓腔增龄性变化

此外，在病理性情况下，如外伤、龋病、酸蚀或磨损等导致牙本质细胞受损，这些受

伤的成牙本质细胞会继续形成牙本质，或牙髓深层的未分化细胞移至髓腔内壁分化成新的成牙本质细胞，产生防御性反应，在受损处相对的髓腔内壁上形成牙本质，这些牙本质称为修复性牙本质，其牙本质小管的数目大大减少，同时小管明显弯曲，细胞排列紊乱。修复性牙本质的形成，使髓腔缩小，可造成髓腔形态的不规则，髓腔形态与牙体外形有很大差异。

四、牙列

天然牙的牙根生长在牙槽窝内，其牙冠按照一定的顺序、方向和位置彼此邻接，排列成弓形，称为牙列或牙弓（Dental Arch）。天然牙在牙弓内的排列方向，主要受到萌出过程中唇、颊、舌肌的肌张力平衡的影响。萌出过程中，牙列内先后萌出的天然牙逐渐建立起稳定的邻接关系，形成和牙体形态、颌骨形态以及面形相协调的牙列形态。牙列内天然牙稳定的邻接关系使相邻牙相互支持，有利于功能运动过程中咀嚼力量的分散，从而保证牙及牙周支持组织的受力健康；与颌骨以及面形协调的牙列形态，对唇颊部起到很好的支撑作用，使得颌面部丰满美观，再者，牙列呈弓形向前，使得口腔内有足够的空间，这样有利于舌的运动以行使其运转食物及吞咽和发音的功能。而上下牙列间理想的接触关系则使天然牙承受的咀嚼力大小和方向合乎生理，且便于功能运动的平滑协调进行，从而保证运动过程中咀嚼系统各部分的健康。

（一）牙列的大小

用数量来表示牙列的形态，对指导义齿修复、制作成品牙列和成品总义齿都有重要价值。

根据对国人资料的研究结果，上下恒牙列长度或宽度呈正相关关系，上颌牙列宽 55 mm 左右，长 50 mm 左右；下颌牙列宽 52 mm 左右，长 41 mm 左右（图 1-3-4）。

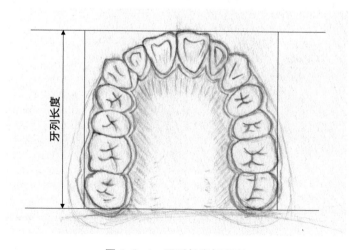

图 1-3-4　牙列长度与宽度

（二）Terra 牙列指数

Terra 牙列指数是采用牙列宽度与牙列长度比值来描述上下牙列大小关系的一种方法，即：牙列指数 = 牙列宽度 / 牙列长度 ×100%。

五、牙列与颌骨的关系

根据牙列的纵颌曲线、横颌曲线观察，牙列存在着不同方向的曲线，有研究发现牙列、颞下颌关节、咬合与下颌运动之间存在着一些关联，这里提出以下一些观点与学说：

（1）Balkwill 角。从髁突中心至下颌中切牙近中邻接点连线，与颌平面所构成的交角，称为 Balkwill 角，平均值约为 26°。

（2）Bonwill 三角。1887 年邦威尔（Bonwill）研究发现，下颌骨双侧髁突中心与下颌中切牙近中切角接触点相连，恰构成一个等边三角形，其边长为 10.16 cm，称之为 Bonwill 三角。后有研究证实，这一三角形很少是等边形的，而等腰形者较多，等腰表明面部两侧对称。

六、咬合关系

咬合关系是指上、下牙列间的接触关系，显而易见，咬合关系随着下颌位置的不同而表现出多种多样的变化，产生各种颌接触状态，其中最为稳定的为牙尖交错颌。在此咬合状态下，整个牙列及牙周组织受力均匀，便于承受和分散颌咬合负荷，最大限度发挥咀嚼食物的潜能，因此是一种非常重要的颌关系。

（一）牙尖交错颌的咬合接触特征

牙尖交错颌是指上、下颌牙牙尖交错，达到最广泛、最紧密接触时的一种咬合关系。因此，在牙列完整情况下，此种颌接触是最稳定的，也具有最大的咀嚼功能。

（二）牙尖交错颌的形态学分类

根据上述的牙尖交错颌接触特征对颌进行分类，可以分为正常颌和错颌，错颌是指形态异常的颌，狭义的颌概念包括个别牙错位、牙列异常、咬合关系异常等，广义的错颌畸形概念还包括了颅面关系不调引起的各种畸形，与之相对的正常则是没有相应颌表现的咬合关系，而正常颌是相对错颌而言的。

理想的牙尖交错颌在人群中非常少见，根据以上牙尖交错颌基本形态特征的描述，需要达到以下标准：

1. 上下牙列中线对齐。

2. 一牙对二牙除上颌最后一个磨牙及下颌中切牙外，每个牙都与对颌的两牙相对应接触。

3. 尖牙关系正常，即上颌尖牙的牙尖顶对应着下颌尖牙的远唇斜面及唇侧远中缘，下颌尖牙的牙尖顶对应着上颌尖牙的近舌斜面及舌侧近中缘。

4.第一磨牙关系为中性关系，即上颌第一磨牙的近颊尖正对着下颌第一磨牙的颊面沟，下颌磨牙的近颊尖对着上颌第一磨牙与第二前磨牙之间的胎（侧）楔状隙。

5.前、后牙的颌关系正常。

（袁云川　焦　敏）

参考文献

1. Odden D. Introducing phonology[M]. Cambridge University Press，2005.

2.皮昕，李春芳.口腔解剖生理学 [M] . 6 版 . 北京：人民卫生出版社，2007.

3.王正敏.耳鼻喉科学新理论和新技术 [M].上海：上海科技教育出版社，1997.

4.周树夏.口腔颌面外科手术学 [M].北京：人民军医出版社，2004.

5.顾潜川.口腔外科学 [M].北京：人民卫生出版社，2006.

6.哈本诺.牙周病与口腔种植临床诊治要点 [M].麻健丰，郑宝玉，译 . 5 版 . 北京：人民卫生出版社，2015.

第二章　成人口腔门诊镇静镇痛常用技术及应用

第一节　概述

由于口腔治疗的特殊性，大多数患者会在门诊接受治疗。伴随口腔微创技术的成熟，门诊口腔治疗的适应证在不断扩大，手术的复杂性也在逐步增加，许多以往需要住院治疗的手术也已在门诊开展。口腔门诊患者对医疗环境、各种器械及手术刺激常常表现为紧张、焦虑，甚至恐惧，导致患者治疗困难、疾病未得到有效治疗而加重，常规手段下治疗后患者牙科焦虑或牙科恐惧加重。

一、牙科焦虑

焦虑（Anxiety）是指个人对即将面临的、可能会造成的危险或威胁所产生的紧张、不安、忧虑、烦恼等不愉快的复杂情绪状态，常出现在日常生活中，如考试前、面试前及做出重要决定前等。恐惧（Fear）是对已知或感知的危险或威胁的反应。口腔恐惧症是患者对口腔治疗中的威胁性刺激的反应；是持续的、不真实的、对特定刺激的强烈恐惧，导致完全对感知危险的躲避。过度的非理性的对口腔治疗的恐惧，与口腔治疗相关的高血压、恐惧感、恐怖和不安的感觉称为"牙科恐惧症（Odontophobia）"。

（一）主观评估

对患者进行口腔治疗前，应与患者进行平静、连续的谈话，明确因何种原因引起了患者的恐惧和焦虑。通过提出开放性问题可以帮助指导对话的方向。医生应了解患者以前口腔治疗经历，确定当前患者恐惧、忧虑和期望。通过充分的医患沟通可能揭示口腔焦虑这一心理障碍的源头。

（二）问卷、量表评估

目前有多项目量表及单项目量表可用于评估焦虑和恐惧患者，或让患者自我评估。多项目量表包括焦虑自评量表（Self-Rating Anxiety Scale，SAS）、Corah 口腔焦虑量表（Corah's Dental Anxiety Scale，CDAS）、牙科畏惧量表（Dental Fear Scale，DFS）、改良口腔焦虑量表（Modified Dental Anxiety Scale，MDAS）等。单项目量表包括视觉模拟疼痛量表（Visual Analog Scale，VAS）、芬兰单一口腔焦虑量表（Finnish Single Dental Anxiety Question）、西雅图调查项目（Seattle Survey Item）等。以上这些量表各有侧重点，但目前对焦虑或恐惧评估并无金标准，DFS、MDAS 等量表较为常用。

MDAS 量表（表 2-1-1）涵盖治疗前患者逃避牙科治疗、准备治疗及治疗中的生理反应以及治疗过程中心理反应。该量表包含 5 个小项，每项 1 ~ 5 分，超过 15 分为严重牙科恐惧症患者。

表 2-1-1　MDAS 量表

评估项目	轻松	有点紧张	紧张	焦虑	很焦虑，出汗甚至有点恶心
	1	2	3	4	5
1. 如果您明天要去看口腔医师，您会感到					
2. 当您明在口腔科等待就诊时，您会感到					
3. 当您坐在口腔科诊椅上等待治疗，口腔医师正在准备钻针，这时您会感到					
4. 您去洗牙，口腔医师正在准备洗牙用的器械，您会感到					
5. 口腔医师正准备给您上面一个后牙的牙床上打麻药，您会感到					

二、患者评估

随着中国进入老龄化社会，越来越多的老年患者需要进行门诊口腔治疗；其中多数患者常常合并有心肺等慢性疾病。有文献报道约有 50% ~ 65% 口腔门诊者有心血管疾病，而冠心病、高血压是其中最常见的疾病。随着年龄的增长，老年患者血管壁、心室壁增厚，血管硬度增加，心肌弹性减弱，平均动脉压、脉压增大；心脏超声提示有主动脉瓣钙化、二尖瓣轻度反流及左室顺应性降低，绝大多数心脏射血分数约 60% ~ 65%。有研究显示在 55 ~ 64 岁的老年患者中，冠脉至少一支存在梗阻。心律失常的发生率也随着年龄而增加，以室上性和室性期前收缩多见。心血管疾病可导致脑供血不足或脑压增高，从而出现一系列脑功能失调的症状或突然晕倒。呼吸系统常见疾病为慢性阻塞性肺疾病（Chronic Obstructive Pulmonary Disease，COPD）和支气管哮喘，在就诊时常有咳嗽、咳痰、气喘和气促的表现。同时，老年人呼吸功能日益减退，特别是呼吸储备和机体交换功能下降，研究显示肺功能残气量以每 10 年 5% ~ 10% 的幅度增加，而第一秒用力呼气量（Forced Expiratory Volume in One Second，FEV1）则以每 10 年 6% ~ 8% 的幅度减少。牙科焦虑可能会诱发慢性心肺疾病，极大地危害患者的生命安全。此外，随着年龄的增大，脂肪组织增加，肌肉组织减少，体液总量减少，药物在体内的表观分布容积增加。药物的物理特性、受体数量及其敏感性都发生了相应的变化，从而改变了药效动力学，延长了药物的作用时间。而药物进入人体主要通过肝肾代谢，老年人肝组织、肝血流减少，白蛋白降低，肌酐清除率降低，使经肝肾代谢的药物清除率降低，使血浆中游离的药物浓度增加。这些改变使老年人对药物敏感性增加，对药物的反应较年轻人更强。鉴于老年患者的以上特点，我们参照美国麻醉医师协会（American Society of Anesthesiologists，ASA）病情分级标准（表2-1-2），对老年患者进行病情分级后选择不同的诊疗方案进行治疗。

表 2-1-2　ASA 分级标准

第一级	患者心、肺、肝、肾、脑、内分泌等重要器官无器质性病变；对麻醉和手术耐受良好，正常情况下没有任何风险
第二级	有轻度系统性疾病，重要器官有轻度病变，但代偿功能健全。对一般麻醉和手术可以耐受，风险较小
第三级	有明显系统性疾病，重要器官功能受损，但功能处于代偿范围内；行动受限，但未丧失工作能力。施行麻醉和手术有一定的顾虑和风险
第四级	有严重系统性疾病，重要器官病变严重，功能代偿不全，已丧失工作能力，经常面临对其生命安全的威胁。施行麻醉和手术均有危险，风险较大
第五级	病情危重，濒临死亡；无论手术与否，均难以挽救患者的生命
第六级	已宣布脑死亡患者，准备作为供体对其器官进行取出移植手术
分级同样适用于急诊手术，在评定的类别旁加"E"。	

三、适度镇静

为了使牙科焦虑患者安全舒适地度过门诊口腔治疗过程，以及可能存在的非麻醉医师执行的镇静镇痛治疗，我们推荐 2018 年 ASA 的适度镇静和镇痛指南，该指南特别强调适度镇静，不再强调中、深度镇静。适度镇静是指给予药物后抑制患者意识及疼痛，适度的镇静镇痛能够减轻患者焦虑、不适和（或）疼痛反应，保证患者的氧合；镇静过程中主要处理患者的疼痛及不适、不配合及应激反应引起的生理、心理不良反应，但避免镇静过度导致患者呼吸、循环功能抑制引起脑损害、心脏骤停，甚至死亡。制定该指南目的是临床医生最大程度上为患者提供适度镇静；降低窒息、呼吸道梗阻、呼吸抑制、心脏骤停及死亡等并发症的发生率；鼓励镇静相关科普教育、培训和研究；提供以证据为基础的数据，以促进交叉学科一致性的适度镇静实践。指南主要是针对成人和儿童实施适度镇静镇痛；对实施者的培训、资质不再过度要求。指南适用于任何需要实施镇静镇痛的患者，包括眼科、口腔科及泌尿外科等门诊、整形手术间、急救中心、内镜中心、放射科、心导管室、介入放射中心、肿瘤诊疗中心、电生理检查中心等。

（冉龙宽）

第二节 口腔局部麻醉技术的应用

口腔门诊局部麻醉（简称"局麻"）的目的是在诊疗中控制和管理疼痛，但传统的局麻操作时也可能引起疼痛，局部麻醉技术是口腔专业主要的镇痛手段，在舒适化口腔医疗中占据很大的比重和作用。本节在传统口腔局麻相关技术的基础上，介绍新兴的局麻技术，以期利用多种局麻手段相结合的方式使患者安全舒适地度过口腔治疗过程。

一、传统局部麻醉技术

（一）单牙局部浸润麻醉

1. 骨膜上局部浸润麻醉。

方法：在牙根尖部位颊黏膜皱折处进针，针尖斜面朝向骨面，回吸阴性后注射约 0.6 mL局麻药，3 ~ 5 min 即可进行口腔操作。

麻醉区域：目标牙齿的牙髓、牙根区、颊侧骨膜、结缔组织和黏膜。

注意事项：此方法不应用于较大区域。多次对组织进行穿刺会增加注射时和注射后疼痛的可能性，并且大剂量局麻药的使用增加了药物使用过量的可能。

2. 腭部局部浸润麻醉。

方法：在距离游离龈边缘 5 ~ 10 mm 的附着龈处进针，碰到骨面后注入麻药0.2 ~ 0.3 mL。

麻醉区域：注射牙位腭侧的软组织。

3. 牙周膜注射。

注射机理：局部麻醉药到达根尖周围组织，随后向根尖部扩散并进入牙齿周围的骨髓腔。

方法：在待治疗牙齿牙根长轴的近中或者远中（单根牙）或者多根牙的近中根和远中根的大致中间位置进针，针尖斜面朝向牙齿，方向尽量与牙长轴一致，遇到阻力后缓慢注射麻药 0.2 mL，注射时间至少 20 s。

麻醉区域：注射区域内的软组织、根尖、牙髓和骨组织。

注意事项：注射针应紧贴牙齿，注射速度不宜过快，注射剂量不宜超过每牙根 0.2 mL。

4. 牙髓内注射。

适应证：其他麻醉方式无效时；牙髓拔除或其他根管内治疗。

方法：将针插入需要麻醉牙齿的牙髓腔或根管内，加压注射麻药 0.2 ~ 0.3 mL，大约30 s 后即可进行口腔操作。有时需要将注射针折弯才能进入根管。

麻醉区域：被注射牙齿内的组织。

（二）阻滞麻醉

1.上牙槽后神经阻滞。

方法：在上颌第二磨牙上方的颊黏膜皱褶处进针，针尖斜面朝向骨面，向上、向内、向后进针（向上与咬合平面呈 45° 角；向内朝向中线，与咬合平面呈 45° 角；向后与第二磨牙的长轴呈 45° 角）。进针深度约 16 mm（成年人），或 10~14 mm（儿童或头颅较小的成年人）。2 次回吸阴性后，缓慢注射局麻药 0.9 ~ 1.8 mL，3 ~ 5 min 即可进行口腔操作。

麻醉区域：上颌第三、第二、第一磨牙的牙髓（72% 的整个牙，28% 的上颌第一磨牙近中颊根不被麻醉）。以及覆盖这些牙颊侧的牙周组织和骨组织。

注意事项：应该注意穿刺的深度，过度（过深）穿刺会增加血肿的危险。

2.腭大神经阻滞麻醉。

方法：注射器从口腔对侧进入口内，在腭大孔略前方的软组织处进针（图 2-2-1），回吸阴性后，缓慢注射麻药 0.45~0.6 mL，2 ~ 3 min 后即可进行口腔操作。

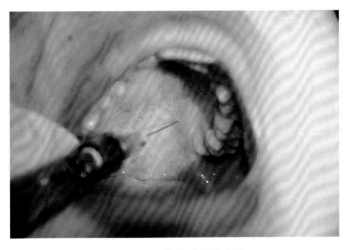

图 2-2-1　腭大孔阻滞麻醉

确定腭大孔的方法：在上颌牙槽突和硬腭的交界处放一个棉签。用力把棉签紧压在组织上，从上颌第一前磨牙区域开始向后滑动。棉签"滑"进由腭大孔形成的凹陷中。腭大孔多位于上颌第二磨牙远侧，但也可能比通常的位置靠前或靠后。

麻醉区域：硬腭的后部和所覆盖的软组织，向前到第一前磨牙，向内到中线（图 2-2-2）。

注意事项：避免进针过深进入腭大管。

3.上牙槽中神经阻滞。

方法：在上颌第二前磨牙上方颊黏膜皱褶处进针，针尖斜面朝向骨面，缓慢进针直到针尖位于第二前磨牙

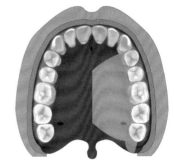

图 2-2-2　腭大神经麻醉区域

根尖的上方，回吸阴性后，注射局麻药 0.9 ~ 1.2 mL，3 ~ 5 min 即可进行口腔操作（图 2-2-3）。

麻醉区域：上颌第一和第二前磨牙、第一磨牙的近中颊根，以及这些牙颊侧的牙周组织和骨组织（图 2-2-4）。

注意事项：进针时不要太靠近骨膜以避免注射时的疼痛。

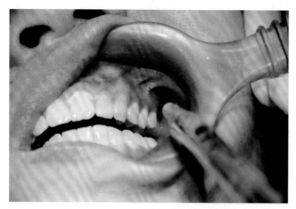

图 2-2-3　上牙槽中神经阻滞麻醉

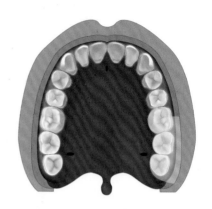

图 2-2-4　上牙槽中神经阻滞麻醉区域

4. 经腭侧入路的上牙槽前中神经阻滞（AMSA）。

经腭侧入路的上牙槽前中神经阻滞是一种新的上颌神经阻滞方法。它是在计算机控制下局部麻醉药注射（Computer-Controlled Local Anesthesia Delivery，CCLAD）系统的发展中，由弗里德曼（Friedman）和霍奇曼（Hochman）在 1997 年首先报道，由一个进针点能提供多个上颌牙齿（切牙、尖牙和前磨牙）的牙髓麻醉。这种技术的解剖可能性是由于鼻腔和上颌窦的解剖结构，造成了上牙槽前、中神经分支和牙神经丛在前磨牙根尖部汇聚。进针点就在这些神经的汇聚区域。注入足够剂量的局部麻醉药可使它们渗过营养管和疏松皮质骨，包围这个区域丰富的牙神经丛。由于局部麻醉药注射在腭部，面部的表情肌和上唇没有被麻醉。只需要小剂量的麻醉药就可以提供从中切牙到第二前磨牙的牙髓麻醉。CCLAD系统可以帮助实现注射的无痛操作。

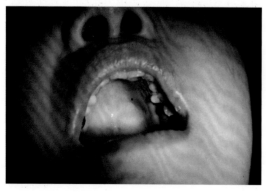

图 2-2-5　AMSA 进针点

方法：从对侧前磨牙的位置进针，以腭中缝到第一前磨牙和第二前磨牙接触点的游离龈边缘连线中点作为进针点（图 2-2-5），斜面放在上皮组织上。针和腭呈 45° 角，缓慢地把针尖刺入组织，在注射过程中始终保持麻药的缓慢流出，直到触到骨面，回吸阴性后缓慢（速度：0.5 mL / min）注射麻药 1.4 ~ 1.8 mL。

麻醉区域：上颌切牙、尖牙和前磨牙

的牙髓麻醉。

5. 下牙槽神经阻滞。

方法：在翼下颌皱襞中点外侧 3 ~ 4 mm 处进针（图 2-2-6），进针深度约 20 ~ 25 mm，直达骨面，两次回吸阴性后，注射局麻药 1.5 mL。然后缓慢后退针约 10 mm，回吸阴性后注射剩余的局麻药约 0.1 mL 以麻醉舌神经。3 ~ 5 min 后就可进行口腔操作了。

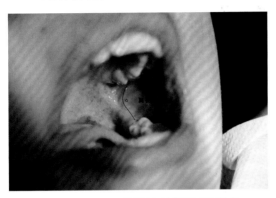

图 2-2-6　下牙槽神经麻醉区域进针点

麻醉区域：一侧的下颌牙，下颌骨体和升支下部，第一磨牙之前的颊侧黏骨膜，舌前 2/3 和口底，舌侧软组织和骨膜（图 2-2-7）。

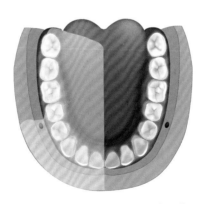

图 2-2-7　下牙槽神经麻醉区域

6. 下颌神经阻滞 Gow-Gates 注射法。

由于下颌的解剖异常和需要较深的软组织穿刺，下牙槽神经阻滞的失败率达 20%，1973 年澳大利亚牙医描述了一种新的下颌阻滞麻醉方法，并达到了令人惊奇的成功率（99% 左右），以髁突颈部为注射靶区。麻醉的神经有：下牙槽神经、舌神经、下颌舌骨神经、颏神经、切牙神经、耳颞神经和颊神经（图 2-2-8）。

方法：让患者仰卧位，张大口，以上颌第二磨牙的近中舌尖为进针的高度，针刺入正对上颌第二磨牙的远中的软组织，使针头与口角到耳屏下切迹的连线成为一线。与下牙槽神经阻滞相比，其注射高度要大得多。缓慢进针，直达骨面（髁突颈），进针深度约为

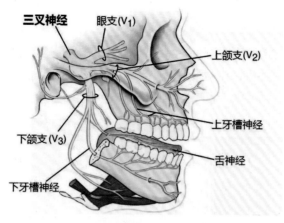

图 2-2-8　三叉神经下颌支的走行

25 mm，2 次回吸阴性后，缓慢（1 ~ 1.5 min）注射麻药 1.8 mL。让患者保持张口 1 ~ 2 min，以利于麻药扩散。进行口腔治疗前可能需要 3 ~ 5 min，或者需要更长的时间。

麻醉区域：中线以后的下颌牙，颊侧黏骨膜和同侧黏膜，舌前 2/3 和口底，舌侧软组织和骨膜，下颌骨体和升支下部，覆盖颧弓、颊后部和颞区的皮肤（图 2-2-9）。

注意事项：如未触及骨面不要注射任何麻药，重新调整进针方向，直到触及骨面。

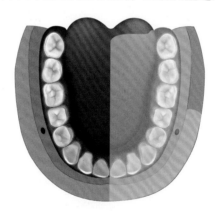

图 2-2-9　Gow-Gates 下颌神经阻滞麻醉区域

综上，阻滞麻醉具有麻醉范围宽、麻醉时间长的特点，适合于治疗范围广、麻醉时间长的口腔治疗。麻醉药物作用于神经干，麻醉药物用量少，受外周局部炎症干扰少。但阻滞麻醉由于注射位点较深，操作技术复杂，容易造成血肿、神经损伤和术后疼痛等并发症。近年来由于牙周麻醉、骨内注射及计算机控制下的局麻注射系统等技术的广泛应用，选用阻滞麻醉的情况越来越少，一般出于操作时间、麻醉范围和避免局部炎症等的考虑。

二、计算机控制局麻药注射系统

局麻药物注射的速度过快或造成的局部压力过大都能明显增加患者的疼痛不适感。如果注射过程中能保持一个缓慢恒定的速度及控制局部压力，就会减轻患者的不适。然而，传统的手推式注射器，很难精确地控制注射的速度及压力，通常会造成注射速度过快、腭部注射时局部压力过大的情况。因此计算机控制下局部麻醉药注射系统应运而生。

相较于传统的牙科注射器需要注射者同时控制药物的注射速度和穿刺针的移动，如果操作者在注射过程中不能精确控制这些动态变化，就会使注射质量打折扣。CCLAD 系统通过精确地控制药物的流速，使药液以稳定、适宜的速度进入组织，使患者没有胀痛的感觉。该系统能使口腔科医生用指尖精确控制注射针的定位和用脚踏控制局部麻醉药的注射，注射流速由计算机控制。与传统的人工注射器相比，CCLAD 能将患者疼痛的感知降低 1/3~1/2。

现在市面上的计算机控制局麻药注射系统的种类也越来越多，它们共同的特点就是通过对局麻药流速的精确控制，减轻注射时的疼痛感。计算机控制下局部麻醉药注射系统不仅能有效地减轻疼痛，还能有效避免传统注射时因注射速度过快而造成的局麻药快速吸收入血而引起的局麻药中毒的表现以及注射疼痛导致的各种心血管系统并发症，因此计算机控制下局部麻醉药注射系统与传统注射方法相比将会更加安全和舒适。

以下将为大家介绍市面上的几种 CCLAD 系统。

（一）STA 局麻仪

STA 机型由美国 Milestone 公司研发并生产，其主要组成部分包括：主机、电源线、脚踏、一次性使用的注射导管系统（图 2-2-10）。

STA 局麻仪的使用介绍如下：

1. 连接电源线，打开电源开关，机器将在 5 s 内执行系统自动校准。

2. 将卡式局麻药安装到药筒盒中，再将塑料长针连接到局麻药的橡胶塞中。

3. 将药筒盒放入 STA 的药筒盒插槽中，将药筒盒逆时针旋转 90°，STA 将会自动排空微管及针头内的空气。

4. 药物注射。STA 在正常模式或涡轮模式下总共有 3 种流速模式。STA 模式：通过轻踩脚踏而实现，专为腭部注射或韧带内注射而设计，速度为 0.3 mL/min。正常模式：在脚踏上施加中等压力而实现，速度为 1.7 mL/min。涡轮模式：在脚踏上施加较高的压力而实现，速度为 3.4 mL/min。在 STA 模式下，具有巡航功能。即在给脚踏施加较轻的压力情况下，听到 3 声 "Beeps" 音后，系统将会发出"自动给药"的

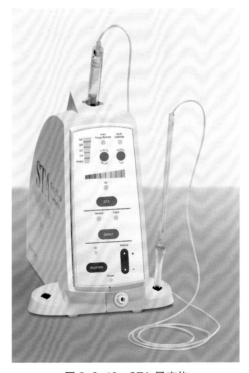

图 2-2-10 STA 局麻仪

提示音。这时，即使将脚离开脚踏后系统也会持续给药。轻踏脚踏后，给药停止。或者更加用力踩脚踏，则转换到更快的速度。

5. 拆卸药筒。首先按"Hold to retract"键4秒，确保活塞完全退回。再将药筒顺时针旋转90°，取出药筒。将手指插入药筒盒旁边的缝隙中，推出已使用过的局麻药。

注意事项：对于STA的注射导管，可以根据使用时的需要将其折断到需要的长度。本功能的主要优点是对牙科恐惧症患者或儿童进行局部注射时可以将注射导管隐藏在手心里，减少患者的恐惧心理。

（二）DENTAPEN局麻仪

DENTAPEN局麻仪由瑞士Juvaplus公司研发，组成部分主要为注射笔和药筒（图2-2-11）。与其他局麻仪相比，它最大的优点就是无线。另外药筒可以通过消毒而重复使用，减少了使用成本。

DENTAPEN局麻仪的使用介绍如下：

1. 准备。将药筒消毒以备用。

2. 将电池装入主机中，取出药筒，将卡式局麻药放入药筒内，再放入手柄内就位，然后连接一次性注射针头以备用。

3. 使用时，打开电源开关。选择模式速度，再按解锁键，然后触碰感应开关即可给药。有3个速度可以选择。慢速：注射完1 mL，大约需要90 s。中速：注射完1 mL，大约需要60 s。快速：注射完1 mL，大约需要30 s。

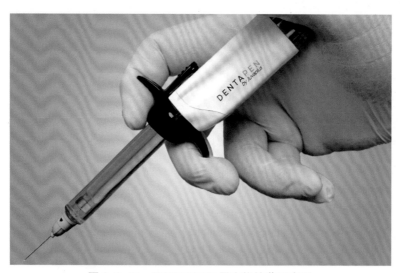

图2-2-11　DENTAPEN局麻仪给药示意图

（三）Sleeperone局麻仪

Sleeperone局麻仪由法国DHT公司生产研发，组成部分包括：主机、电源线、脚踏、手柄和药筒（图2-2-12）。

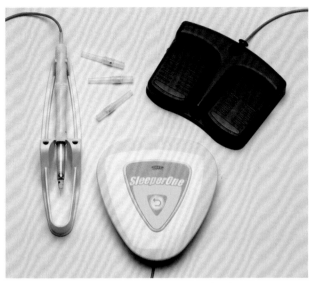

图 2-2-12　Sleeperone 局麻仪

Sleeperone 局麻仪与 STA 局麻仪相比较，具有以下特点：与其配套的药筒能通过高温高压消毒，反复使用，除一次性针头外，无需额外耗材，因此可以减少使用成本。主机与 STA 机型相比，非常小巧，便于放置。

Sleeperone 局麻仪的使用方法如下：

1. 将电源线、脚踏线及手柄线与主机相连，接通电源。

2. 将卡式局麻药放入药筒中，再放入手柄中旋转就位。然后再连接一次性注射针头。

3. 使用时，通过踩脚踏即可进行速度模式的选择并进行局麻注射。总共设置有 4 种注射速度模式，包括：慢速及中速模式，快速及高速模式。慢速模式：速度约为 0.2 mL/min，单踩脚踏上的右侧踏板即可获得；中速模式：速度约为 0.7 mL/min，连续 2 次踩右侧踏板，或在慢速状态松开脚踏并快速再次踩右侧踏板也可获得中速，在中速的模式下注射时，停止踩脚踏，会自带回吸功能；快速模式：单踩左侧踏板即可获得，在快速模式下，注射为一个变速过程，前 15 s 以 0.7 mL/min 的速度注射，后 66 s 以 1.4 mL/min 的速度注射。注射完一支碧兰麻（1.7 mL）大约需要 81 s；高速模式：速度约为 1.4 mL/min，连续 2 次踩左侧踏板，或在快速状态松开脚踏并快速再次踩左侧踏板即可。

除中速模式在停踩脚踏的同时会有自动回吸的功能，其余三种模式不带自动回吸。如需回吸，则踩踏脚踏上方的圆形按钮。回吸的时间根据踩踏的时间而定，踩踏时间长，则回吸的时间也长，回吸的剂量则大；反之亦然。

（四）伊腾局麻仪

伊腾局麻仪由天津伊腾圣杰医疗器械有限公司研发，与 STA 机型相似，组成部分主要包括：主机、电源线、脚踏和一次性使用的注射导管系统。

伊腾局麻仪与 STA 相比较，STA 的导管系统自带注射针，注射针与导管是一体的。

而伊腾注射针与导管可分开。这样的设计最大的优点在于，如果一个患者需要多次、多部位注射则可以只更换针头，不需要更换整个导管系统，从而减少使用成本（图 2-2-13）。

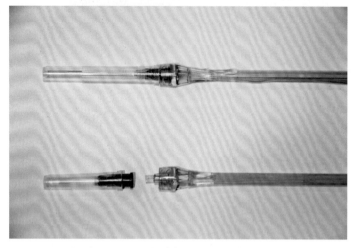

图 2-2-13　伊腾与 STA 的导管比较

伊腾局麻仪的安装与使用与 STA 基本一致。但其注射速度却有不同。有两种模式，即自动模式和恒速模式。自动模式：前 20 s 以 0.4 mL/min 的流速给药，后 100 s 以 1 mL/min 的流速给药，一支卡式安瓿给药时间总共 2 min。恒速模式：在此模式下，可以进行 3 种速度的自由切换。慢速模式：0.4 mL/min，通过踩踏脚踏实现；中速模式：1 mL/min，在慢速模式下，松开脚踏并在 2 s 内再次踩踏脚踏就可实现中速模式；高速模式：3.4 mL/min，在中速模式下，松开脚踏并在 2 s 内再次踩踏脚踏就可实现高速模式。

三、小结

口腔科医务人员应能熟练掌握各类口腔门诊治疗中的局麻技术。但为了减少局部注射过程中的疼痛，进行表面麻醉非常必要。表面麻醉不但包括穿刺黏膜前对黏膜进行麻醉，还包括牙周韧带的麻醉、髓腔内注射对表面牙髓的麻醉等。表面麻醉剂的选择很重要，尽量不扩散到周围组织或唾液中；目前市面上常见的有奥布卡因、利多卡因凝胶等。麻醉前要保持麻醉组织周围的干燥。同时要考虑表面麻醉剂的味道，减少患者的不适。

（张　超）

第三节　笑气氧气吸入清醒镇静技术的应用

清醒镇静是指对意识水平产生轻微的抑制，同时患者能够保持连续自主的呼吸及对物理刺激和语言指令做出相应反应的能力。整个过程中，患者保持清醒，没有丧失意识，保护性反射活跃，并能配合治疗。口腔治疗运用清醒镇静技术是减轻或消除牙科焦虑症；对无牙科焦虑的患者则可预防牙科焦虑症的发生。笑氧吸入清醒镇静是采用笑气氧气的混合气体（其中笑气浓度不高于70%，而氧气浓度不低于30%），应用于口腔科、产科、急诊、儿科等的检查治疗，国外已广泛应用于口腔科治疗，是最安全的口腔科用镇静方式之一。

据统计，在美国，有76.5%的口腔医疗机构都配套有口腔笑气镇痛系统，超过50%的全科牙医和接近90%的儿童牙医都为患者使用笑气来减轻治疗过程的焦虑和疼痛。2016年美国儿童牙科学会（American Academy of Pediatric Dentistry，AAPD）对美国笑气使用进行了一项回顾性调查研究，依托美国俄亥俄州辛辛那提儿童医院，对AAPD的6 366名成员展开回顾了1996—2016年包括笑气的使用情况、安全性和镇静方案的调查，其中反映出在美国儿童牙科医生和全科医生是使用笑气的主要医生群体，每周约施行50~100例患者，最常用的笑气浓度30% ～ 50%，20 ～ 80岁是主要患者年龄阶段，单独使用N_2O的成功率保持不变，大多数报告超过75%的成功率；但由于父母对患儿就诊时的传统的行为指导模式偏向更多使用药物技术而不是单纯行为诱导，88%的医生认为患儿父母的育儿习惯由于其工作原因发生了变化，导致儿童行为恶化，导致复合镇静的比例增加，儿童使用笑气成功的比例在下降，全麻下治疗的比例上升。

特别要指出在美国笑气使用时生命体征监测和病历记录比例不高，中华口腔医学会则在《口腔治疗中笑气/氧气吸入镇静技术应用操作指南》明确提出必须进行监测和记录的要求。

一、氧化亚氮（笑气）吸入镇静原理

（一）笑气作用及其原理

"笑气"学名氧化亚氮，是无色有甜味的气体，对呼吸道无刺激，通过呼吸道进入人体内而作用于神经系统抑制中枢神经兴奋性和神经冲动的传导发挥麻醉作用，属于非竞争性NMDA受体（N-甲基–D–天冬氨酸受体）拮抗剂。由于笑气最低肺泡有效浓度（Minimum Alveolar Concentration，MAC）为104%，所以具有麻醉作用相对弱而镇痛作用相对强。通过笑气和氧气混合装置吸入一定比例的笑气对意识水平产生轻微的抑制，同时患者能够保持连续自主的呼吸及对物理刺激和语言指令做出相应反应的能力。整个治疗过程中，患者意识存在，保护性反射活跃，并能配合治疗。短时间内吸入即产生作用，停止吸入后几分钟作用消失，且大部分以原形经肺伴随呼吸排出体外。

（二）笑氧混合气体比例及作用

1.笑气含量30%以下只能达到镇静作用。

2.笑气含量30% ～ 50%时产生镇痛作用（口腔门诊常用浓度）。

3.笑气含量80%以上才能达到麻醉作用。

二、笑气吸入镇静

（一）笑气在口腔治疗中的镇静特点

1. 镇痛。吸入笑气可提高痛阈，减轻疼痛但不阻断疼痛传导；根据治疗需要常联合局麻药物应用。

2. 抗焦虑。减轻或消除有牙科焦虑患者的焦虑程度；对无牙科焦虑的患者可使患者放松、舒适、合作，预防牙科焦虑。降低焦虑引起的不自主活动，提高长时间治疗的耐受度。

3. 遗忘。患者在完成治疗后不能完全、确切地回忆当时的情况，并且对于时间的长短有一个错误的判断，认为治疗时间很短，但实际配合完成了很长时间的口腔治疗操作。

4. 操作简便，易于控制。起效和恢复迅速，镇静的程度可通过流量计浓度进行调节。对组织无刺激，常规治疗浓度对呼吸循环影响小，过敏极为罕见。一般在应用后 30 s 可产生效果，5 min 可达到最佳效果，停用笑气吸入纯氧 5 min 后可达到完全复苏。

（二）笑气氧气吸入镇静技术的适应证

1. 对口腔科治疗害怕恐惧；

2. 曾经有痛苦的口腔科治疗经历；

3. 局部麻醉难以达到治疗效果；

4. 治疗时咽反射较明显；

5. 难以合作的儿童（学龄前儿童个体差异大）。

（三）笑气氧气吸入镇静技术的禁忌证

1. 严重慢性阻塞性肺部疾病；

2. 急性上呼吸道感染；

3. 不能用鼻呼吸；

4. 孕期（前 3 个月最好避免）；

5. 严重低血压；

6. 药物成瘾；

7. 中耳炎；

8. 深潜工作者。

（四）笑气牙科镇静镇痛的不良反应

1. 循环系统。心脏功能：笑气有拟交感神经作用，可增加心排量。大剂量时也可引起心肌抑制。对心脏无直接抑制作用且都是可逆的。血压：笑气可以轻度地升高血压。心率：笑气对心率变化的影响甚微。由于发挥镇静作用，心率或略有下降。

2. 中枢神经系统。吸入 30% ~ 50% 的笑气有镇痛作用，吸入 80% 患者有麻醉作用，但作用较弱，患者大多会产生轻微的头晕。吸入高浓度的笑气会致使颅内压升高，所以有可能出现术后恶心，甚至呕吐。

3. 呼吸系统。笑气味甜，对呼吸道无刺激，单纯使用不产生呼吸抑制。在使用高浓度时易产生缺氧。

（五）笑气镇静操作流程

麻醉医生或经培训的口腔医生在完备的监护条件下行笑气镇静治疗，可有效地防止笑气不良反应的发生，最大程度地发挥笑气的优势。下面简单介绍笑气镇静操作流程。

1. 治疗前访视：评估患者全身情况，进行 ASA 分级、制订镇静镇痛计划，签署知情同意书。

2. 治疗前沟通：和患者充分交流，教会患者如何使用鼻罩，告知患者可能会出现的症状表现，如何表达对治疗的反应及要求。

3. 检查笑气装置：检查笑气、氧气气体压力情况及余气量，管路及负压吸引等。

4. 调节笑气氧气浓度：成人使用笑气吸入镇静从笑气 15%~25% 开始，根据患者反应增加 5% ~ 10% 笑气浓度，大多数患者在笑气 30% 即可出现镇静反应。表现为之前的恐惧感减轻或消失，有欣快感；患者自觉口唇及手脚发麻；有飘忽感，患者感觉肢体变轻或发沉；反应迟钝，呼之回应缓慢，目光游离；面部潮红；心率降低等。在治疗过程中根据患者反应随时对笑气浓度做调整，镇静程度维持在轻度到中度，已达到最佳镇静镇痛状态。

5. 表面麻醉药品的应用：鉴于笑气上述的麻醉镇痛特点，我们推荐注射局部麻醉药物前使用表面麻醉药品进行表面麻醉减缓疼痛。目前在临床上常用的表面麻醉药物为盐酸奥布卡因凝胶、复方甘菊利多卡因凝胶等。

（1）盐酸奥布卡因凝胶，主要作用部分为奥布卡因。作用机制：与神经细胞膜钠通道内侧受体结合，从而阻断 Na$^+$ 内流，产生局部麻醉效果。给药后 4 min 内起效，8 min 可达到充分的麻醉效果，持续药效时间 40 min 以上。禁忌证：对本品和苯甲酸酯类局麻有过敏史、心肾功能不全患者、重症肌无力患者。

（2）复方甘菊利多卡因凝胶，主要作用部分为利多卡因、麝香草酚和洋甘菊花酊。通过利多卡因阻断神经冲动的产生和传导而发挥局麻/止痛作用。麝香草酚为消毒防腐类药物，对多种细菌、真菌及病毒有效。洋甘菊提取物的抗水肿作用与水杨酸相当。洋甘菊提取物能减少花生四烯酸生成，抑制环加氧酶活性，从而减少前列腺素的生成，具有抗组胺、炎症介质的活性、清除氧自由基的作用。给药后 3 min 内起效，持续药效时间约 1 ~ 3 h。禁忌证：对本品各成分有过敏反应的患者。

目前两种药品均适用于各种检查、处置、小手术的表面麻醉和润滑止痛；使用前尽量保持患处的干燥，更有利于表面麻醉药物的渗透。奥布卡因凝胶为白色或淡黄色透明黏稠凝胶，性状呈流体状，流动性较高，适用于口腔内较大面积的局部麻醉，如口腔洁治术、多颗牙拔除术等；利多卡因凝胶为黄色黏稠膏状凝胶，流动性较低，适用于单颗牙齿牙龈、口腔内小范围的局部麻醉等。

6. 治疗结束后：纯氧吸入，帮助残余笑气迅速排出体内，待患者完全苏醒后离开。

（六）使用笑气吸入镇静注意问题

1. 应充分了解笑气镇静相关原理知识；熟练掌握操作过程，操作者应接受过专业培训。

2. 通过良好沟通，取得患者信任并增强其自信心；使用笑气前要做好宣教工作，并获得患者书面签署的知情同意书。

3. 采用逐步增加笑气浓度的方法（滴定法）来达到理想的镇静状况；笑气使用前和结束要给予充足纯氧吸入。

4. 笑气主要是解决紧张焦虑问题，成功的前提是提供良好的局部麻醉，笑气所需浓度因人而异，不同患者对于笑气的需要量是不同的；同一患者不同时间对于笑气的需要量也可能是不同的。笑气浓度在整个清醒镇静过程中需要根据操作刺激的强弱进行调整；镇静要在工作人员监测下进行，不能让患者独处；避免患者过度镇静；要有准确可靠的病历记录，推荐采用结构化电子病历系统。

5. 笑气使用的环境保护和废气回收（或排除）装置定期检修，避免医务人员长期低浓度吸入。

（冉龙宽）

第四节　经静脉中深度镇静技术的应用

虽然静脉麻醉已有 100 多年的历史，但静脉镇静技术在口腔科领域的发展要晚于吸入镇静技术。20 世纪，随着大量麻醉药物的出现，静脉镇静技术在以门诊为主的口腔科领域得到了一定的发展；而另一个不可或缺的因素则是无创监测技术及设备提高了静脉镇静技术（中、深度镇静）的安全性，从而为临床实施提供了安全保障。下面介绍常用的经静脉途径口腔治疗镇静方法。

一、经静脉途径镇静技术的适应证

（一）牙科焦虑症

任何镇静技术的首要适应证都应是与口腔治疗相关的焦虑和恐惧影响了原发疾病的治疗，包括吸入镇静、经鼻途径镇静等。然而对于大多数在门诊进行的口腔科治疗以及目前复杂的医疗环境，经静脉镇静技术不应作为医师的首选，应在其他镇静技术效果不佳时才考虑选择经静脉途径的镇静。

（二）镇痛

对于口腔科治疗疼痛的控制，经静脉途径给予足量镇痛药物不是首选，良好的局部麻醉仍然是口腔科控制疼痛的最有效的方法。但在一些情况下如治疗过程中局麻效果不佳时，经静脉给予小剂量阿片类药物能有效地辅助控制疼痛，但需要严密监测生命体征。术后疼痛的控制仍首选口服给药。

（三）控制唾液分泌

在开放静脉的同时，给予一些抗胆碱能药物如阿托品、东莨菪碱等能有效地抑制唾液腺的分泌，患者干燥的口腔环境能带给口腔医师治疗中的便利，例如取模型等。

（四）遗忘

在经静脉途径的镇静技术中，选择具有一定程度遗忘作用的药物（如咪达唑仑、右美托咪定）能给患者带来一些好处，特别是一些需要接受长时间治疗的患者。镇静能使患者放松，但长时间的张口或者治疗时器械发出的吱吱声，对于部分患者仍是一种不快的体验。这部分不快的体验可以在伴随静脉镇静时遗忘，而是否有益是主治医师和患者需要面对和选择的情况。

（五）咽反射敏感

部分患者由于患有咽炎等原因导致张口过大或口腔科器械放入口内时出现了恶心甚至呕吐的情况，增加了医师治疗的难度和患者不愉快的体验。表面麻醉、笑氧吸入镇静技术都能不同程度地缓解轻、中度的咽反射导致的恶心，而对于一些特别严重的患者，静脉镇静技术能更好地解决此类状况，保证治疗顺利进行。

二、禁忌证

静脉镇静技术有一些相对的禁忌证，例如：困难气道、肝肾功障碍、重度肥胖患者等，需要做好完善的术前评估和准备，充分考虑药物代谢及镇静下患者的通气情况，在确保安全的前提下，选择合适的镇静深度。

三、静脉镇静的优劣势

静脉镇静的优势与劣势见表 2-4-1。

表 2-4-1　静脉镇静的优势与劣势

优势	劣势
起效快	需要静脉穿刺
通过调整药量达到预期结果	静脉穿刺并发症
可以调控镇静深度	需要全程监测
恢复时间短	出院后需要看护
设备要求不高	部分药物没有拮抗剂
可给予拮抗剂和急救药物	工作人员需要定期培训
副作用少见（恶心呕吐）	
减少分泌物	
咽喉反射减弱	

四、镇静镇痛药物

理想的镇静镇痛是抑制应激反应、术中遗忘、血流动力学稳定、药物起效快、作用时间可控；但目前的药物均不能达到以上效果，并且由于镇静和麻醉之间并没有严格的界限，目前采用多种药物联合应用，同时联合良好的局部麻醉。良好的局部麻醉不但可以减少镇静镇痛药物的使用，持续的术后镇痛减少术后应激反应。

目前常用的静脉镇静镇痛药物为苯二氮䓬类药物、阿片类药物、α2- 肾上腺素受体激动药物、丙泊酚等。以上药物可复合笑氧镇静技术，也可以相互联合应用。但联合应用时应高度警惕呼吸抑制，吞咽反射抑制后补牙材料、血液等异物进入呼吸道，给患者带来气道堵塞、误吸等肺部相关并发症，增加手术麻醉风险及患者的留院时间。

（一）苯二氮䓬类

1. 咪达唑仑（Midazolam）。最常用的苯二氮䓬类药物，有镇静催眠、顺应性遗忘、抗焦虑、抗惊厥、抗癫痫、中枢性肌肉松弛作用。注射用咪达唑仑为水溶性制剂。血浆浓度可分为两个时相，分布时相为 10 min，消除时相半衰期为 1.5~2.5 h，充血性心力衰竭患者的消除时相半衰期可延长 2~3 倍。长期用药无蓄积作用，药动学数据及代谢保持不变。咪达唑仑顺应性遗忘作用强，但镇静效果不如地西泮。用法用量：初始剂量 1 ~ 2.5 mg，逐步增加达理想镇静深度，平均镇静剂量 2 ~ 7 mg。禁忌证：急性肺功能不全者、孕妇、哺乳妇女和过敏患者。其最常见的不良反应是眩晕。

2. 地西泮（Diazepam）。地西泮为脂溶性制剂，易导致静脉局部刺激、静脉炎甚至血栓形成。属长效药，血浆半衰期为 20~50 h。经肝脏代谢，主要代谢酶为 CYP2C19，主要代谢产物为去甲西泮，仍有生物活性，故连续应用可蓄积。容易出现反弹效应或第二峰效应。可透过胎盘屏障进入胎儿体内。主要自肾脏排出，亦可从乳汁排泄。地西泮静脉持续时间约 40 ~ 60 min，可能导致呼吸抑制。地西泮有提高阈值和顺应性遗忘作用。用量：5 ~ 20 mg 缓慢滴注。禁忌证：青光眼和对地西泮过敏者。常见不良反应是嗜睡、头晕、乏力等，大剂量可有共济失调、震颤；个别患者发生兴奋、多语、睡眠障碍，甚至幻觉；停药后上述症状很快消失。

（二）阿片类

1. 芬太尼（Fentanyl）。人工合成的强效麻醉性镇痛药（μ 受体），药理作用与吗啡类似，镇痛强度为吗啡的 100 倍，起效迅速，维持时间短，不释放组胺，对心血管功能影响小，能抑制气管插管时的应激反应。静脉注射后 1 min 起效，4 min 达高峰，维持作用 30 min。大剂量快速静注可引起颈、胸、腹壁肌强直，胸顺应性降低影响呼吸。用量：初始剂量 25 ~ 50 μg，以 25 μg 为单位滴定。平均剂量为 100 μg。禁忌证：慢性阻塞性肺病、支气管哮喘和呼吸系统疾病晚期患者、重症肌无力者和对芬太尼过敏者。禁止与单胺氧化酶抑制剂（如帕吉林等）合用。不良反应可引起呼吸抑制或窒息，呼吸抑制与剂量有关。大剂量引起呼吸抑制可用纳洛酮对抗。心动过缓可用阿托品对抗。在诱导麻醉阶段可引起肌强直，但可在麻醉前服用地西泮或给予肌肉松弛药避免。术后可出现恶心、呕吐，但为时很短。

2. 瑞芬太尼（Remifentanil）。为高效的阿片类药物，具有起效迅速和极短消除半衰期的特点，1 min可达有效浓度，作用持续时间仅5～10 min。这些特点使其适合于手术室外麻醉，同样具备其他阿片类药物的特点，即镇痛、呼吸抑制、骨骼肌（如胸壁肌）强直、心动过缓、低血压和恶心呕吐。瑞芬太尼只能通过静脉内途径给药，安全范围高，常用量0.5～2 μg/（kg·min）。瑞芬太尼的镇痛作用及其副作用呈剂量依赖性，与镇静催眠药、吸入性麻醉药合用有协同作用。

3. 舒芬太尼（Sufentanil）。为芬太尼的类似物，镇痛效果强，呼吸抑制相对于其他阿片类药物轻。其亲脂性约为芬太尼的两倍，更易通过血脑屏障，与血浆蛋白结合率较芬太尼高，而分布容积则较芬太尼小，虽然其消除半衰期较芬太尼短，但由于与阿片受体的亲和力较芬太尼强，因而不仅镇痛强度更大（约为芬太尼的10倍），而且作用持续时间也更长（约为芬太尼的2倍）。舒芬太尼在肝内经受广泛的生物转化，其中去甲舒芬太尼有药理活性，效价约与芬太尼相当，这也是舒芬太尼作用时间长的原因之一。目前除了可以通过静脉给药外，还可以通过经鼻腔、经皮缓释等给药。常用量0.1～1 μg/（kg·min）。

4. 阿芬太尼（Alfentanil）。为芬太尼的衍生物，主要作用于μ阿片受体，为短效镇痛药，镇痛强度为芬太尼的1/4，作用持续时间为其1/3。起效快，静脉注射1.5～2min达峰，维持约10min，消除半衰期为64～129min。对呼吸频率和经肺泡供氧的抑制作用一般只持续数分钟。对心血管的作用与芬太尼相似，影响小。禁忌证：对阿芬太尼和其他阿片类药物过敏者；明显不能耐受拟吗啡药者。用量：静注5～20 μg/kg，以后追加2～5 μg/kg或0.1~0.5 μg/（kg·min）。副作用可引起呼吸抑制或窒息、肌强直、恶心、呕吐等。

5. 纳布啡（Nalbuphine）。是新型阿片受体激动拮抗剂，完全激动κ受体，部分拮抗μ受体，对内脏痛独具疗效，且不良反应少。纳布啡的阿片拮抗效应为烯丙吗啡的1/4，为喷他佐辛的10倍。纳布啡与同等镇痛剂量的吗啡产生相同程度的呼吸抑制，但其具有天花板效应，即在不影响呼吸的其他中枢活性药物合用时，剂量大于30 mg时呼吸抑制不随剂量进一步增加。纳布啡静脉用药后2~3 min起效，血浆半衰期为5 h，作用时间约3～6 h。用量：静注0.1～0.2 mg/kg，以后追加2～5 mg。临床治疗用纳布啡的最常见不良反应为镇静；不常见的不良反应包括：多汗、恶心/呕吐、眩晕、口干和头痛等。

（三）丙泊酚

丙泊酚为烷基酸类的短效静脉麻醉药。丙泊酚属于脂溶性药物，不溶于水。丙泊酚注射液内含大豆油、蛋黄卵磷脂、甘油等，推注时有强烈的静脉刺激作用，使用前可用利多卡因预处理。静脉注射后迅速分布于全身，40 s内可产生睡眠状态，进入麻醉迅速。半衰期约2～8 min。在肝中主要与葡萄糖醛酸结合而代谢，34～60 min后代谢物由尿排出。如与芬太尼合用，则本品的血药浓度升高。丙泊酚的镇痛效应较弱，可使颅内压降低、脑耗氧量及脑血流量减少。对呼吸系统有抑制作用，可出现暂时性呼吸停止；对循环系统也有抑制作用，可出现血压降低。丙泊酚的麻醉恢复迅速，约 8 min，恢复期可出现恶心、呕吐和头痛。禁忌证：颅内压升高和脑循环障碍的患者等。用量：50 ~ 100 $\mu g/(kg \cdot min)$，直至达到预期镇静效果，维持剂量 25 ~ 50 $\mu g/(kg \cdot min)$。长时间应用会产生药物蓄积作用延长清醒时间。

（四）羟丁酸钠

羟丁酸钠作用与脑内 γ - 氨基丁酸（Gamma-aminobutyric Acid，GABA）的中间代谢物一致，主要阻断乙酰胆碱对受体的作用，干扰突触部位冲动的传递，直接抑制中枢神经活动而引起生理样睡眠。有镇静催眠、顺应性遗忘、抗惊厥作用，对呼吸和循环系统一般无明显抑制作用，可使呼吸频率减慢，但呼吸量增大，高龄者应用较大剂量时会出现间歇性呼吸。稍增加收缩压；能兴奋副交感神经，心率明显减慢。其不影响脑血流量，不增加颅内压；咽部反射抑制明显。有时出现恶心、呕吐。可增强子宫收缩的频率和强度，并能透过胎盘屏障。对肝肾无毒性。用量：成人 30 ~ 80 mg 静推；儿童 50 ~ 100 mg 静注。静注 10 ~ 15 min 显效，45 min 作用明显，60 min 后下降，维持约 2 h。禁忌证：癫痫、原因不明惊厥、低血钾、心动过缓、心脏完全性传导阻滞、慢性酒精中毒、急性间歇性血卟啉病或变色血卟啉病等。

（五）右美托咪定

右美托咪定为美托咪定的活性右旋异构体，是相对选择性 α 美托肾上腺素受体激动剂，对 α 上腺肾上腺素受体的亲和力比可乐定高 8 倍，具有抗交感、镇静镇痛作用。用量：配成 4 $\mu g/mL$ 浓度以 0.5 $\mu g/kg$ 剂量缓慢静注，输注时间超过 10 min，维持剂量 0.5 $\mu g/(kg \cdot h)$。右美托咪定耐受性良好，常见的不良反应包括低血压、恶心、窦性停搏、组织缺氧和心房颤动。禁忌证：Ⅱ度Ⅱ型以上的传导阻滞、怀孕、哺乳期妇女，对右美托咪定过敏者。该药半衰期较长，有苏醒延迟风险；与其他镇静药物合用时，呼吸抑制风险增大。由于该药个体差异大，只能由专业的麻醉医师在具备完好的医疗监护下使用。在没有呼吸保护的措施下尽量减少药物使用的时间与剂量。

（六）拮抗药

1. 氟马西尼（Flumazenil）是苯二氮䓬类拮抗药，化学结构与苯二氮䓬类近似，作用于中枢的苯二氮䓬受体，能阻断受体而无苯二氮䓬类样作用。用于对抗苯并二氮杂䓬类药物超剂量使用后的镇静作用及定向障碍，并具有抗惊厥活性和抗癫痫作用。起效时间 3 ~ 5 min，作用时间为 60 min。用量：0.25 ~ 0.5 mg 静脉注射，每 5 min 0.25 mg，最大剂量 1 mg。禁忌证：对本品过敏者、妊娠前 3 个月的孕妇、麻醉后肌松剂作用尚未消失者。

2. 纳洛酮（Naloxone）是阿片类拮抗药，纳洛酮类似吗啡，通过竞争阿片受体（依次为 μ，κ，δ）而起作用；同时伴有激动作用，即激动—拮抗的结合作用。能解除类阿片药物过量中毒和术后持续的呼吸抑制。起效时间 2 min，作用时间为 30 min。用量：0.1 ~ 0.2 mg 静脉注射，每 2 ~ 3 min 0.1 mg，最大剂量 1.2 mg。禁忌证：对纳洛酮过敏者，或阿片依赖者。

高血压及心功能不良患者慎用。阿片类及其他麻醉性镇痛药成瘾者，注射本品时，会立即出现戒断症状，故要注意掌握剂量。

需要重点注意的是，拮抗药是相关药物的类似物，仍具备药效，同时拮抗药作用时间较镇静镇痛药物作用时间短，容易出现二次镇静风险。因此，使用拮抗药物的患者至少需要在院观察 2 h，医师再次评估后方可离开。

五、呼吸道保护工具

（一）口腔镇静中需要建立气道保护的因素

1. 镇静治疗中对人意识产生抑制的药物均可降低上呼吸道肌肉张力，进而降低呼吸驱动力；抑制呼吸道保护性反射。

2. 口腔镇静治疗中口腔有自然关闭的倾向；在重力作用下下颌发生后坠，尤其是舌后坠，和咽部肌肉松弛与会厌一起闭塞声门；软腭亦可阻碍鼻腔气道。所有这些因素都会随麻醉深度加重气道阻塞可能性。下颌骨软组织结构（舌和会厌）是气道阻塞的主要原因。

3. 口腔治疗常用的半卧位以及口腔科治疗中施加于下颌骨向下的压力也是加重上呼吸道梗阻的医源性因素。

总之，由于镇静镇痛药物引起的上呼吸道梗阻或呼吸驱动力下降是口腔专业镇静 / 麻醉不良事件发生的主要因素，实施中一定注意患者个体差异性，避免多重药物的同时使用。诊室的气道保护工具必不可少。

（二）常用的呼吸道保护工具与技术

口腔门诊镇静治疗中常用的呼吸道保护工具分为鼻导管、面罩给氧、简易呼吸器和经鼻湿化高流量通气（THRIVE）装置等。

1. 鼻导管。其是最基本的呼吸道保护工具，操作简便，连接气源设备即可使用。可用于种植、牙体牙髓、颌面外科等需镇静患者的气道保护。但鼻导管中气流较干燥、冷，气流量较大或吸入时间过久，患者耐受性较低。

2. 面罩。标准的面罩以塑料或橡胶为材质，完全将鼻和嘴密封。可连接至麻醉呼吸回路或氧气气源，用于麻醉的诱导或者加压给氧。除非手术时间短或者不经口内，否则并不能单独用于镇静。改良的面罩仅罩住鼻子，连接氧气通路可用于门诊口腔镇静治疗，但由于面罩体积相对于鼻导管大，其在需应用多种治疗器械的口腔治疗（如牙种植）时，应用受限。

3. 经鼻湿化高流量通气技术（Transnasal Humidified Rapid-insufflation Ventilatory Exchange，THRIVE）。经鼻高流量氧疗（High-flow Nasal Cannula，HFNC）是目前理想的无创氧疗方式，可以将气流温、湿化，吸入氧浓度（FiO_2）的可调节范围大（21% ~ 100%），在充分温、湿化的前提下，最大氧流量可达到 70 L / min。由此可体现 HFNC 的重要价值。HFNC 潜在的临床疗效主要包括：①鼻腔部死腔冲洗，提高肺泡通气；②提供足够的流量以减少呼吸阻力和呼吸做功；③通过减少冷空气的效应提高气道的传导性和肺顺应性；④通过提供相对湿度为 100% 的氧气或空气氧气混合气体减少气体代谢做功；⑤提高黏膜纤毛的清除功能，产生一定的气道正压。目前投入临床使用的 HFNC 是开放系统设备，可以通过嘴和鼻泄露，此外，鼻孔和导管前端接触处的泄露程度对临床疗效的作用值得重视。

传统 HFNC 技术适用于急性呼吸衰竭、慢性阻塞性肺部疾病、呼吸睡眠暂停综合征、气管插管前后、急性心力衰竭伴低氧血症。谈及经 THRIVE 之前，必须理清两个概念：HFNC 通过鼻导管给予患者高流量的温、湿化氧气，保障氧合；窒息氧合通过一定技术安全延长窒息（无通气）时间，并保障动脉血氧饱和度（SaO_2）> 88%~90%。THRIVE 是HFNC 和窒息氧合交界的一项技术，并逐渐在麻醉学领域引发关注。THRIVE 在麻醉学领域的应用相对较晚且较少。保持呼吸道通畅和维持氧合是麻醉与手术安全的前提，预充氧合是提高麻醉诱导期间氧合的重要措施之一，THRIVE 相比传统的面罩给氧去氮法，其安全窒息时限可增加 2 倍以上，可提高围插管期安全性，这一点对困难气道的处理意义极为重大。颌面部、咽喉部手术部位与麻醉气道管理重合，保证安全通气的同时又确保手术视野不受阻挡是一个矛盾体，采用 THRIVE 通气可解决这个问题（图 2-4-1）。

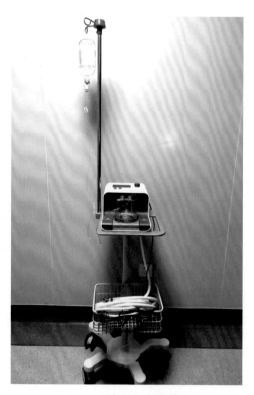

图 2-4-1　经鼻湿化高流量通气仪

临床医师在实施 THRIVE 过程中需要调节三个参数（图 2-4-2）：第一个参数是气体温度，一般气体温度低于体温 1~2℃，并可根据患者的舒适度调节；第二个参数是 FiO_2，低氧血症患者一般从 0.6 开始，随后根据脉搏血氧饱和度（SpO_2）、动脉血氧分压（PaO_2）、动脉血二氧化碳分压（$PaCO_2$）、呼吸频率和心率来调节；第三个参数是流量，根据 SpO_2、PaO_2、$PaCO_2$、呼吸频率和心率来调节。

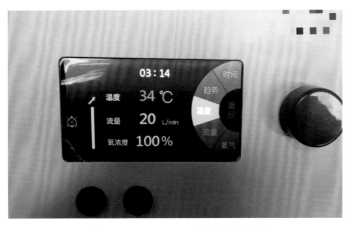

图 2-4-2　THRIVE 参数调节界面

在困难气道的麻醉诱导（图 2-4-3）中，通过 THRIVE 维持通气氧合帮助我们从容地进行气管插管操作，并减少患者可能需要承受的伤害，如清醒下气管插管、气管内喷射丁卡因等。此项技术还能用于口腔颌面部术后早期拔管后安全通气。上呼吸道与口腔颌面外科手术部位紧密相关，颌面外科手术后伤口周围肿胀充血，严重挤占上呼吸道，进而影响患者通气；长时间保留气管导管会引起相关肺部感染，并且术后部分患者对气管导管耐受度较差，如若不早期拔出，可能需要给患者进行镇静治疗，增加患者监护室时间，不利于患者术后恢复；还可能会诱发心血管相关疾病恶性发展。采用 THRIVE 技术进行颌面部手

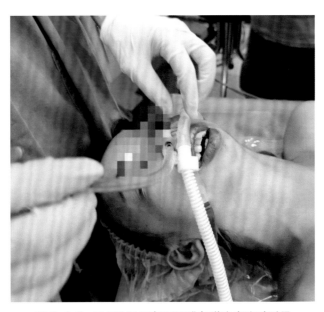

图 2-4-3　THRIVE 通气下困难气道患者麻醉诱导

术术后通气，可以使患者更加舒适，同时也保障患者的生命体征平稳。并且，THRIVE 用于短时非插管全麻手术不仅能保障患者的通气氧合，也避免了患者气管插管对呼吸道的损伤。同时调整麻醉药物使用，减少患者麻醉药物的用量。

镇静深度决定了是否在镇静麻醉中建立可靠的人工气道。对患者是否最有利、治疗持续时间长短、对操作者的能力和并发症发生的担心，如出血、误吸等，也是考虑的相关因素。所以，在口腔门诊治疗中开展深度镇静应用之前，首先明确几个观点：维持上呼吸道通畅是镇静治疗的一个基本要素；镇静治疗中约近 60% 的药物涉及使用辅助的气道保护工具；麻醉过深无一例外地将导致气道保护性反射（呛咳、吞咽等）丧失和呼吸暂停，且会发生于牙椅的常用体位（半仰卧位）。缺氧的发生是渐进的，后果非常严重，当缺氧变得明显（血氧饱和度 < 85%）约再经历 20~40 s 发展到危及生命的缺氧（血氧饱和度 < 50%），如果仍没有建立有效的人工气道将非常危险。当合并呼吸道异常解剖（如先天性异常、肿瘤、创伤等）、氧的储备能力降低（如怀孕、肥胖、合并肺部疾病等）、增加氧气消耗（如妊娠等）或循环功能不全时，缺氧的速度和程度会更快速。所以我们建议在施行深度镇静（麻醉）下的口腔治疗时，一定要有可靠的呼吸道隔离（保护）措施，防止药物的呼吸抑制作用或呼吸道梗阻（血液、治疗物品等）造成的严重呼吸道事件导致镇静失败乃至严重并发症。

六、经静脉途径口腔治疗镇静方案

（一）术前用药

1. 笑气 / 氧气吸入在口腔诊所应用广泛。可以减轻焦虑，甚至开放静脉通道前使用，为静脉镇静减轻术前焦虑。

2. 皮质类固醇类药物（地塞米松、甲基强的松龙）减轻术后创伤性水肿，同时减少某些镇静药物释放的组胺。

3. 组胺阻滞剂（苯海拉明）减少某些镇静药物引起的组胺增加，同时增加镇静作用。

（二）抗焦虑 / 镇痛药物

1. 笑气 / 氧气吸入静脉镇静辅助药物可以减少镇静药物使用剂量且提供氧气。

2. 苯二氮䓬类药物（地西泮、咪达唑仑）是最有效的抗焦虑药物，通常和阿片类药物同时使用，可用于轻、中度镇静。

3. 右美托咪定同时具有镇静、镇痛作用，易唤醒，可用于中度镇静。

4. 阿片类药物（芬太尼、纳布啡等）主要用于镇痛。通常和苯二氮䓬类共同使用达到中度镇静。

5. 静脉麻醉药物（氯胺酮、丙泊酚）在特别疼痛或者复杂的手术时增加患者镇静深度（如局麻药注射时），或者当镇静药物复合镇痛药物无法满足手术需要时使用麻醉药物，可用于深度镇静。丙泊酚血浆靶浓度控制输注法镇静深度可调控、灵活度大，能满足绝大多数口腔治疗镇静的要求。

（三）常用的静脉镇静方案

1. 人工给药（手动推注）。人工给药是最常见的给药方式，简单、便捷，根据患者自身情况（年龄、体重等数据）计算给药量，但可能因一次性注入大量药物造成一过性的高血药浓度导致呼吸抑制、低血压等不良反应，并且人工给药与医师自身的临床经验有很大关系。同时，若手术时间过长或镇静效果不佳，可能需要反复多次推注药物而致不良反应增加及苏醒延迟。

2. 恒速泵注。能解决人工给药的缺点，减少不良反应的发生，但达到稳定的血浆浓度时间长，且无法估计血药浓度做到个体化镇静，随时间延长药物容易蓄积，镇静效果和麻醉医师的经验有关。

3. 药物靶浓度控制输注。简称靶控输注（Target Controlled Infusion，TCI），是指在输注静脉麻醉药时，以药代动力学和药效动力学原理为基础，经计算机计算控制通过调节目标或靶位（血浆或效应室）的药物浓度来控制或维持适当的麻醉深度，以满足临床麻醉的一种静脉给药方法。靶控目标分血浆靶控输注和效应室靶控输注（图2-4-4）。与上述的输注方式相比，优点在于操作简便，易于控制血浆浓度以到达理想的镇静深度，使镇静过程平稳，不良反应少。通常情况下靶浓度维持在0.8~1.5 μg/mL时即可获得理想的镇静效果且不良反应少。

口腔治疗时的舒适度是患者和医师关注的重点，丰富的镇静手段给了医师和患者多种选择来实现治疗的舒适化。笑气是口腔科治疗镇静的首选，静脉镇静技术则是一个很好的补充；且对于笑气效果不佳，时间较长的治疗如多颗牙种植、复杂牙体牙髓治疗、特殊患者口腔治疗等，静脉镇静技术则是更优选择。

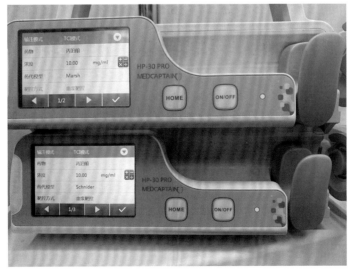

图2-4-4　TCI 微量泵

七、深度镇静／麻醉下口腔治疗注意事项

实施深度镇静／麻醉下口腔治疗需要团队合作，良好的术前评估和准备、成熟及标准化的镇静方案都十分重要，不能完全依靠应急预案和补救。原则上实施镇静可以在任何地方执行，如医院、外科中心、口腔门诊等。但在非医院的地方（如私人口腔诊所）深度镇静发生不良事件时抢救失败的几率更高，因为可能缺乏立刻有效的支持。医护人员需熟练掌握各种技能，包括抢救窒息、喉痉挛或气道梗阻，有能力开放气道、吸引分泌物、提供持续正压通气、熟练使用简易呼吸器，有能力插入口咽通气道、鼻咽通气道或喉罩通气道，甚至气管插管。这些技能熟练掌握的最好方法是针对偶发事件经常练习、团队训练。对于安全镇静和成功抢救患者来说，有能力管理气道是预防不良事件发生的根本。

（一）配置

1. 设置深度镇静／麻醉室、观察室，患者离院前意识恢复到镇静前水平并有相应的离院标准。

2. 得到足够的训练和具备经验的医师进行气道管理；配备一名麻醉护士。

3. 准备与年龄、尺寸相符的气道管理设备和静脉通道；合适的药物和拮抗药。

4. 为了保证患者诊疗时的镇静安全，应当在有监护的情况下使用镇静药，整个诊疗镇静期间进行生命体征监测。

5. 完善的抢救应急流程。

（二）深度镇静／麻醉访视

1. 对于那些给予镇静药后会增加危险的潜在的药物，镇静前应仔细评估。

2. 扁桃体大或气道结构异常可能增加气道梗阻风险的患者应仔细进行检查。

3. 既往史及家族史（包含既往所有镇静／全麻史）。

4. 服用药物史及过敏史：熟知药物的药代动力学和药效动力学以及药物间的相互作用。

5. 体格检查：着重对心脏、肺脏、肝肾、血液系统等重要脏器的评估。

6. 辅助检查：血常规、尿常规、肝肾功、凝血时间、心功能等。

7. 告知围麻醉期流程；患者／家属了解应该做什么准备，配合什么，医生要做什么。

（三）术前禁食

1. 实施 ASA 禁饮禁食指南，如表 2-4-2 所示。

表 2-4-2　ASA 禁饮食指南

摄入食物	最短的消化时间
清饮	2 h
母乳	4 h
婴幼儿配方奶	6 h
动物乳品	6 h

续表

摄入食物	最短的消化时间
简餐	6 h
1. 推荐意见适用于择期健康患者。对于临盆妇女并不适用。遵循指南并不能保证完全胃排空	
2. 上述指南适用于所有年龄段	
3. 清饮包括水、无果肉果汁、碳酸饮料、清茶和黑咖啡	
4. 因为动物乳品类似于固体食物的排空时间，在考虑禁饮食时间是否合适时，进食的量也需要考虑入内	
5. 简餐传统上包括吐司和清饮。有油炸或脂肪或肉类的食物会延长胃排空时间。在考虑禁饮食时间时，食物的种类和进食的量都需要考虑入内	

2. 实施急诊治疗，是否禁食取决于手术的紧迫性及镇静深度。

（四）术前用药

对于门诊镇静治疗，术前是否用药取决于目标镇静程度、病情严重程度、手术时间、术前疾病等。术前用药可经口服、舌下、静脉等途径给予，常用麻醉前药物如咪达唑仑（0.02 ~ 0.08 mg/kg 口服）；直肠给药的方式在国内少有应用；其他途径给药相对不易实施。

（五）麻醉诱导

对于焦虑、治疗时间较短的体重较轻（< 50 kg）患者，通常采用咪达唑仑 0.02 ~ 0.04 mg/kg 静脉注射，密切关注患者的生命体征，待下颌松弛，双频脑电图（Bispect Ral Index, BIS）值维持在 60 ~ 80 左右为理想的麻醉诱导。治疗时间较长、BMI > 25 的患者，待开放静脉通道后，在靶控泵控制板面上输入注射器型号、年龄、体重等基本数据后，选择丙泊酚注输模式，设定丙泊酚靶 TCI 浓度（1.0 ~ 2.0 μg/mL）。

（六）治疗后监测及出室指征

口腔治疗完成后，需仔细检查有无出血，清点口腔内是否有残留物，牙齿治疗是否达到预定效果及补料是否脱落；残留液体清理干净、取出填塞的纱布；继续给予吸氧，同时要密切观察呼吸道是否通畅，皮肤、黏膜色泽是否红润，通气量是否足够，脉搏氧饱和度是否正常，血压、脉搏是否平稳等。为了防止患者在苏醒期间发生意外事件，有必要加强对苏醒期的观察。

（七）离院指征

患者由家属陪同，在留观室监测生命体征，一般观察 0.5 ~ 2 h，若患者达到离院标准，可经麻醉医生同意后离院。离院 6 h 及术后第一天，由医护人员电话随访并记录。

（冉龙宽　赵　楠）

参考文献

1.Lin CS, Wu SY, Yi CA. Association between anxiety and pain in dental treatment: a systematic review and meta-analysis[J]. J Dent Res, 2017, 96(2): 153-162.

2.Talo Yildirim T, Dundar S, Bozoglan A, et al. Is there a relation between dental anxiety, fear and general psychological status?[J]. PeerJ, 2017, 5: e2978.

3. 中国心血管健康与疾病报告编写组 . 中国心血管健康与疾病报告 2019 概要 [J]. 中国循环杂志 , 2020, 35(9): 833-854.

4. No authors listed. Practice guidelines for moderate procedural sedation and analgesia 2018: a report by the American Society of Anesthesiologists Task Force on Moderate Procedural Sedation and Analgesia, the American Association of Oral and Maxillofacial Surgeons, American College of Radiology, American Dental Association, American Society of Dentist Anesthesiologists, and Society of Interventional Radiology[J]. Anesthesiology, 2018, 128(3): 437-479.

5. Moore PA, Hersh EV, Papas AS, et al. Pharmacokinetics of lidocaine with epinephrine following local anesthesia reversal with phentolamine mesylate[J]. Anesth Prog, 2008, 55(2): 40-48.

6. Becker DE, Reed KL. Local anesthetics: review of pharmacological considerations[J]. Anesth Prog, 2012, 59(2): 90-102.

7. American Dental Association and American Heart Association. Management of dental problems in patients with cardiovascular disease: report of a working conference jointly sponsored by the American Dental Association and American Heart Association[J]. J Am Dent Assoc, 1964, 68: 333-342.

8. Spence JM. Use of epinephrine in connection with procaine in dental procedures[J]. J Am Dent Assoc, 1955, 50(1): 108.

9. Fukayama H, Yoshikawa F, Kohase H, et al. Efficay of anterior and middle superior alveolar(AMSA) anesthesia using a new injection system, the Wand[J]. Quint Int, 2003, 34(7): 573-541.

10. Malamed SF. The periodontal ligament (PDL) injection: an alternative to inferior alveolar nerve

block[J]. Oral Surg Oral Med Oral Pathol, 1982, 53(2): 117-121.

11. Malamed SF. Handbook of local anesthesia, ed 4[M]. St Louis: Mosby, 1997.

12. Haas DA. An update on local anesthetics in dentistry[J]. J Can Dent Assoc, 2002, 68(9): 546-51.

13. Quinn CL. Iniection techniques to anesthetize the difficult tooth[J]. J Calif Dent Assoc, 1998, 26(9): 665-667.

14. Hass DA, Lennon D. A 21 year retrospective study of reports of paresthesia following locla anesthetic administration[J]. J Can Dent Assoc, 1995, 61(4):319-320.

15. Hass DA, Lennon D. Local anesthetic use by dentists in Ontario[J]. J Can Dent Assoc, 1995, 61(4): 297-304.

16. Himel VT, Mohamed S, Luebke RG. Case report: relief of limited jaw opening due to muscle spasm[J]. LDA J, 1988, 47(1): 6-7.

17.Feldman HS, Arthur GR, Pitkanen M, et al. Treatment of acute systemic toxicity after the rapid intravenous injection of ropivacaine and bupivacain in the conscious dog[J]. Anaesth Analg, 1991, 73(4): 373-384.

18. 中国加速康复外科专家组. 中国加速康复外科围手术期管理专家共识 (2016)[J]. 中华外科杂志, 2016, 54(6): 413-416.

19. American Academy of Pediatric Dentistry.. Guideline on use of nitrous oxide for pediatric dental patients[J]. Pediatr Dent, 2013, 35(5): E174-E178.

20. European Society of Anaesthesiology task force on use of nitrous oxide in clinical anaesthetic practice. The current place of nitrous oxide in clinical practice. An expert opinion-based task force consensus statement of the European Society of Anaesthesiology[J]. Eur J Anaesthesiol, 2015, 32(8): 517-520.

21. Shin S, Kim S. Dental treatment in patients with severe gag reflex using propofol-remifentanil intravenous sedation[J]. J Dent Anesth Pain Med, 2017, 17(1): 65-69.

22. Togawa E, Hanamoto H, Maegawa H, et al. Dexmedetomidine and Midazolam Sedation Reduces Unexpected Patient Movement During Dental Surgery Compared With Propofol and Midazolam Sedation[J]. J Oral Maxillofac Surg, 2019, 77(1): 29-41.

23. Conway A, Rolley J, Sutherland JR. Midazolam for sedation before procedures[J]. Cochrane Database Syst Rev, 2016(5): CD009491. doi: 10

24. Edgin WA, Ford ML, Mansfield MJ. Alfentanil for general anesthesia in oral and maxillofacial surgery[J]. J Oral Maxillofac Surg. 1989, 47(10): 1039-1042.

25. Gustafsson IM, Lodenius Å, Tunelli J, et al. Apnoeic oxygenation in adults under general

anaesthesia using Transnasal Humidified Rapid–Insufflation Ventilatory Exchange (THRIVE) – a physiological study[J]. British Journal of Anaesthesia, 2017, 118(4): 610–617.

26. Riva T, Pedersen TH , Seiler S , et al. Transnasal humidified rapid insufflation ventilatory exchange for oxygenation of children during apnoea: a prospective randomised controlled trial[J]. Br J Anaesth, 2018, 120(3): 592–599.

27. Patel A, Nouraei SAR. Transnasal Humidified Rapid–Insufflation Ventilatory Exchange (THRIVE): a physiological method of increasing apnoea time in patients with difficult airways[J]. Anaesthesia, 2015, 70(3): 323–329.

28. Gustafsson IM, Lodenius Å, Tunelli J, , et al. Apnoeic oxygenation in adults under general anaesthesia using Transnasal Humidified Rapid–Insufflation Ventilatory Exchange (THRIVE) – a physiological study[J]. Br J Anaesth. 2017. 118(4):610–617.

29. Shallik N, Karmakar A. Is it time for high flow nasal oxygen to be included in the difficult airway algorithm?[J]. Br J Anaesth, 2018, 121(2): 511–512.

30. Hermez LA, Spence CJ, Payton MJ, et al. A physiological study to determine the mechanism of carbon dioxide clearance during apnoea when using transnasal humidified rapid insufflation ventilatory exchange (THRIVE)[J]. Anaesthesia, 2019, 74(4): 441–449.

31. Huang L, Dharmawardana N, Badenoch A, et al. A review of the use of transnasal humidified rapid insufflation ventilatory exchange for patients undergoing surgery in the shared airway setting[J]. J Anesth, 2020, 34(1): 134–143.

32. Zhao N, Deng F, Yu C. Anesthesia for pediatric day–case dental surgery: a study comparing the classic laryngeal mask airway with nasal trachea intubation[J]. J Craniofac Surg, 2014, 25(3): e245–e248.

33. Brimacombe J, Berry A. The laryngeal mask airway for dental surgery—a review[J]. Aust Dent J, 1995, 40(1): 10–14.

34. Molloy ME, Buggy DJ, Scanlon P. Propofol or sevoflurane for laryngeal mask airway insertion[J]. Can J Anaesth, 1999, 46(4): 322–326.

35. Schwarz D, Beutner D, Gostian AO, et al. Skull base injury with extensive pneumocephalus after transnasal endotracheal intubation[J]. BMJ Case Rep, 2015 : bcr2015211363.

36. Davies PR, Tighe SQ, Greenslade GL, et al. Laryngeal mask airway and tracheal tube insertion by unskilled personnel[J]. Lancet, 1990, 336(8721): 977–979.

第三章　儿童口腔门诊镇静镇痛常用技术及应用

第一节　概述

儿童是口腔治疗中的一个特殊群体，特别是学龄前儿童，常常让医护人员感到束手无策。患者在接受口腔治疗时，无论是就诊环境，手术刺激还是各种口腔器械常不可避免地带给患者紧张、焦虑甚至恐惧情绪，从而导致患者伴随疾病加重，治疗困难乃至失败，满意度下降，这些牙科相关的紧张、焦虑以及恐惧也被称为牙科焦虑症（Dental Anxiety），异位恐惧症（Odontophobia），牙医恐惧症（Dentist Phobia）或牙科恐惧症（Dental Phobia），是一种对口腔科和接受口腔科护理的不良心理活动。这种不良的心理活动在幼小患儿群体中表现得尤为突出。

对于这一部分患有牙科焦虑症的患儿，我们应采取多种技术相结合的方式来控制患儿的紧张、焦虑以及恐惧的情绪，为口腔治疗安全顺利进行提供良好的诊治条件。根据美国儿童牙科学会（American Academy of Pediatric Dentistry，AAPD）颁布的行为诱导指南，行为诱导技术包含了药物治疗和非药物治疗两类，这些技术能安全有效地缓解牙科焦虑并正确引导患儿树立正确的就医态度。现简单的介绍一些非药物治疗的内容。

基础行为诱导镇静技术是指任何非药物的缓解焦虑及恐惧的技术。简单的说就是通过医护人员的行为来缓解患儿的焦虑及恐惧，换而言之就是医患之间的深度交流，在建立了可靠的信任关系后，使患儿放松、舒适。

此技术的主要实施者是医师、护士及患者，当然对于治疗对象为幼儿时，家长也是不可或缺的组成部分。医护人员治疗前（诊室外）及家长就诊前（医院外）与患儿的沟通，能不同程度地缓解患儿对于就诊环境、医护人员和治疗过程的焦虑及恐惧。基础行为诱导镇静技术是一切镇静镇痛技术的基础，在口腔诊疗、非药物镇静以及药物镇静前后的各个步骤中都非常关键。

一、术前宣教

对未知事件的恐惧是牙科焦虑症患儿惧怕口腔治疗的主要原因之一，患儿张着大嘴躺在牙椅上等待着医护人员把不知名的冰冷器械放进自己的嘴里……在这种被动的情景下，一种不愉快的体验不言而喻。任何年龄段的患者都存在着对于未知事物的恐惧，更何况是儿童。部分儿童还可能经历过不愉快的预防接种或就医经历，对穿着白大褂的医护人员常常敬而远之。通过言语沟通、图片说明、视频演示等方式丰富我们的科普工作，在诊疗前就使患儿了解治疗的大概过程，让患儿做到心中有数、心里有底，提高患儿的依从性并有效地减少低龄患者的牙科焦虑症发生率。

（一）术前图片演示法

技术描述：患儿未进入诊室在候诊区等待时，助理或护士向患儿展示一些牙科设备及治疗过程相关的图片或照片。

目的：通过视觉感知向患儿介绍在口腔治疗过程中会遇到的情况并通过展示的口腔科治疗环境向患儿提出一些筛查问题。

（二）直接观察法

技术描述：患儿通过观看口腔科治疗视频或者直接允许其在诊室内直接观察一名配合度高的患者的治疗过程。

目的：通过直接观察使患儿熟悉口腔科诊室环境及治疗步骤，同时通过直观感受给予患儿正面的示范、鼓励，允许患儿及家属在观察和治疗过程中提出疑惑并充分沟通。

（三）"说—示—做"法（Tell-Show-Do）

技术描述："说"即通过语言描述治疗的进程；"示"即示范患儿可能体验到的视、听、嗅、触的感觉同时展示对患儿没有威胁的治疗环境；"做"伴随上述两种技术直到治疗完成。

目的：教会患儿了解关于看牙过程中各方面重要的事项并使患儿熟悉就诊环境，通过脱敏作用及良好的体验形成患儿较好的就诊反应。

（四）声音控制法

技术描述：医师通过改变声音的音量、语调、节奏来影响患儿的行为。

目的：通过语气的变化来获得患儿的注意力及依从性，也可以避免患儿的逃避行为。

二、使用委婉的语言代替敏感的词语

在口腔科医护人员的日常工作中应少用"疼痛"这样的词语，可以选择"有感觉""不适/不舒服"等替换；"注射/打针"可以选择"使用麻药""局麻"等替换；而对于最常用的"氧化亚氮吸入麻醉""麻醉气体"我们选择"笑氧""笑气"等替换。

牙科焦虑症的患儿进入诊室可能会无限放大他们的任何感官刺激，所以应该用更加专业且委婉的说话方式去对待他们。

三、分散患儿的注意力

建议在儿童口腔科诊疗中心里，医师介绍栏、医护人员的工作服上都佩戴卡通贴画，牙椅上都安放可以播放卡通的屏幕，四周的墙面都贴卡通壁画，其目的是分散患儿的注意力，缓解口腔治疗过程中的焦虑及恐惧。2016年威廉姆斯（Williams）教授在美国俄亥俄州牙科医生针对牙科恐惧症患者的态度和临床实践的经验中指出，俄亥俄州的口腔医生非常熟悉利用分散患者注意力和使用笑气的手段去治疗有DA的患者，尤其是女性口腔医生。

四、各阶段镇静及全身麻醉

在日常临床工作中，医护人员需先采用非药物治疗的方式进行行为管理，当面对严重牙科焦虑症或者非药物治疗失败的患者，才需要使用一些药物镇静技术来使患者进入到一个特殊的意识状态，在这种个性化的意识状态中，患者能更加放松、愉快地配合口腔医师完成治疗。

在临床麻醉工作中，常把这种特殊的意识状态用镇静深度来进行分级，患者的意识水平表现为从有意识直到完全无意识的连续性过程。镇静深度的明确定义是当患者从轻、中度镇静到深度镇静或全身麻醉时，监护和护理都应相应升级，以避免并发症的出现。

为了建构安全的医疗体系，美国麻醉医学会（American Society of Anesthesiologists，ASA）定义了镇静麻醉的临床表现（表3-1-1），并提出在医院所执行当日手术合并各式镇静麻醉的标准，以及非麻醉医师执行镇静镇痛的操作指南。

1. 轻度镇静。意识有微弱的降低，保留患者自主呼吸，身体对刺激或口头语言有恰当的反应力。认知能力和协调能力有一定减弱，但呼吸、循环系统未受影响。此阶段，可通过非药物镇静或药物镇静方法达到。

2. 中度镇静。在药物诱导下，意识减弱，保留患者自主呼吸，仅对指令性语言或身体有触碰才能反应。自主呼吸充分，不需要进行特殊气道管理，循环系统未受影响。

3. 深度镇静。在药物诱导下，意识减弱，患者不易被唤醒，但是对反复刺激或疼痛刺激有反应。独立的通气功能可能受抑制，自主呼吸不充分，需要进行气道管理，循环系统未受影响。

4. 全身麻醉。在药物诱导下，意识丧失，患者不能被唤醒，疼痛刺激也不能唤醒。独立的通气功能受抑制，患者通常需要进行气道管理，可能需要正压通气。循环系统可能受影响。

需要注意的是镇静麻醉的各阶段没有明显界限，从轻度镇静到中度镇静，中度镇静进入深度镇静等相邻阶段的过渡常常悄无声息，同时这个连续性的过程在每个个体上的表现往往存在差异。了解每个阶段的表现有助于大家在临床上鉴别及采取必要的措施保证镇静镇痛的安全实施。

第二章已经详细介绍了笑氧联合吸入清醒镇静技术和静脉镇静技术，本章将不再赘述。

在儿童的笑氧吸入镇静技术中，儿童笑气的使用方法除逐步滴定法以外，还可以使用"冲击疗法"。因患儿每次能配合的治疗时间不长，逐步滴定法可能会导致前期准备时间过长而治疗时间缩短。

冲击疗法可使患儿快速进入轻度镇静状态。使用方法为：吸入镇静开始阶段，将笑气浓度调至 40%，快速使患儿达到轻度镇静状态，起效后根据患儿的配合程度再逐步降低笑气浓度至维持剂量直至治疗结束。而对于儿童的静脉镇静技术，特别是患儿达到轻/中度镇静状态时，配合"束手带""束缚板"使用，能更好地保护患儿和静脉通道，避免局麻镇痛效果不佳时，患儿出现体动导致不良事件的发生。值得说明的是，在使用束手带和束缚板时笔者使用了引号，是因为在静脉镇静的情况下，它们的作用不再是束缚患儿，而是一种保护患儿的策略，希望大家不要混淆了概念。

本章将从口腔治疗的实践出发，结合国际国内同行的观点，阐述儿童镇静镇痛/全身麻醉的各种常用技术手段的原理、具体使用方法以及护理注意事项。需要强调的是，本章中所提到的所有镇静技术，均应在局部麻醉效果确切的基本前提下实施，否则镇静技术是无法顺利实施的。

表 3-1-1　不同程度镇静麻醉的表现

	轻度镇静	中度镇静	深度镇静	全身麻醉
反应	对口头刺激正常反应	对口头或触觉刺激自觉反应	对反复或疼痛刺激自觉反应	即便施以疼痛刺激亦不足以唤醒
呼吸道	不受影响	无须干预	可能需要干预	通常需要干预
自主呼吸	不受影响	足以维持	可能不足以维持	经常不能维持
心血管功能	不受影响	通常可维持	通常可以维持	可能受影响

（赵　楠）

第二节　口服药物镇静技术的应用

口服药物镇静技术是指通过口服途径给予镇静药物从而使患者的意识水平产生轻度抑制，在保持患者自主呼吸通畅的前提下仍能对语言指令、物理刺激和身体感觉做出相应反应的技术。此种技术适用于绝大部分牙科畏惧症患儿，可单独或联合其他镇静技术（如笑氧吸入镇静）同时应用。

一、优点

1. 简便。口服药物镇静的优点是方法实施简单且方便，同时口服药物的选择应遵循单一且安全的原则。使用方法为治疗前将药物服下，静待药物起效后，开始口腔治疗。对于较小的儿童，抗拒服药或无法配合服用颗粒状药物，可以将片剂碾碎或将注射剂与不含渣的果汁混合服用。宜选择在单独安静的环境内让孩子口服用药，避免吵闹、喧哗的场地，独立的房间有利于家长诱导孩子快速进入到镇静状态，房间内应有监护和吸氧装置。

2. 经济。经口服用的药物通常价格亲民，同时经口服途径给药无须额外购买或使用特殊的麻醉、监测设备，医疗机构投入较小，患者花费同样低廉。但是，不能因口服途径的便捷而放松警惕！口服给药镇静时，仍需使用专门设备由有经验的麻醉医师或麻醉护士全程监测患者的生命指征和意识水平。

3. 安全。口服镇静药物毒副作用小，只要牢记用药的原则，严格把握用药指征，合理用药，口服药物镇静是很安全的。参与口服镇静给药的医护团队应具备急救能力。值得注意的是，联合用药或者同时使用两种或两种以上镇静途径时，其副作用及风险也会增加，严格控制镇静深度、严密监测意识水平是安全镇静的保障。

二、缺点

1. 个体差异较大。口服用药的使用剂量选择是根据患者的体重以及体表面积来确定的，但是相同体重（或者体表面积）的不同个体，对于同等剂量的同一药物的镇静反应可能存在着较大的差异，这与患者自身因素有关，例如药物在肝脏的首过效应、药物在胃肠道内的吸收、胃内容物的性质等；就药物胃肠道的吸收而言就受到很多因素的影响，例如有无食物、自主神经张力、恐惧、情绪变化、劳累、药物以及胃排空的时间等。

2. 起效时间长。在所有镇静用药途径中，口服给药途径是起效相对较慢的一种镇静方式。基于口服药物种类的不同，从给药开始到起效到可以进行口腔治疗的镇静深度时间通常需要等待 25 ~ 60 min 的时间，平均起效时间为 35 min。

三、适应证及禁忌证

（一）适应证

1. 成人牙科畏惧症患者。
2. 需进行简单口腔科治疗和轻度镇静的儿童。
3. 需简单口腔科治疗的脑瘫、智力障碍、孤独症等特殊患者。
4. 不配合开放静脉通道的患者，或需实施全身麻醉等其他麻醉前的预镇静。
5. 咽反射严重的患者需行口腔科治疗。

（二）禁忌证

1. 对各类镇静药物过敏的患者、呼吸困难患者、重症肌无力患者、精神分裂症患者、严重抑郁状态患者、急性闭角型青光眼患者禁用。
2. 严重心肺功能不全者、肝肾功能不全者慎用，甲亢、血糖未控制好的糖尿病患者不能给予口服镇静。

3. 睡眠呼吸暂停综合征患者慎用。

4. 孕妇忌用。

四、常用口服镇静药物

常用的镇静药物包括苯二氮䓬类(Benzodiazepines)、镇静—催眠类(Sedative-hypnotics)、阿片类(Opioids)、抗组胺类(Antihistamines)、吩噻嗪类(Phenothiazines)、巴比妥类(Barbiturates)等。口腔镇静药种类繁多，恰当的药物选择取决于治疗时间的长短、疼痛的强弱和患者的焦虑程度。基于口腔门诊镇静的特点，国内临床较常用的口服镇静药物主要是咪达唑仑、水合氯醛等。

（一）咪达唑仑（Midazolam）

咪达唑仑是苯二氮䓬类药物，特点为起效快而持续时间短。通过苯二氮卓类受体、GABA 受体和离子通道（氯离子）结合及产生膜过度去极化和神经元抑制两方面的作用而产生镇静、催眠、抗惊厥、抗焦虑，可产生短暂的顺行性记忆缺失，使患者不能回忆起在药物高峰期间所发生的事情，有利于淡化患者不愉快的记忆。目前国内常见剂型为片剂及注射剂。口服咪达唑仑后通常 10 ~ 15 min 起效，儿童单独口服咪达唑仑镇静剂量一般 0.5 ~ 0.75 mg/kg，最大剂量不能超过 15 mg，半衰期为 30 ~ 45 min。成人半衰期为 1.5 ~ 2.5 h，剂量不能超过 20 mg。常有较长时间再睡眠现象，应注意保持患者气道通畅。镇静后至少观察 3 h，儿童监护人需加强监护。合理剂量下不良反应少见，主要是眩晕、复视等，过量的症状包括呼吸频率降低、血压升高、血氧饱和度下降、反应性降低、意识模糊、可因镇静过度而出现幻觉、发音含糊等。建议常规准备咪达唑仑拮抗药——氟马西尼，以备不时之需。

（二）水合氯醛（Chloral Hydrate）

水合氯醛是一种中枢神经系统抑制剂，起效迅速，30 ~ 60 min 达高峰，药效维持 4 ~ 8 h。催眠机理可能与巴比妥类相似，引起近似生理性睡眠，无明显后遗作用。此药在儿童口腔科已运用多年，但单独使用对重度焦虑的成人效果不佳。常见剂型 10% 水合氯醛溶液，其刺鼻的辛辣气味能引起恶心呕吐。用于儿童口腔科镇静时：每次按体重 25 ~ 60 mg/kg，可加入无果肉的果汁或碳酸饮料以掩盖其不愉快的味道。成人患者剂量为 50 ~ 70 mg/kg，在治疗前 1 h 给予。大剂量可引起昏迷和麻醉，抑制延髓呼吸及血管运动中枢，导致死亡。水合氯醛在美国因数例用药致死且无有效拮抗药而暂时停用，但在欧亚及其他国家仍继续使用。

五、临床应用

咪达唑仑目前临床工作中最常使用的口服镇静药物，下面主要阐述口服咪达唑仑在儿童口腔门诊的应用。

（一）基本配置

1. 脉搏血氧饱和度仪，有条件最好监测呼气末二氧化碳。

2. 备用氧气瓶、急救车及特异性拮抗药氟马西尼等。

3. 麻醉医师或受过相关及急救技术培训的口腔医师。

4. 单独的镇静诊疗区域及镇静后观察区。

（二）预约流程

1. 患儿于儿童口腔初诊、患儿家长要求或患儿需要镇静下治疗，儿童口腔医师最好完成口腔检查，实施镇静医师应询问患者病史和体格检查，排除在镇静中可能影响气道的因素（如肥胖、脊柱疾病、外伤或气管偏移、面部不对称、Pierre Robin 综合征、门牙突出、牙齿松动、有牙齿矫正器、腭盖高拱、扁桃体肥大、咬合不正、缺牙等）。

2. 测身高，量体重，并将患儿病史、体格检查等信息登记记录。

3. 与患儿家长沟通交流，知情同意镇静下口腔科治疗。

4. 预约镇静下治疗时间，最好在上午。

5. 向患儿家长交待镇静下治疗前的注意事项，特别是就诊前禁食水事宜。

（三）准备工作

1. 镇静下口腔科治疗前一日，电话联系患儿家长确认镇静下口腔科治疗时间，了解患儿身体状况，告知其令患儿镇静下治疗当日晨禁食禁水。

2. 如遇发热或处于呼吸道感染急性期，暂缓治疗，痊愈后重新预约治疗时间。

3. 签署镇静知情同意书（表 3-2-1）。

（四）镇静过程

1. 核对患儿，确认患儿身份及禁食水等情况，嘱患儿排空膀胱。

2. 根据治疗时间的长短、疼痛的强弱和患儿焦虑程度个体化选择咪达唑仑剂量，一般初次接受口服药物镇静患儿自 0.5 mg/kg 开始服用。复诊患儿可根据初诊剂量镇静效果相应调整。较大儿童自愿口服片剂的可以给予适当剂量片剂口服，较小的儿童，可将片剂碾碎或注射液与不含渣的果汁混合服用（由家长辅助患儿口服药物）。

3. 宜在安静独立的治疗间进行，通常 10 ～ 15 min 起效，患儿进入安静状态，视情况需否加约束设施，开始口腔科治疗。

4. 治疗中，使用适当的监护设备监测患儿心率，呼吸次数及血氧饱和度，有条件者最好进行呼气末二氧化碳监测，至少 5 min 记录一次（镇静记录单见表 3-2-2）。在治疗的过程中，在监护仪器报警、生命体征有改变、显示有缺氧时，儿童口腔医师应立即停止治疗，纠正缺氧、开放气道、维持生命体征平稳然后再开始治疗。建议有助手在患儿身后托起下颌保持呼吸道通畅。

表 3-2-1　口服镇静知情同意书

姓名		性别		年龄		病历号	
医生已告知我患有，需要接受口服药物镇静。							

口服镇静能够使你更好地接受口腔治疗。您不会睡着，但是会在治疗过程中平静并放松下来。如果您需要口服镇静，必须同意：

1. 要有监护人陪同回家，最好开车。
2. 镇静后当天避免开车。
3. 镇静后当天最好推迟复杂的工作或者做需要很好判断能力的决定。
4. 在镇静后两天内避免服用含酒精的饮料。
5. 因为不是全麻，所以在操作前 6 小时可以吃简餐。

术后注意事项：
1. 镇静后当天可能会感觉疲惫，要注意休息。
2. 过敏反应在所使用的药物中是很少见的。尽管如此，如果你感觉到不适，如呼吸吞咽困难、全身皮疹或发痒严重，要及时给诊室打电话。

我已经阅读并明白以上内容，麻醉医师已经告知我将要施行的镇静及镇静后可能发生的并发症和风险，我同意在治疗中医师可以根据我的病情对预定的麻醉方式做出调整。我并未得到治疗百分之百无风险的许诺。

患者签字 _____　　　　医生签字 _____

监护人或授权人签字 _____　　日期 _____

日期 _____

表 3-2-2　口服镇静记录单

日期：　　　　　　　　　　　　　　　　　病历号：

姓名		性别		年龄		身高		体重	
疾病诊断				治疗名称					
镇静方式				药物名称与剂量					
时间	血压		心率	呼吸频率		SpO$_2$	镇静水平		特殊情况

镇静药物总量：_____mg

治疗医生：　　　　　　　　　　镇静医生：

　　5. 口服咪达唑仑提供的口腔科治疗时间为 20 ~ 40 min，最佳状态是起效之后的 20 min 内。建议将 4 cm×4 cm 的纱布放入口内以隔离工作区来防止任何东西进入喉咙。在治疗过程中使用强力吸引器去除杂物。

　　6. 口服镇静药不能达到镇静水平时，不建议再次口服给药，使用笑气复合氧气吸入镇静，可以较好地加强镇静效果。此外亦可用耳塞或棉球塞入耳朵消除高速手机的声响。

　　（五）治疗结束后

　　1. 切记取出隔湿纱布，检查并确定口腔及咽喉部没有残留物及没有呼吸道的梗阻，令患儿至观察区观察，直至达到离院标准（表 3-2-3）方能离开。

表 3-2-3　镇静后离院标准

姓名	性别		年龄	病历号				
日期及时间								
活动度	能够根据语言或指令活动肢体数量 四肢 两个肢体 无肢体活动			2 1 0	2 1 0	2 1 0	2 1 0	2 1 0
呼吸	能够进行深呼吸、咳嗽自如 缺氧或呼吸受限 窒息			2 1 0	2 1 0	2 1 0	2 1 0	2 1 0
循环	镇静前血压 ____ 血压较镇静前改变 20 mm Hg 以内 血压较镇静前改变 20~50 mm Hg 血压较镇静前改变 50 mm Hg			2 1 0	2 1 0	2 1 0	2 1 0	2 1 0
意识	完全清醒 能唤醒 无反应			2 1 0	2 1 0	2 1 0	2 1 0	2 1 0
皮肤颜色	正常 发白 紫绀			2 1 0	2 1 0	2 1 0	2 1 0	2 1 0
离院标准：总分 8 分或更高			总分					
医生签名				患者或监护人签字				

2. 详细向患儿监护人交代镇静下治疗后注意事项。

3. 患儿监护人最好开车带患儿返家，镇静后 24 h 内加强看护。

4. 在治疗结束后的随访中，除询问有无不良反应外，注意询问恢复后的经历，愉快与否、如果下次治疗能否感到舒适。如果这次治疗经历不尽如人意，下次约诊时要选择其他药物，即便使用同一种药物也要调整剂量。从收集到的基线数据中，医师可以根据接下来诊疗的需要为每个患儿调整个体化剂量。

（六）注意事项

1. 最好保持相对安静的周围环境，预约镇静下治疗在上午，禁食水空腹就诊。

2. 由患儿家长将药物递于患儿服用，不要强行硬灌，易导致误吸窒息。确实无法口服者，可改用其他给药途径，如经鼻或经直肠给药。

3. 打鼾患儿需特别注意呼吸道管理。

4. 口腔医师应对口服药物镇静深度有明确的认识，口服药物镇静属于清醒（不失知觉）的中浅度镇静而不是全麻。如认为镇静深度不够，可考虑加笑氧吸入，仍达不到预期的效果，或者发生了不良反应，要观察一段时间后重新预约下一次再行治疗，且要调整剂量或使用不同的药物或镇静方法。本次的用药剂量和反应的相关信息应记录下来。不推荐在口服药物镇静效果欠佳时额外给一次药。

5. 氟马西尼（Flumazenil）是苯二氮卓类药物特异的拮抗药，如镇静后出现镇静过深、呼吸抑制等严重不良反应，可用本品予以拮抗。

六、小结

目前，口服给药方式有别于静脉或吸入镇静的滴定技术，并不能十分精准地控制药物效果且使用效果与医师的经验有关，安全的镇静深度只能达到轻、中度镇静水平来缓解患儿的焦虑、恐惧。

（赵　楠）

第三节　口腔门诊全身麻醉的应用

面对儿童这一特殊群体，尤其是学龄前的患儿和特殊儿童（孤独症、脑瘫、智障）的口腔治疗，一旦行为诱导等非药物性行为管理方法失败，家长和医师将面临一个艰难的选择：约束治疗或者深度镇静/全身麻醉下治疗。强制治疗如恐吓、束缚等方式带来心理阴影，不利于儿童的心理健康成长，近年来国内外因强制治疗导致患儿意外致伤甚至死亡的报道屡见不鲜。美国儿童牙科学会（AAPD）在《麻醉或者深度镇静下实施口腔治疗指南》中指出，儿童口腔治疗使用镇静或者麻醉的目的是提供良好的治疗条件及对治疗的积极态度，并指出设备、监测与记录、术前评估、团队建设、应急状况处理、离院标准等6个方面是相对的风险点，在本节将会讨论该方面内容。

一项针对AAPD 924名成员对口腔治疗中静脉镇静方法的问卷调查在美国加州、佛罗里达州和纽约州展开，从侧面提供了外国同行的经验，研究者认为在儿童实施深度镇静下治疗的主要的优点有：提高了治疗效率及治疗安全性，提高了家长满意度和接受度，降低等待时间；主要缺点有：价格偏高，仍有部分病例不适合采用等。平均每月1～6天会开放镇静日，每天平均3例，平均治疗时间101 min，复苏时间33 min，98%均未发生并发症。从而得出结论：不同镇静药物使用途径提供了差异化的服务；静脉镇静可以降低占用手术室或医院医疗资源；静脉镇静费用高是主要不足。

目前，需要在镇静/全身麻醉下进行儿童口腔治疗的专业主要涵盖儿童口腔科及口腔外科的范畴。其中，儿童口腔治疗通常分两类：浅龋及中、深龋。浅龋对儿童的刺激伤害相对较小且治疗时间较短；然而，中、深龋的治疗一般包括根管治疗和装套预成牙冠，通常需同时处理多颗龋齿，整个治疗时间较长，对患儿局部刺激较大。对于颌面外科而言，由于其手术种类多样，如颌面部外伤、埋伏多生牙、系带过短、黏液腺囊肿等，手术困难度不一，相对于龋坏牙治疗手术时间较短，另外还有一部分情况麻醉下同时接受内科和外科的联合治疗。

就儿童镇静/全身麻醉下口腔治疗的对象而言，一般分为正常患儿及特殊患儿。正常患儿通常指没有合并全身系统疾病，这类患儿主要是单纯因为对口腔治疗恐惧无法配合治疗以及部分患儿可以在行为诱导下进行口腔治疗，但口腔疾病情况严重致治疗计划复杂或治疗周期过长，情况严重者可能需要在行为诱导下就诊十几次才能完成治疗计划，而在这么长的治疗周期中一旦患儿因疼痛或恐惧导致牙科恐惧症则会前功尽弃，无法完成治疗；另一类为特殊患儿，患儿本身患有一些特殊疾病致完全无法配合进行口腔治疗，例如患有孤独症、脑瘫、智障等特殊疾病，这类患儿往往因为口腔健康状况较差且龋坏严重，通常是因为口腔疾病致剧烈疼痛无法进食被发现才到医院就诊。以前面对这类患者口腔医生往往束手无策，而镇静 / 全身麻醉下口腔治疗技术的发展才使这部分儿童获得了诊治的机会。值得注意的是，这类患儿由于患有特殊疾病可能导致生长发育缓慢或异常，在术前评估、麻醉计划及实施、术后观察等治疗方案的各方面都应该更加小心、完善。

一、镇静 / 麻醉前的评估及准备

（一）评估要点

1. 实施诊所 / 科室的医疗情况以及与口腔治疗相关的问题；

2. 患儿的生长发育情况，一般采用体重进行评估（2 岁以上）：体重（kg）= 年龄 × 2+8（kg）；

3. 既往史（包含既往所有镇静 / 全麻的情况）；

4. 药物史及过敏史；

5. 体格检查（包括气道和重要脏器的评估）。

（二）需麻醉医师会诊 / 协助的情况

1. 困难气道或者存在呼吸问题；

2. ASA Ⅲ级或 ASA Ⅳ级；

3. 新生儿或早产儿。

（三）安全保障措施

1. 训练有素的麻醉医师及助手；

2. 完善的抢救措施及应急流程。

（四）通过以下条件来选择合适的镇静手段

1. 治疗所涉及的风险；

2. 治疗时需达到的镇静深度；

3. 排除禁忌证；

4. 不良反应对围手术期的影响；

5. 患儿 / 家属的意愿。

（五）同意书签署前应告知

1. 推荐的镇静方案；

2. 备用的镇静方案；

3. 利弊及风险。

（六）术前禁食

1. 实施镇静之前，确认并记录最后一次进食水的时间；

2. 实施镇静之前的禁食方案；

3. 实施急诊手术，是否禁食取决于手术的紧迫度及镇静深度。

（七）心理准备

为患儿/家属进行术前宣教及心理疏导，包括：围麻醉期流程；患儿/家属了解应该做好什么准备，配合什么，医生要做什么；患儿在治疗过程中可能会有的感觉；选择儿童容易理解的言语。

（八）人员要求

1. 医护人员应掌握：镇静药物的药理学特性；儿童的评估；镇静/麻醉期间监测技术；复苏及监护；生命支持及并发症的管理。

2. 医护人员应掌握以下几类常用药物的管理：七氟烷；丙泊酚；阿片类药物；常规急救药品。

（九）离院标准

1. 生命体征恢复到正常或术前水平（体温、心率、血压及呼吸频率）；

2. 意识恢复到清醒状态；

3. 管理并发症（恶心、呕吐及疼痛）。

二、儿童深度镇静/全身麻醉流程

（一）深度镇静/全身麻醉前准备

访视及镇静前的准备是安全实施镇静治疗的第一步。评估患儿身体状况、口腔情况、患儿及家属的心理状况。通过阐述麻醉方法、流程、可能出现的问题及应对措施，来消除或降低患儿及家属的顾虑。同时可通过文字、多媒体、网络等途径来缓解手术/麻醉带来的压力，家属获得的信息越多、途径越广，越容易缓解焦虑及恐惧。

常规体格检查、系统回顾、麻醉及手术时间、术中待患儿"熟睡"后开放静脉通道以及术中所有进行的监护项目。"麻醉是否对患儿远期造成影响""睡觉醒来后我会变笨吗"是家长及患儿最关心的问题，需耐心解释打消顾虑才能赢得患儿及家属的配合。苏醒后的感觉及术后疼痛同样是家长的担心问题，解释我们会积极采用一系列的措施对疼痛进行管理，尽可能降低/消除疼痛并阐述疼痛的处理方式，如局部麻醉、药物镇痛等。最后，麻醉复苏室也应一并介绍，避免苏醒后患儿对陌生环境的恐惧、焦虑。

（二）术前恐惧焦虑的处理

许多患儿在镇静前尚能保持平静，躺上牙椅时，家长的陪伴常能使患儿配合。但当使用面罩准备实施吸入诱导时，部分患儿开始抗拒、逃避，此时可以通过数数、聊天等方法分散患儿的注意力。然而有些儿童劝解无效，无法沟通，只能使用术前药物，通过口服、鼻喷镇静药物进行术前镇静。

（三）上呼吸道感染

上呼吸道感染（Upper Respiratory Infection，URI）是对儿童镇静麻醉的挑战，再加上口腔治疗与麻醉气道管理共用一个通道，更是对麻醉医师的巨大考验。艰难的抉择从评估开始，对于患有或可疑上呼吸道感染的儿童是否实施镇静下的口腔治疗取决于许多因素。患上呼吸道感染的儿童气道处于高反应，甚至轻微刺激就会增加呕吐、喉痉挛、气道痉挛及置管后哮鸣的发生率。文献表明，上呼吸道感染导致的气道高反应性常持续 2 ~ 4 周，建议将治疗推迟 2 ~ 4 周，从而降低风险的发生。同时，避免使用喉罩或气管导管可降低不良反应发生率。对于可疑上呼吸道感染患儿的镇静方案改用轻、中度镇静较为安全。根据临床经验，门诊镇静麻醉的患儿伴有流鼻涕或上呼吸道感染的迹象（体温 >38℃，肺部啰音，脓痰或脓鼻涕，全身乏力等）是镇静 / 麻醉的禁忌，应选择延期待症状缓解后进行手术。然而，若患儿患上呼吸道感染数日，病情平稳，无发烧、无痰液，白细胞升高不明显，仍会继续实施手术。当然，这需要麻醉医师具备处理应急状况的素质，包括处理缺氧、气道痉挛等的能力。所以，对于已进入预约流程的患儿，麻醉医师及护士应在手术前一日，再次进行电话访视，询问患儿近期健康状况，避免耽误患儿及家属或其他预约患儿的治疗时间。

（四）实验室检查

血常规及全血 C 反应蛋白（C-reactive Protein，CRP）是儿童术前评估的重要项目，主要用于排除患儿上呼吸道感染等风险因素及判断感染类型。然而，健康儿童的贫血发生率极低，通常不会对麻醉管理产生影响。术前血红蛋白和血细胞比容水平轻度降低并不是风险因素，除非患儿有既往相关病史或明显的贫血存在。尿常规检查并不会影响普通患儿的术前评估，通常可省略。当然，对于特殊的患儿，针对性的检验及检查手段是保证围手术期安全必不可少的一环。

（五）禁食方案

根据 2017 年美国麻醉医师学会（ASA）《健康患者择期手术前禁食及降低误吸风险的药物使用实践指南》确定。

1. 婴儿禁食水时间 清淡液体：禁水 2 h；母乳：禁食 4 h；非母乳清淡食物：禁食 6 h；牛奶：禁食 6 h。

2. 儿童禁食水时间 清淡液体：禁水 2 h；牛奶：禁食 4 h；非母乳清淡食物：禁食 6 h。

在术前 2 h，儿童可以使用清饮料（如术能，图 3-5-1，不含蛋白质、脂肪、甜味素等）

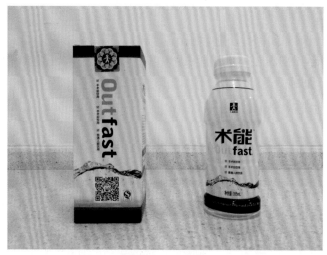

图 3-3-1　术能

来代替进食（儿童不超过 5 mL/kg，总量不超过 300 mL）。新的禁食指南的好处在于可以使患儿在等待手术期间不出现因口渴、饥饿等而产生急躁的负面情绪，同时预防低血压、无症状低血糖的发生。尽管患儿误吸的发病率是成年人的 3 倍，但是以上措施对患儿及家属而言更体现人性化的管理，且不会增加误吸的发生率。

（六）术前用药

对于门诊镇静治疗，术前是否用药取决于目标镇静程度、病情严重程度、手术时间、镇静手段等。术前用药可经口服、舌下、鼻喷、静脉等途径给予起效（表 3-3-1），同时各种方式也是不足之处，例如口服和舌下途径主要在于患儿的配合程度及药物的口感；经鼻给药配合度高但易流出导致镇静程度不够；直肠给药的方式在国内少有应用；其他途径为有创给药，相对不易实施。

表 3-3-1　常用术前药物的剂量及给药途径

药物名称	药物剂量	给药途径
咪达唑仑	0.5 mg/kg	口服
咪达唑仑	0.2~0.5 mg/kg	鼻腔
氯胺酮	6 mg/kg	口服

（七）麻醉诱导

对于学龄前的儿童，通常采用面罩加七氟烷吸入诱导，患儿接受程度高。患儿经面罩吸入 8% 七氟烷混合氧流量 5 L/min，密切关注患儿生命体征，待患儿下颌松弛，睫毛反射消失，双频脑电图（BIS）值维持在 40 ~ 60 左右，为理想的插入喉罩指征。对于 1 岁以下及 4 岁以上的儿童，诱导较为容易。1 岁以下的儿童易于与父母分离，4 岁以上的儿童往往易于沟通，依从性及配合度高，而对于 1 ~ 4 岁的患儿采用一些术前用药则会事半功倍。面罩诱导的方式简单，首先将面罩置于患儿脸部上方并逐渐增加七氟烷浓度，当患儿失去意识以后，随即紧扣面罩并上提下颌。在患儿清醒期间，家属或麻醉医师应与患儿保持交流，待患儿每呼吸 4 ~ 5 次后升高七氟烷浓度，使患儿平稳过渡至"睡眠状态"。当达到麻醉深度时，建立静脉通道，待静脉通道建立完成后，再通过吸入或静脉的方式维持镇静深度。部分年长儿童可以在笑氧吸入镇静下直接完成静脉通道。

（八）气道管理

近年，全国各地大型医疗机构都逐渐开展了全身麻醉下儿童口腔治疗的医疗项目，采用的麻醉方式多为以下三种：静脉吸入复合麻醉下经鼻气管插管的全身麻醉，全凭七氟烷吸入麻醉下喉罩的镇静 / 全身麻醉，丙泊酚靶控输注下的深度镇静。几种镇静 / 全身麻醉气道管理方式的比较分析如下。

1. 麻醉准备阶段。气管插管全麻及喉罩的镇静 / 全麻麻醉对于设备要求较高，需要麻醉机等大型设备，这样治疗场地就受到一定限制，而丙泊酚靶控镇静则仅需要一台靶控输注泵，便于携带。对于监护设备而言，较靶控输注技术，前两者对一些特殊检测指标要求更高，例如呼吸末二氧化碳等。

2. 麻醉诱导阶段。前两者可使用七氟烷吸入进行无创的麻醉诱导，而避免在患儿清醒下行静脉穿刺开放静脉通道，这对于不配合的儿童尤为重要。而靶控输注必须采用静脉诱导，对于配合度低的儿童则需采用术前镇静如口服、滴鼻，局部涂抹表麻膏等方式减缓恐惧及疼痛，耗费一定准备时间。

3. 气道保护。经鼻气管插管需配合喉镜在明视下操作，同时也可联合橡皮障保护气道。喉罩气道管理只需徒手盲视下操作，相对气管插管简便。而靶控输注则通过橡皮障保护气道，术中若因镇静过深则需结合手法托下颌等开放气道。

4. 麻醉维持期。麻醉深度方面，气管插管方式为全身麻醉，靶控输注为深度镇静，而喉罩方式麻醉深度介于深度镇静与全身麻醉之间。通气方面，气管插管采用机械辅助通气，喉罩及靶控输注则保留患儿自主呼吸，喉罩在手术过程中有可能发生移位的可能。手术视野方面，气管插管及靶控输注方式下，对口腔医师操作没有任何干扰，而喉罩与手术视野有一定重叠，对于口腔医师操作要求更高。镇痛方面，由于丙泊酚靶控输注只具有镇静作用，所以术中患儿可能发生体动，需对进行根管治疗的复合牙齿行局部麻醉及束缚带约束患儿，必要时可静推阿片类药物进行镇痛。

5. 麻醉复苏期。气管插管方式因使用药物种类相对较多如阿片类及肌肉松弛药物致患儿留院观察时间至少为 2 h。喉罩方式下单纯使用七氟烷吸入，术后患儿恢复较快，通常30 ~ 60 min 可达离院评分标准。

6. 术后不良反应。气管插管方式最常见不良反应为咽痛及鼻出血，与插管方式有关；喉罩方式最常见不良反应为苏醒期躁动，为吸入麻醉方式所致；丙泊酚靶控输注方式不良反应为嗜睡、乏力。

上述三种麻醉方式各有利弊，麻醉医师应根据自身情况选择自己最熟悉的麻醉方式才是最安全、最舒适化的选择。

（九）喉罩通气道下的气道管理

根据美国麻醉医学会指南的建议，对需深度镇静的患儿常采用喉罩进行气道管理从而确保患儿在镇静过程中的安全性。

1. 喉罩优点。建立气道迅速，使用简单；不需借用工具，徒手放置且成功率高；损伤小，通气可靠；可用于急救。

2. 喉罩缺点。容易移位，与手术视野有一定干扰；对于术野干扰问题需镇静治疗团队一段时间的协作配合。但根据临床经验：在插入喉罩后填塞纱布至上方，不仅可起到固定喉罩使之不易移位还可以防止补料或牙齿等异物掉入咽部。

3. 喉罩置入。先将喉罩背侧均匀涂抹润滑剂或表麻膏，操作者左手轻推患儿头部使其处于仰头抬颏位后，拇指探入口腔并向外、向上牵引下颌，右手执笔式握住喉罩，沿正中线由硬腭、软腭咽后壁向下轻柔插入喉罩，直至不能推动，待喉罩与咽喉部贴合紧密，气流通畅，将气囊充气，置入喉罩。

4. 各种喉罩的分析。喉罩研制于 20 世纪 80 年代中期，我国在 20 世纪 90 年代就应用于临床且应用范围越来越广。喉罩作为一种声门上气道管理工具，具有操作简单、置管成功率高、置管时血流动力学稳定、诱导期用药少和并发症少的优点，有效性和安全性高。将喉罩应用于儿童口腔治疗的气道管理是为了减少麻醉中用药，加快患儿麻醉后的苏醒及减少术后不良反应。随着喉罩的推陈出新，第三、四代喉罩继承了传统一、二代喉罩的上述优点，同时更具有新的优势，包括：①主管呈 90° 弯曲，有通气管和引流管的设计，引流管可插入胃管引流胃液，防止胃胀气和反流误吸；②双气囊设计，通气罩与咽喉部解剖更匹配，密封性更好；③喉罩远端位于食管开口，固定好，不易移位。但是喉罩体积相对增大，用于口腔治疗中可能会造成手术视野的干扰和重叠。虽然一、二代喉罩存在一些劣势，包括与呼吸道密封不完全，口腔分泌物增加，易移位，无法有效隔离呼吸道和消化道，可引起胃胀气，严重时并发反流或误吸，但主要采用七氟烷吸入麻醉，抑制了腺体分泌，确保了口腔干燥；七氟烷吸入维持保留自主呼吸的麻醉方式而未使用机控通气模式，所以不会引起胀气、反流及误吸；同时一、二代喉罩小巧的体积也为口腔医师提供了更大的手术视野。

（1）经典喉罩（图 3-3-2）：经典喉罩通气囊较为坚固，能在口腔治疗时因下颌向下受力，一定程度上保护气道免受压迫，保证气道畅通。但喉罩放置成功后，因通气管为垂直设计，对于放置开口器撑开口腔以后声门口位置会有一定变化，致使喉罩容易移位，可使用纱布在通气囊上方填塞起到加强喉罩

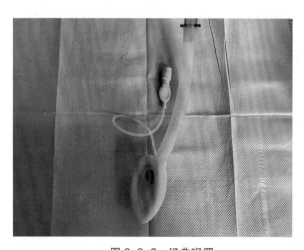

图 3-3-2　经典喉罩

固定的作用，减小移位的发生。

（2）钢丝加固喉罩（图 3-3-3）：钢丝加固喉罩通气囊较为小而柔软，在口腔治疗中下颌向下受力，一定程度上会压迫气道，导致通气量减少，有时需麻醉医师上托下颌恢复气道通畅。钢丝喉罩通气管十分柔软，其直径是所有喉罩种类中最小的，可以为口腔医师提供最佳的手术视野，比较适合短时间的手术治疗。

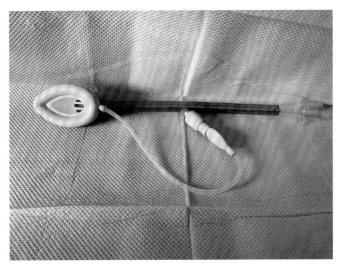

图 3-3-3　钢丝加固喉罩

（3）异型喉罩（图 3-3-4）：此类喉罩因通气管呈 90° 弯曲，外观像三、四代喉罩，但没有双气囊，通气管直径与一代喉罩相同而小于三、四代喉罩。因弯曲的设计，可以更贴合放置开口器撑开口腔以后声门口的位置，不易移位。通气囊坚固，能保护气道免受压迫。目前，我们认为是最适合口腔治疗的喉罩类型。

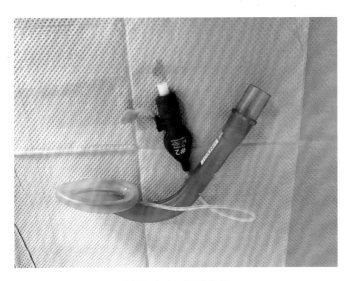

图 3-3-4　异型喉罩

喉罩型号对照表见表 3-3-2。

表 3-3-2　喉罩型号对照表

喉罩型号	患儿体重（kg）
1	<5
1.5	5~10
2	10 ~ 20
2.5	20 ~ 30
3	30 ~ 50
4	50 ~ 70

5. 镇静深度的维持。

（1）吸入麻醉：喉罩置入成功后，将氧流量降至 2 L/min，七氟烷浓度根据双频脑电图值进行控制于 50 ~ 60，一般七氟烷浓度为 3% ~ 4%。在儿童龋齿治疗中，镇静深度在开髓、更换开口器左右位置时，应提前加大七氟烷的浓度，防止因疼痛加大或体位变动时镇静深度过浅导致不良反应的发生（图 3-3-5、图 3-3-6）。

（2）静脉麻醉：待患儿开放静脉通道后，在靶控泵控制板面上输入注射器型号、患儿年龄、体重等基本数据后，选择丙泊酚注输模式，设定丙泊酚靶浓度，可从 2 μg/mL 开始，逐渐缓慢上升调高剂量，并根据患儿的生命体征变化及手术刺激的强度综合考虑调整靶控浓度的剂量，防止因诱导时七氟烷未完全代谢时麻醉深度过深导致患儿呼吸抑制。通常丙泊酚靶浓度为 3 ~ 5 μg/mL，治疗开始前，可根据牙齿情况对需行根管治疗的牙齿进行局部麻醉，若患儿治疗时发生体动，可适当静推镇痛药物。术中麻醉医师应时刻监测患儿胸廓的呼吸幅度以及生命体征因疼痛刺激的变化，防止镇静程度过深或过浅。

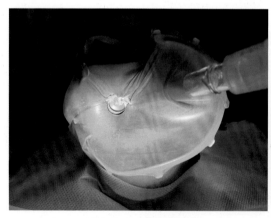

图 3-3-5　喉罩管理

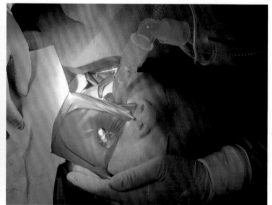

图 3-3-6　喉罩管理全麻

6. 术中补液。儿童在长时间禁食和体内糖原储备不足时容易出现低血糖，因此术中补充含糖的液体是必要的。儿童体重在 10 kg 以内时，所需补液量为 4 mL/（kg·h）；若儿童体重在 10~20 kg 以内时，所需补液量为 4 mL/（kg·h）以及额外增加液体量 2 mL/（kg·h）；

若儿童体重在 20 kg 以上时，所需补液量为 4 mL/（kg·h）、额外增加液体量 2 mL/（kg·h）以及还需增加补液量为 1 mL/（kg·h）。术中补液量见表 3-3-3。

表 3-3-3　术中补液量表

体重（kg）	每小时补液量	额外补液量
<10	4 mL/kg	0
10 ~ 20	4×10 mL	2 mL/kg×（体重 –10 kg）
>20	（4×10+2×10）mL	1 mL/kg×（体重 –20kg）

（十）麻醉复苏

治疗完成后，需仔细检查软组织有无出血、口腔内是否有残留物、牙齿治疗是否达到预期效果及补料是否脱落、残留液体是否清理干净，取出填塞的纱布再停止七氟烷吸入或静脉维持丙泊酚 TCI 浓度维持在 2 μg/mL 以上，避免镇静过浅引起喉痉挛等不良反应，待喉罩拔出后方可停用维持药物。喉罩拔除后，患儿面罩吸氧加速七氟烷的排出，在患儿监护人陪同下由医护人员送入麻醉监护室。患儿在监护室应观察至意识恢复，并且基础生命体征恢复同镇静之前的状态。其间，每 15 min 需为患儿做一次评估，确认是否达到离院评分标准（通常至少评估两次）。

（十一）离院指征

患儿由监护人陪同，在复苏室监测其生命体征，0.5 h 后，若患儿达到离院标准，可经麻醉医生同意后离院。离院 6 h 及术后第一天，由医护人员电话随访并记录。

（十二）气管插管全身麻醉的实施

静吸复合麻醉前用药：阿托品 0.01 ~ 0.03 mg/kg，麻醉前用药应根据患儿具体情况作适当增减；咪达唑仑 0.5 ~ 2 mg，可根据手术预计时间调整，常用药物剂量如表 3-3-4 所示。

1. 麻醉诱导。可根据麻醉医师的习惯选择静脉诱导、静脉吸入复合诱导的方法，通过镇静催眠药—全麻药—肌松药进行诱导，使患儿短时间内达到气管内插管所要求的麻醉深度。待药物起效后，BIS 值 40 ~ 50 左右，可选择大小适宜的气道导管经鼻腔插入（图 3-3-7）。

2. 麻醉维持静脉—吸入复合麻醉，以静脉麻醉为主，辅助吸入七氟醚维持麻醉，七氟烷浓度根据生命体征调整，一般在 1% ~ 2% 左右。麻醉维持中密切关注患儿生命体征，确保患儿的生命安全和血流动力学稳定。

3. 拔管后监测及出手术室指征。口腔治疗完成后，麻醉医师会根据患儿的情况拔除气管导管。导管拔出后的一段时间内，喉头反射仍迟钝，故应继续吸尽口咽腔内的分泌物，并将头部转向一侧，防止呕吐误吸。也可能出现短暂的喉痉挛，应予吸氧，同时要密切观察呼吸道是否通畅，皮肤、黏膜色泽是否红润，通气量是否足够，脉搏氧饱和度是否正常，血压、脉搏是否平稳等，拔管后必须观察 10 min 以上。口腔治疗的完成并不是麻醉的结束，全麻患者必须清醒并且呼吸、循环稳定，才可离开医院。为了防止患者在苏醒期间发生意外事件，有必要加强对苏醒期的观察，门诊全麻患儿需送入麻醉复苏室（Postanesthesia care unit，PACU）。一般观察 2 ~ 4 h，经麻醉医师评估，达到离院评分标准后方可离院。

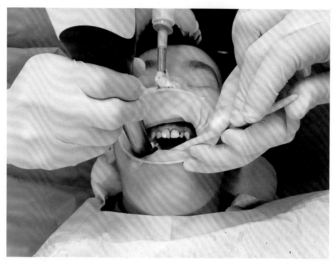

图 3-3-7　气管插管全麻治疗

表 3-3-4　常用药物剂量表

药物名称	药物剂量
丙泊酚	2.5 ~ 3.5 mg/kg
肌松药	
阿曲库铵	0.5 mg/kg
维库溴铵	0.1 mg/kg
顺式阿曲库铵	2 岁以上 0.1 mg/kg
阿片镇痛药	
芬太尼	0.5~2 μg/kg
瑞芬太尼	2 岁以上 0.5~1 μg/kg
止吐药	
胃复安	0.15 mg/kg

（赵　楠）

第四节　口腔治疗中儿童的心理特点及行为管理

口腔治疗中儿童行为管理被定义为在儿童口腔检查诊断及治疗中，医护人员采用的非药物和药物性方法消除患儿恐惧、焦虑等消极情绪，建立积极的情绪及对口腔治疗的适应力，提高诊疗的安全及效率。儿童口腔行为管理是口腔治疗的基础，同时也是口腔护理的核心。通常，若儿童在口腔科手术室 / 诊所能很好地进行行为管理，则能极大地促进治疗顺利完成；若儿童很难配合进行行为管理，口腔科护理及治疗将会寸步难行。想要做好儿童行为管理首先必须了解儿童在整个治疗期间的心理特点，针对不同的心理特点采取不同的办法以增加行为管理的成功率。本节内容将会从儿童心理特点的角度出发介绍如何进行诊室的非药物行为管理，如何通过非药物行为管理帮助患儿顺利进行治疗。

一、常用非药物行为管理办法

行为管理技术（Behavior Management Technology，BMT）是一套旨在提高与儿童进行有效沟通的应对技巧，使患者愿意接受口腔科护理及治疗。口腔科医护人员可以使用这些技术来建立与患儿的沟通，减轻患儿恐惧和焦虑，促进提供优质口腔科护理，最终在医生、儿童和父母之间建立信任关系，并促进儿童对口腔健康和口腔保健的积极态度并愿意接受治疗。行为管理的目的有以下几个方面：建立沟通与链接；缓解焦虑与害怕；实施高质量的治疗；在口腔医师及其团队与患者及其家长之间构筑信任；提升儿童对于口腔科治疗的正面认知。在实施和实践的过程中需要一定的技巧，在熟练掌握理论知识的前提下，应用共情、忍耐，以及富于弹性的语言与儿童及家属沟通解释。还需注意的是行为管理不是用来惩罚儿童不配合的行为，也不是对儿童的羞辱或贬低。常用的行为管理技术如下。

1. 告知—演示—操作是最为基本的引导方法，告知—演示—操作是指告知患儿本人即将进行的治疗并对治疗过程进行模拟演示，最后按照演示的程序逐步完成治疗的方法。通过告知演示使患儿了解治疗过程，熟悉治疗仪器，可降低患儿恐惧。除此之外还有询问—告知—询问，指在治疗前询问患儿对治疗的感受或疑问，并通过语言或演示进行解答和引导，然后询问患儿是否理解和他现在的感受，该方法适用于能进行沟通的患儿。询问—告知—询问可以帮助医护人员发现患儿难配合的原因，通过解答和引导使患儿对治疗更有信心。特别强调的是在这两种技术中，所有的沟通方式都应符合患儿的认知水平。

2. 脱敏是指让患儿反复接触其畏惧、紧张的因素并鼓励他们积极面对，使其逐渐放松并提高心理承受力。可用于相对配合但是恐惧诊室环境或治疗器械的患儿，可让患儿多次来诊室体验并逐步开展治疗。系统脱敏疗法强调建立一个逐步诱导性恐惧刺激体系，比如患儿害怕打局麻针，首先医师可以给患儿展示注射器的样子并告知注射器的功能，鼓励他们去触碰，直到可以不害怕地拿在手里；随后，医师尝试将盖帽的注射器放到患儿嘴里，模拟注射动作，过程中不断地给予鼓励，直到他们放松；然后尝试将不盖帽的注射器放到患儿嘴里，并告知"没有得到你的允许我们不会打针的"，持续地给予引导及鼓励直至其完全放松；最终尝试得到患儿允许并注射。在开始告知演示过程中抓住儿童的恐惧点，并反复逐渐加强给予刺激。但在实施过程中要密切观察儿童的反应，避免刺激过度。

3. 认知重组是将不愉快的治疗体验转变为积极治疗认知。认知重组的过程主要分为四部分：视觉提醒、反复正强化、重组细节感官、成就感。视觉提醒的重要道具是患儿在上次治疗中表现较好的照片，最好是微笑照片。使用患儿的微笑照片让他回忆起上次治疗时表现良好的地方。当患儿能在医师的鼓励下向家长表达"我上次表现得很勇敢"的观点后，开始正强化部分。通过角色扮演游戏帮助患儿重新体验治疗过程。在这一过程中要循序渐进，不断给予肯定和鼓励，并引导患儿向家长转述自己的良好表现。沟通过程中要慢慢加入具体事例来重组细节感官，如"很棒，嘴巴张得很大""如果不舒服就举手来告诉医生"等。当患儿能完成一些指令动作并因此得到肯定时，他们将会积极配合治疗。

4. 治疗前体验。在治疗前，医护人员采用患儿可以理解的语言，对原本复杂的医疗设备"具象化"，如将高速涡轮机比作电动牙刷等吸引患儿的兴趣。之后通过医护人员的演示与宣教，让患儿了解使用高速涡轮机治疗时可能出现振动及出水的情况等。或者将补牙的材料等放在患儿手上体验。在整个体验阶段，需要让患儿了解口腔治疗大致过程，循序渐进式地引导患儿进入接受治疗状态。

5. 正强化。要引导患儿给出理想的行为反应，必须要给予适当的正反馈。医师对所需行为进行正向的强化并奖励患儿，加强该行为出现的可能，这就是正强化。反馈奖励可以是口头表扬，也可以是赞许的表情或手势。在使用正强化时最好明确指出什么地方做得好，比如"能配合阿姨完成这次的治疗，这样非常棒"。

6. 分散注意力是将患儿的注意力从不愉快的治疗体验中转移出来的方法。常用的方法有：给患儿一些他喜欢的小物品让他放在手中玩，跟患儿说一些与治疗无关的事情，或是播放患儿喜欢的动画片等。在治疗过程中保持和患儿的沟通甚至闲聊一些患儿感兴趣的事，可有效降低患儿治疗过程中的不适感，提高患儿配合度和满意度。

7. 模范作用又叫榜样作用，让患儿通过观察学习模范榜样的行为，消除其对未知事物的恐惧并在相同的治疗情景下重复榜样的配合治疗行为。通过观看榜样的治疗可为患儿进入诊室接受治疗产生积极的作用。一般有两种方式开展，现场示范和录影带示范。现场的模范可以是同龄患者、兄弟姐妹或者是长辈父母等。采用观看录影带模范作用时，可以播放与患儿即将进行的治疗大致相同的临床操作过程，观看成功案例可以有效降低焦虑程度和不合作行为的发生，减少临床操作的时间。

8. 语音控制及非语言交流。语音控制是通过改变诱导人声音的大小、音调高低和急缓来影响患儿行为的方法。目的是吸引儿童注意力，建立医师在沟通中的威信使儿童顺从。使用此种方法前应与家长沟通，以免语言趋向强硬时引起患儿家长的反对意见。非语言交流包括肢体引导和明确地制止或赞同的手势和表情等。适当的非语言交流可以有效吸引儿童注意力，加强语言交流的作用。

9. 保护性固定指因治疗限制患儿自由以减少受伤的风险，使治疗得以顺利安全完成。主要方法包括主动固定和被动固定，主动固定是指陪同的监护人和医护人员对患儿进行固定，不借助其他工具。被动固定是指使用束缚带等工具进行固定。近年来，因潜在心理创伤等方面的考虑，保护性固定受到了一些争议，因此在固定前要向监护人解释清楚保护性固定是一种保护措施而并非惩罚措施，监护人同意签字后方可开始。治疗过程中一旦患儿出现不良反应，如损伤、家长态度改变等都应即刻停止。随着全身麻醉的普及应用，家长对保护性固定的接受度逐渐降低。

10. 监护人教育。儿童口腔科的日常工作中不仅要面对患儿，还要面对患儿家属，需要家属与医师共同维护患儿口腔健康，得到家长的信任与配合可以使治疗事半功倍。已有研究证实，通过在治疗前对监护人进行"如何让孩子配合治疗"的健康教育，使家长控制自己的焦虑情绪，来避免将自己的焦虑恐惧传递给患儿，以及在治疗过程中家长可以更多地使用期望性语言，鼓励患儿积极配合治疗，可以有效改善患儿就诊时的行为表现。

11. 父母在场或缺席。该策略实施需要根据患儿的实际情况出发。目前研究对于父母在场与否的态度也存在差异。但研究显示父母在场患儿更容易配合治疗。对于父母来说，当他们不能亲眼确定孩子的安全时会陷入焦虑，参与到治疗过程中，既可以提高家长对孩子口腔健康的重视程度，也更符合家长对孩子天生的保护欲。从医师治疗角度来说，将家长关联入治疗中，给予一定的指导，可以使治疗更加顺利，术后口腔健康管理更加容易。

12. 虚拟现实技术（Virtual Reality，VR）。近年来兴起的一类新的儿童行为引导方法，VR 即虚拟现实技术，又称临境技术。被定义为运用计算机及其高端技术产生的一种虚拟环境，这种环境具有再现事物的真实细节和展示事物生动性的特点。VR 技术提供了一个多感官和三维的环境，通过刺激视觉、听觉和本体感觉产生沉浸感，分散注意力，限制用户对现实伤害性刺激的处理和疼痛控制，缓解恐惧情绪（图 3-4-1）。VR 技术与基本生理指标、心理治疗相结合，也可用于牙科恐惧症的治疗。

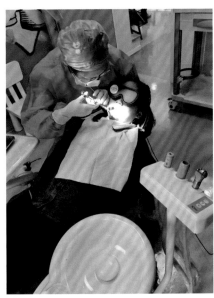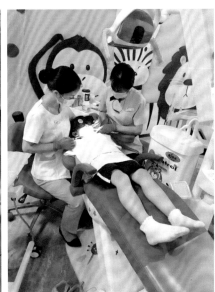

图 3-4-1　VR 引导下的口腔治疗

VR 通过软件和硬件设备来发挥作用进行诱导，硬件部分包括 VR 眼镜、电脑主机等，软件部分可选用患儿喜欢观看的动画片或口腔科专用的 VR 场景。通过硬件物理性地屏蔽外界声光等刺激，通过软件内容吸引患儿注意力来达到行为引导的作用。目前已有多个国家地区开展儿童的 VR 引导下的行为管理。

VR 还可以与前述的行为管理办法结合应用，达到事半功倍的效果。结合到沟通为主的基本的行为诱导方式，比如口腔治疗前体验，术前通过 VR 观看治疗过程，将会达到身临其境的体验；治疗术中使用 VR 分散对治疗的关注度，降低焦虑和主观疼痛。

VR 还可以用于一些特殊人群，比如孤独症患儿，此类患儿具有社会交往障碍，他们对陌生的人及环境容易产生退缩、焦虑的情绪。VR 减少了患儿与口腔医师的互动，可以很好地为口腔治疗创造条件。

二、儿童心理及性格特点

（一）不同年龄段儿童心理特点

儿童的心理特点不同于成人，与成人相比，儿童的耐受性差，缺乏耐心，会因操作时间过长而表现急躁；自控力差，在诊疗过程中会出现突然转头、抬手等危险行为；同时，儿童具有强烈的好奇心，对新鲜事物充满兴趣，会对诊室内各种器械等充满好奇。儿童口腔科就诊的患儿，大多有各种程度的恐惧焦虑感，年龄越小，发生的概率越大。儿童牙科焦虑（恐惧）是儿童在受到治疗时所产生的一种心理紊乱的情绪状态，如紧张、不安、忧虑、担心等主观体验。这些主观体验会引起机体应激，生理表现为心跳加快、出汗、脸色苍白等，当发展到一定程度，患儿就会出现逃避、拖延、挣扎等行为。儿童的心理由最初的紧张、害怕、忧虑状态，一步步演化为耐受性降低，甚至抗拒治疗等。

1～4 岁儿童年龄小，很难理解医护人员的劝解，治疗中很难主动张嘴。由于年龄小，在情绪上也易受他人的情绪所感染。对于这个年龄段的患儿需要"哄"。在开始同患儿接触时，采用患儿感兴趣的话题同他交谈或做无语言交流，如摸摸他的头，同他眨眨眼，同时亲近患儿，给他们讲喜欢的故事，并模仿其中的人物，循循善诱引导其张嘴，配合治疗。可采用鼓励法和治疗前体验。在治疗开始前，可以先满足患儿的好奇心理。让他们看一看、摸一摸钻头，开动机器听一听机器声响，了解钻头的转动和喷水的情况。解除患儿内心的恐惧，使心理趋向稳定，鼓励患儿合作来完成治疗。

5～9 岁儿童已经准备开始上小学或已经上学，此年龄段的孩子有一定的语言表达能力和理解能力，但只能对形象的语言和从事过的活动才能理解，而且注意力也容易转移。对于这个年龄段的患儿也需要充分的交流沟通。治疗前可以通过与患儿交朋友，取得信任，并在治疗中表扬、鼓励，使其乐于接受和配合治疗。由于这组儿童依赖性较强，可让家长在孩子身边陪伴并抚摸他，给其力量和支持。对胆小害怕的患儿可请治疗中配合较好的小朋友做示范。在治疗过程中切忌用粗暴的动作、严厉的语言训斥恐吓患儿，使患儿讨厌医院，给治疗带来困难。对积极配合的患儿除精神上鼓励，还适当给予小礼物，如儿童喜欢的卡通粘贴、病历本上的小红花等等，为下次治疗打好基础。

10～14 岁儿童能初步控制自己的情绪与心理，但还不稳定，对于这个年龄段的患儿可以采用讲道理的方法，比如加强宣传治疗的重要性和牙病的危害性。通常以说服为主，用亲切轻柔的言行给患儿以诚挚的安慰和劝解，鼓励他们坚持治疗。

理论上，儿童年龄越大，认知水平越高，对口腔科治疗耐受性越好，因此，对于儿童，做好口腔疾病的预防是最好的行为管理方法。

（二）儿童气质类型

标准化的中国学龄前儿童气质量表（Chinese Preschool Children's Temperament Scales，CPTS）将儿童气质类型分为5种：平易型、中间偏易型、麻烦型、中间偏烦型和发动缓慢型。其中，麻烦型气质的儿童在环境因素改变时适应性差甚至无法适应，对刺激因素情绪反应强烈，表现为消极、退缩、回避；而平易型气质儿童对环境改变适应性好，情绪积极。儿童的气质差异是与生俱来的，尽管在环境因素的影响下会发生改变，但相对于儿童其他特征，变化是比较缓慢的。气质决定了儿童的行为方式，不同气质类型儿童对新环境的接受性和适应性会有差异，所以可以认为在同样面对口腔治疗时，气质类型对儿童的行为表现有一定的影响，但是不同的研究中观点尚不一致。儿童本身气质类型与儿童牙科畏惧症的发生及严重程度相关，平易型儿童牙科焦虑发生率较低，麻烦型气质儿童发生率最高。

（三）儿童性格特点

儿童的性格特征一方面由遗传因素决定，另一方面与家长的教育方式也有关系。比如有的家长没有给孩子设立规则，就会增加治疗难度。性格特点大致可分为外向型、胆小型、委屈娇惯型、顽固型等。针对胆小型、委屈娇惯型、顽固型等不同性格特征的儿童，都有不同的行为管理方法。胆小型儿童适合家长陪同下完成治疗，并且在治疗前充分了解体验治疗过程，最好先观看榜样治疗后再进行治疗。委屈娇惯型儿童则采取父母不在的策略更能有效实施行为管理，运用语音控制有时会有意想不到的效果。顽固型儿童需要充分沟通，建立良好的信任后再开始治疗。

（四）具体示例

通过上述儿童心理性格特点，口腔科医护人员可以结合自己所擅长的行为引导方法开展实际工作。总的来说儿童口腔就诊行为大体可分为3类：配合、缺乏配合能力以及潜在配合。配合的儿童性格一般属于外向型，在鼓励下能勇敢接受治疗。缺乏配合能力一般包括特别年幼（1~2岁）、智力残障的儿童。潜在配合包括有一定认知能力、一定的智力水平、有配合潜力，但因各种原因不配合治疗的儿童。潜在配合行为包括儿童不受控制的行为、拒绝或反抗行为、胆小的行为、紧张但配合行为、哭泣及抱怨等，这些都是行为管理的范畴，可以通过适当的行为管理，使潜在配合者变成配合者。行为管理实施总的原则是建立关系，快速赢得患儿信任，可以参考以下具体建议实施。

1. 不轻易靠近患儿，距离患儿1 m左右，留足安全距离。

2. 准备好道具（一个有少量水的一次性手套、一支笔）；见患儿被周围新奇的事物吸引，与家长初步分离时（克服分离焦虑），准备与患儿接触。

3. 与患儿亲切打招呼。

4. 放低身段，视线与患儿等高。

5.吹口哨、敲打地板等发出声音，吸引患儿注意力。

6.患儿眼神转向自己，马上自我介绍：我是×××，对面的小朋友一定是……吧？注意停顿，引导患儿说话和表达；同时密切关注患儿的反应。

7.（拿出手套）看看这是什么？是手套吧？你来摸一下，手套里有什么？

8.看看手套变成什么了？（把手套吹成气球）变成气球了吧？气球里有什么？有水吧？气球里有水，我们就可以做个小喷泉……你来试一下；来来来，我们来变个魔术……藏起来……出来了……

步骤7和8的目的在于：通过形状、声音的变化，让患儿感觉有趣，吸引并抓住患儿的注意力；趁患儿防备心理减弱的瞬间，快速进入其安全边界；与患儿发生肢体接触。被吸引、能靠近和肢体接触是形成信任的关键环节。

9.我们今天有个小小的工作，是要认识牙齿宝宝的好朋友。牙齿宝宝一个有六个好朋友，你准备认识几个？这些好朋友都在那个屋子里，我们一起来吧……

10.我们在气球上画一个像×××一样漂亮的小朋友。×××有一对漂亮的眼睛……有一个小小的鼻子……有一个大大的嘴巴……啊……啊……引导孩子顺势张开嘴巴；我们再把牙齿画上来，你有多少颗牙齿我们就画多少颗，啊……啊……你嘴巴张得真大，帮了我们大忙，下边有这么这么多颗……

通过上述步骤，多数时候都能与患儿形成良好的链接，并对患儿的口腔状况、交流沟通能力和潜在配合程度有个初步判断，为后续引导打下良好基础。

（曾　桀）

第五节　口腔门诊治疗术后早期康复

随着口腔日间外科手术的开展，如何快速在短期内离院成为了一个热点话题。口腔门诊颌面外科手术具有其一定的特殊性，由于手术部位限制病人说话及经口进食，术后疼痛感较为强烈，以及由于麻醉前的禁食禁饮导致的体液不足、饥饿等，都会给患者术后的康复带来一定影响。

加速康复外科（Enhanced Recovery After Surgery，ERAS）旨在通过各种医疗实践中已证实有效的治疗技术加以优化组合并综合应用，来改善患者的预后。该概念由亨里克·凯勒（Henrik Kehlet）于1997年首先提出，后逐步演化出一套完整的理论，该理论认为，通过改进系列手术措施，以减轻机体生理病理反应，取得术后加速康复的效果，称之为快速通道外科（Fast Track Surgery，FST），2010年后将其称为加速康复外科（ERAS）。经多年发展，该理念已趋于完善，尤其在胃肠外科、骨科、产科等领域得到了较好的推广。实施ERAS能够显著提升患者的满意度，降低围术期不良事件的发生率，提升安全性，另一方面也能减少相应并发症的发生，降低患者术后复发率。加速康复外科并不是某种前沿手段或一项新的革新技术，而是对现有围术期管理流程进行优化以及对一些固有概念进行革新和挑战，它不单单涉及医师，同时也需要护理、营养、医疗行政人员、患者及家属的多方位配合。

随着生活水平的不断提升，医学宗旨也随着患者的需求不断更新，现已由仅追求疾病治疗变为追求微创、舒适化、快速康复的目标。麻醉学在 ERAS 中扮演着重要的角色。为了追求快速康复的目标，我们必须从以下方面着手：

一、麻醉前优化管理

术前宣教、术前实验室检查、术前禁饮禁食时间如前所述，此处介绍麻醉前用药与预防应用抗生素。

对于术前极度焦虑的患儿可使用镇静药物减轻焦虑。通常使用短效镇静药物。术前使用长效镇静药物可能会影响患儿术后运动能力并且影响患儿麻醉后的恢复。对于术前严重恐惧、焦虑的患儿，对于焦虑的控制应在麻醉前一晚就开始进行，医师通过术前访视取得患儿及家属的信任、优化禁食水时间以及在麻醉前大于 2 h 的时间界限内允许患儿口服摄入碳水化合物，这些措施都有利于减轻患儿及家属的焦虑，减少或避免镇静药物的使用。对于极度恐惧的牙科焦虑症患儿也可使用术前药物，通过麻醉开始前口服、鼻喷短效镇静药物、吸入笑气等方法进行术前镇静。手术部位感染是儿童外科手术报道发病率最高的并发症之一，尤其是结直肠手术和脊柱融合手术。患儿因感染或一过性菌血症致术后发热可能会导致留院观察时间延长。虽然口腔是一个相对污染的手术区域且术后感染率不高，但常规预防性应用抗生素可以减少一过性菌血症导致的发热，同时对于多颗龋坏的患儿预防术后感染具有促进作用。

二、麻醉中优化管理

（一）麻醉方案的优化

ERAS 理念中麻醉方式的管理上，推荐选择具有对患儿本身干扰小，术后并发症少且有利于患儿快速康复，可以早期进食以及缩短留院时间等优点的麻醉方式。

（二）避免术中低体温

术中低体温可以导致伤口感染、心脏并发症、术中出血等并发症，尽量避免麻醉中低体温的发生能加快术后麻醉恢复，是 ERAS 理念中麻醉管理的要点之一。术中注意保温是必要的，而不是等体温过低时再进行升温处理。患儿在手术过程中体温的维持可以通过使用压力变暖毯、加热床垫，循环热水系统的床垫来实现。

三、麻醉后优化管理

（一）苏醒期躁动

七氟醚是一种常用的可以实现对患儿安全、快速麻醉诱导，同时吸入七氟醚不会引起大量的血流动力学变化，并在麻醉后能迅速苏醒。然而，七氟醚会导致出现苏醒期躁动（Emergence Agitation，EA）。七氟醚麻醉后苏醒期躁动的发病率高达到 80%。EA 最常发生在学龄前儿童出现的早期阶段麻醉中。EA 的特征表现为哭闹、激动、不安、妄想、定向障碍。尽管苏醒期躁动可以自行消退，但它被认为是一个潜在的严重术后并发症，可能导致人身伤害和静脉通道脱落。苏醒期躁动也是家长不满的主要原因。纳布啡能有效地缓解术后疼痛和减少的患儿苏醒期躁动，同时不增加术后恶心呕吐（Post-operative Nausea and Vomiting，PONV）发生率以及不延长离院时间。手术结束前 30 min 通过静脉予以纳布啡 0.01 mg/kg 能有效地控制患儿苏醒期躁动，降低术后不良反应的发生。

（二）术后镇痛

术后疼痛是常见的术后不良反应，患者因为伤口疼痛可能推迟或拒绝术后早期活动，影响患者睡眠的同时也影响患者的术后恢复。儿科患者一般可使用对乙酰氨基酚进行超前镇痛镇静，药物可选择咪达唑仑或可乐定减轻术后疼痛，从而降低围手术期阿片类药物以及抗焦虑药物的总量。因此，充分的术后镇痛是患者早期恢复的重要前提。以前常用的术后镇痛药物多为阿片类药物，可能导致急性阿片类药物痛觉过敏、过度镇静等不良反应，并且可能加重术后恶心呕吐、尿潴留等并发症。ERAS 理念下麻醉学科推崇多模式镇痛，全身麻醉联合局部麻醉、超前镇痛等手段，是快速康复的重要保障。

（三）术后恶心和呕吐

PONV 可导致患儿麻醉后进食时间延长，使得患儿及家属焦虑、紧张。有研究指出女性、不吸烟者、有晕车和晕船史是 PONV 的主要风险因素，使用吸入性麻醉药物，如一氧化二氮、七氟烷以及阿片类药物会显著增加 PONV 的发生率。许多国家和国际医学组织推出的有关预防 PONV 指南，可减少 40% 的 PONV 发生率，包括预防使用术中止吐药物，避免使用阿片类药物进行术后镇痛等。

加速康复外科理念应用于门诊全麻下口腔治疗的围麻醉期是安全可靠的，在保障麻醉安全性、舒适性的同时优化了围麻醉期流程及麻醉方案，可减轻患者及家属术前焦虑，降低术中及术后并发症的发生率，减轻术后疼痛的发生，确保镇痛效果并降低苏醒期躁动的发生率，缩短留院观察时间，加快患者恢复。

（王　鑫）

参考文献

1. Williams KA, Lambaria S, Askounes S. Assessing the attitudes and clinical practices of ohio dentists treating patients with dental anxiety[J]. Dent J(Basel), 2016, 4(4): 33.

2. Ozkalayci O, Araz C, Cehreli SB, et al. Effects of music on sedation depth and sedative use during pediatric dental procedures[J]. J Clin Anesth, 2016, 34: 647-653.

3. Bekhuis T. Music therapy may reduce pain and anxiety in children undergoing medical and dental procedures[J]. J Evid Based Dent Pract, 2009, 9(4): 213-214.

4. Dhindsa A, Pandit IK, Srivastava N, et al. Comparative evaluation of the effectiveness of electronic dental anesthesia with 2% lignocaine in various minor pediatric dental procedures: a clinical study[J]. Contemp Clin Dent, 2011, 2(1): 27-30.

5. Castleden CM, Allen JG, Altman J, et al. A comparison of oral midazolam, nitrazepam and placebo in young and elderly subjects[J]. Eur J Clin Pharmacol, 1987, 32(3): 253-257.

6. Ghali AM, Mahfouz AK, Al-Bahrani M. Preanesthetic medication in children: a comparison of intranasal dexmedetomidine versus oral midazolam[J]. Saudi J Anaesth, 2011, 5(4): 387-391.

7. Tyagi P, Tyagi S, Jain A. Sedative effects of oral midazolam, intravenous midazolam and oral diazepam in the dental treatment of children[J]. J Clin Pediatr Dent, 2013, 37(3):301-305.

8. Kyrkou M, Harbord M, Kyrkou N, et al. Community use of intranasal midazolam for managing prolonged seizures[J]. J Intellect Dev Disabil, 2006, 31(3): 131-138.

9. Mathai A, Nazareth M, Raju RS. Preanesthetic sedation of preschool children: comparison of intranasal midazolam versus oral promethazine[J]. Anesth Essays Res, 2011, 5(1): 67-71.

10. Wilson S, Gosnell ES. Survey of american academy of pediatric dentistry on nitrous oxide and sedation: 20 years later[J]. Pediatr Dent, 2016,38(5): 385-392.

11. Tarver M, Guelmann M, Primosch R. Impact of office-based intravenous deep sedation providers upon traditional sedation practices employed in pediatric dentistry[J]. Pediatr Dent, 2012, 34(3): 62-68.

12. Iida Y, Matayoshi Y, Shimizu K, et al. The effect of general anesthesia on upper respiratory tract infections in children [J]. J Clin Anesth, 1994, 14(2): 103–108.

13. Rolf N, Coté CJ. Frequency and severity of desaturation events during general anesthesia in children with and without upper respiratory infections[J]. J Clin Anesth, 1992, 4(3): 200–203.

14. Steward DJ. Screening tests before surgery in children[J]. Can J Anaesth.1991, 38(6): 693–695.

15. Castillo–Zamora C, Castillo–Peralta LA, Nava–Ocampo AA. Randomized trial comparing overnight preoperative fasting period vs oral administration of apple juice at 06:00 – 06:30 am in pediatric orthopedic surgical patients[J]. Paediatr Anaesth, 2005, 15(8): 638–642.

16. Phillips S, Daborn AK, Hatch DJ. Preoperative fasting for paediatric anaesthesia[J]. Br J Anaesth, 1994, 73(4): 529–536.

17. Roberts JF, Curzon ME, Koch G, et al. Review: behaviour management techniques in paediatric dentistry[J]. Eur Arch Paediatr Dent, 2010, 11(4): 166–174.

18. 皇甫若奇 , 郁葱 . 对国际儿童口腔行为诱导指南的理解和借鉴 [J]. 中国实用口腔科杂志 , 2020(7): 385–390.

19. 周晓晴 , 李霞 . 儿童行为管理技术研究进展 [J]. 口腔疾病防治 , 2017, 25(6): 405–408.

20. 冉龙宽 , 樊林，郁葱 . 虚拟现实技术应用于儿童口腔治疗非药物行为引导的进展 [J]. 中国实用口腔科杂志 , 2020(7): 391–395.

21. 赵莹 , 林晓萍 . 儿童牙科畏惧症病因及行为管理方法研究进展 [J]. 中国实用口腔科杂志 , 2017, 10(9): 562–567.

22. 陈晖 , 汪俊 . 儿童牙科的行为管理 [J]. 口腔材料器械杂志 , 2007, 16(3): 154–156.

23. 潘进勇 , 郁葱 . 基于催眠和认知行为疗法的儿童牙科行为管理 [J]. 中国实用口腔科杂志 , 2020, 13(7): 396–400.

24. Ran L, Zhao N, Fan L, et al. Application of virtual reality on non–drug behavioral management of short–term dental procedure in children[J]. Trial, 2021, 22(1):562.

第二篇
护理常规

第四章　口腔门诊基础护理技术

第一节　口腔检查

口腔一般检查是医师通过询问、观察及借助常规器械进行的检查。主要包括：视诊、探诊、叩诊、扪诊和牙松动度检查。

口腔一般检查作为评估的一种方式，是整个护理程序的基础，同时也是护理程序中最为关键的步骤。护理人员应系统学习、掌握，对口腔的一般检查方法形成一个整体性的思维，以有效协作医师进行口腔检查。

一、口腔一般检查的准备

（一）体位调节

1.医师体位。医师位于牙科综合治疗椅的右前方或右后方，取坐位，脚底平放于地面，大腿下缘和双肩与地面平行，背部挺直，头略前倾，肘关节高度与患者口腔高度在同一平面上（图4-1-1）。

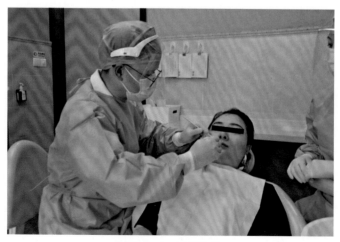

图 4-1-1　医师体位

2.患者体位。调节牙科综合治疗椅，患者处于仰卧位，头部与医师肘部平行，检查上颌牙时（图 4-1-2a），患者咬合平面与地面成 45°~ 90°，检查下颌牙时，咬合平面尽量与地面平行（图 4-1-2b）。

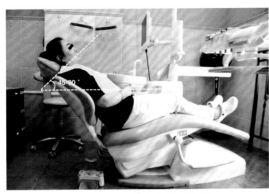
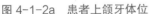
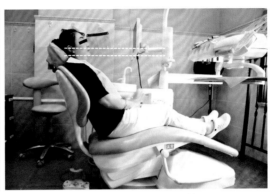

图 4-1-2a　患者上颌牙体位　　　　　图 4-1-2b　患者下颌牙体位

（二）灯光调节

在开始检查前，应调节好牙科综合治疗椅的椅位和灯光，保证光线充足和良好的视野。调节灯光时，应注意将灯光逐渐上移至口腔，应将光线集中照射口腔，避免直射患者眼部。

（三）用物准备

所有检查用物均应"一人一用一更换"。常使用口腔器械检查盘，内含口镜、镊子、探针和一次性胸巾。

1.口镜：由口镜头和柄组成，主要用于牵引或压唇、颊、舌等软组织，扩大视野，保护软组织；反射并聚光于观察部位，显示被检查部位的影像。其中金属口镜柄末端可用于牙体叩诊。

2.镊子：分为工作头与镊柄两部分，可夹持敷料、药物、器械等，也可进行牙齿松动度的检查。

3.探针：由手柄和两个工作端组成，一端为大弯，另一端为三弯，主要用于检查牙体龋坏部位、范围、深度。

二、口腔一般检查

在检查前，应向患者进行适当的说明，取得患者的充分理解后进行操作；检查的动作应轻柔，避免引起患者不必要的痛苦；完成检查后，应告知患者检查结果，并给予适当的防治指导。

检查时应首先检查主诉部位，再按一定顺序（右上象限→左上象限→左下象限→右下象限），进行全口牙的检查，以免遗漏。

一般左手握持口镜，右手使用探针或镊子，检查时以无名指为支点；能够熟练应用口镜集中光线至检查部位，增加照明；熟练利用口镜牵拉软组织。

（一）视诊

1.全身健康状况：观察患者的全身健康和精神健康状况。

2.颌面部情况：观察患者颌面部发育是否正常、对称，有无肿胀、畸形、肿物及窦道等。

3.口腔软组织：观察牙龈是否充血肿胀以及肿胀的程度和范围；黏膜色泽是否正常、有无水肿、溃疡。

4.牙和牙列：观察患者牙齿的颜色、形态和质地变化；观察口腔中修复体的情况。

（二）探诊

1.使用普通探针进行探诊。大弯端用于检查咬合面，三弯端用于检查邻面。

2.方法：采用执笔式握持探针，一定要有支点，动作轻巧，避免用力探入，以免引起不必要的疼痛。

（三）叩诊

1.使用金属手持器械的平端，如银汞充填器的柄端、金属口镜柄等，但不能用尖头镊子柄作叩诊。

2.方法：执毛笔式握持器械，垂直向叩击牙尖或切缘，水平向叩击牙冠部唇（颊）舌面中部，判断根尖部和牙周膜的健康状况和炎症程度。一般正常邻牙作为对照牙，先叩击邻牙作为对照。叩诊的力量宜先轻后重。依据患牙对叩诊的反应是否疼痛及疼痛的程度，判定根尖部和牙周膜的健康状况和炎症程度。

（四）扪诊

用手指扪及可疑病变部位，了解病变部位、范围、有无扪痛、有无波动感等。

（五）牙齿松动度的检查

1.用镊子夹住前牙切端或抵住后牙咬合面的窝沟，做唇舌向（颊舌向）、近远中向和颌龈向或切龈向摇动牙，观察牙晃动的程度。

2.记录结果：①Ⅰ度松动：唇舌向或颊舌向松动；或松动度小于 1 mm。②Ⅱ度松动：除唇舌向或颊舌向松动外，近远中向也松动；或松动幅度为 1 ~ 2 mm。③Ⅲ度松动：唇舌向或颊舌向、近远中向和垂直方向均出现松动；或松动幅度大于 2 mm。

第二节　椅旁四手操作技术

四手操作（Four Hands Operation），是指口腔治疗的全过程中，医师、护士采取舒适的坐位，患者平卧在牙科综合治疗台上，医护双手同时为患者进行各种操作，平稳而迅速地传递所用器材、材料，从而提高工作效率及质量。同时，通过四手操作也能减轻患者的张口时间及反复变化体位带来的不适，从而有效提高患者的满意度。

　　四手操作技术对护士的综合素质有一定的要求，护士要掌握口腔专科常见病的病因、临床症状与体征、治疗原则、治疗步骤；掌握口腔科器械、口腔科材料和口腔科常见药物的性能、保管与使用方法；掌握口腔专科护理技术；掌握口腔诊疗感染控制方法。

　　在具备以上丰富的理论知识和实践经验的基础上，护士才能高效、主动进行配合、参与治疗，真正达到高质量地为患者服务。

一、四手操作的环境准备

　　诊室应整洁、明亮、安全、舒适，布局合理（图4-2-1）。根据《医疗机构基本标准（试行）》2017版相关文件要求，口腔科诊室两连续综合治疗台间应设置物理隔断，其高度应至少1 800 mm，或两个综合治疗台间距离至少2 000 mm，墙距离治疗台尾部至少400 mm，诊室内至少每2台牙椅配备1套手卫生设施。

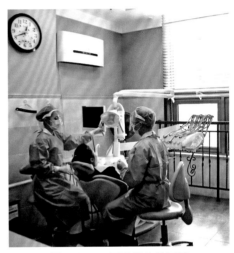

图4-2-1　四手操作的环境

　　1. 室内环境要求光线充足，但应防止阳光直射病人面部，装修应采用易于清洁且耐火吸声的材质。

　　2. 在空间布置上，主要分为开放式诊室模式和独立诊室模式。开放式模式在布置上主要是采用简单物理隔断式的多张椅位，多见于公立医院口腔门诊。该种模式在口腔护理人员的利用效益等方面具有便利，但从感染控制和保护患者隐私等角度考虑，仍有所欠缺（图4-2-2）。独立的口腔诊室设置，更利于口腔感染的控制，有效提升患者就诊的舒适度，减少诊疗过程中的环境干扰，也能一定程度上减少医疗纠纷的产生。多见于公立医院口腔门诊特诊科和民营口腔医疗机构（图4-2-3）。

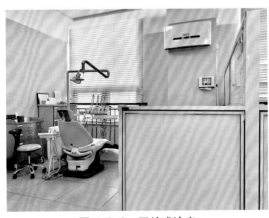

图4-2-2　开放式诊室

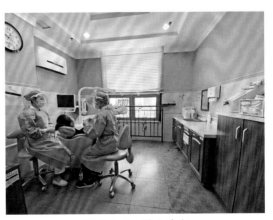

图4-2-3　独立诊室

3. 每个诊疗单元都应有口腔综合治疗台、移动治疗车和侧边台及医护专用椅。口腔综合治疗台主要用于口腔科治疗和诊断。一台口腔综合治疗台的使用面积需要 10 ～ 15 m² （图 4-2-4）。 移动治疗车是牙科诊室内重要的装备之一，用于容纳和摆放四手操作过程中所需的器械和药品，特点是灵活，所占空间小（图 4-2-5）。侧边台是指在口腔诊疗工作中，处于口腔综合治疗台周围，用于放置口腔常用器械、材料、工具，方便医师、助手操作的工作台。边台的使用可以减少各种器械分散摆放造成的无序混乱，使设备和器械的放置以人为中心。这样才能充分发挥各种设备的最佳效能，防止医师在强迫体位下进行诊治，既减轻医患疲劳又提高治疗效率（图 4-2-6）。医护专用椅的选择应符合人体工程学，有适当厚度的泡沫软垫作为支撑。座椅高度及椅背倾斜度均可调节。四手护士的座椅要有可旋转的扶手，双脚放于椅子底座，利用护士椅的弯形靠背承托上躯以达到平衡（图 4-2-7、图 4-2-8）。

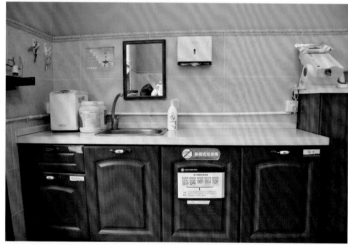

图 4-2-4　口腔综合治疗台

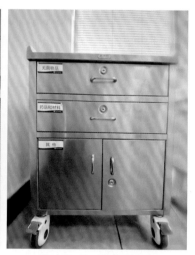

图 4-2-5　移动治疗车

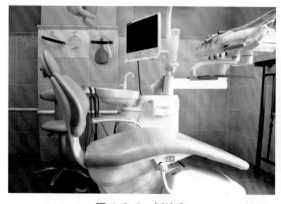

图 4-2-6　侧边台

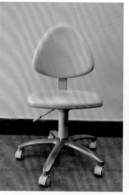

图 4-2-7　医师专用椅

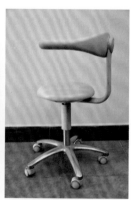

图 4-2-8　护士专用椅

二、四手操作的用物准备

口腔治疗中涉及的器械、药物和材料种类繁多且精细。充分器械准备，是医师高质量高效率工作的基础。四手护士应熟练掌握相关专科的器械、药物及材料的用途、使用方法；并且能在治疗前做好标准防护。

1. 常规用物：一次性口腔治疗盘（口镜、探针、镊子、胸巾）、铺巾、口杯、吸唾管、三用枪、一次性使用橡胶检查手套（图4-2-9）。

2. 特殊用物：专科器械、药物和材料（图4-2-10）。

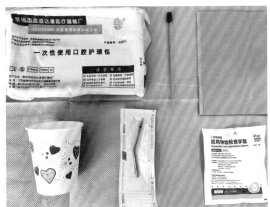
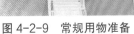

图 4-2-9　常规用物准备

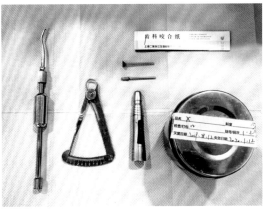

图 4-2-10　特殊用物准备

3. 防护用物：一次性隔离衣、防护面罩、护目镜、防污膜（图4-2-11）。

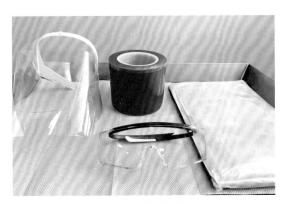

图 4-2-11　防护用物的准备

三、四手操作前对患者的准备

（一）查对

查对是为了保障患者安全、预防护理差错发生的重要环节。口腔门诊治疗用药种类繁多，且均为口头医嘱。为了有效防止护理差错的发生，必须严格进行查对工作，防止不良事件的发生。

1. 对患者进行身份核查。应采用反问式方法确认患者的身份信息。如：您好，请问您叫什么名字？您的年龄是多大？患者回答正确后再进行下一步的操作。

2. 对患者进行牙位核查。由医师、护士、患者进行三方核查治疗牙位。

3. 对给患者使用的药物、材料进行核查。①药物的核查：遵医嘱使用相关药物时，应与医生再次核对药物的名称，仔细核对剂量、浓度、有效期、使用方法以及用药患者的身份信息。②材料的核查：遵医嘱调拌相关材料时，应与医生再次核对调拌材料的名称、用量，仔细核对材料的有效期。

4. 对特殊人群进行核对工作时的注意事项。①老年患者常会出现听力衰退等问题，使得医患之间的有效交流面临着一定的挑战。四手护士应耐心协助该类老年患者，适当地提高讲话的音量，保证核对工作的准确开展。②儿童患者在操作前，可能出现拒绝治疗的抵触情绪，常会因恐惧而哭闹，给诊疗工作的有序开展带来挑战。四手护士要学会运用一般行为管理方法，如语言交流、非语言交流、T-S-D法、正强化法等，随时给予患儿充分的心理支持。③在与听障患者进行沟通时，四手护士应借助简单的手语、书写文字、展示图卡等"无声沟通"的形式，帮助该类患者充分理解相关的诊疗信息。

（二）签署知情同意书

知情同意书是患者表示自愿进行医疗治疗的文件证明（图4-2-12）。在正式治疗前需要让患者充分了解治疗的目的、过程、疗效、复诊次数、费用及治疗过程中可能出现的

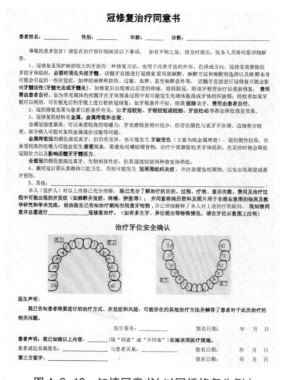

图4-2-12　知情同意书（以冠桥修复为例）

并发症（如麻醉并发症、疼痛、肿胀）等。再由医师、护士、患者进行三方治疗牙位安全确认后，患者签署声明知晓以上内容，签署同意实施该项医疗措施，并落款签名。同时医师、护士也应签名。

（三）对患者进行全身情况评估

就诊前，四手护士应全面询问患者的现病史（有无高血压、心脏病、糖尿病等基础性疾病）、既往史、用药史、过敏史。如有特殊情况应及时告知医师，并在病历本上备注相关内容。

治疗中在使用某些特殊仪器前，也必须进行评估。如使用超声洁牙机前，应注意询问患者是否安装有心脏起搏器。

（四）对患者进行术前宣教和心理护理

充分的沟通能有效减少医患纠纷的发生。

1. 四手护士应在治疗前与患者进行有效的沟通，沟通时，语言应通俗易懂，避免使用过多的专业词汇。

2. 四手护士应为患者介绍治疗的目的、过程、疗效、复诊次数、费用。让患者对诊疗过程有足够的了解。

3. 四手护士应告知患者在操作过程中的注意事项。在治疗过程中不能随意动头、闭嘴、晃动身体，如果有不舒服的地方，要举左手示意，医师就会暂停操作。

4. 做好患者心理护理，消除其紧张情绪。

四、四手操作的接诊准备

（一）接待患者上椅位，为患者系上治疗巾

1. 系治疗巾前，应正确区别治疗巾的正反面，应遵循"纸层在上"的原则。治疗巾的正面为纸面，可以瞬间吸收水污；治疗巾的反面为加有塑膜的胶面，有一定的防水性，能够阻隔血污泼溅，防止交叉感染。

2. 系治疗巾时，应注意不能将治疗巾直接越过患者面部。四手护士应站在患者的左后方，打开治疗巾的两根系绳，确认好治疗巾正反面无误后，用左手拿住两根系绳递至患者胸前下颌处，再用右手接住右边的系绳，最后嘱患者轻轻抬头，为患者系上治疗巾。

3. 系治疗巾时应注意松紧度要适宜（图4-2-13）。

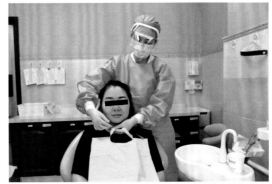

图 4-2-13　为患者系治疗巾

（二）指导患者术前漱口

在口腔操作过程中，高速涡轮手机等会产生大量气溶胶，其中可能会携带致病微生物，从而使口腔医务人员和患者感染疾病的风险增加。在进行口腔操作前，应指导患者采用正确的方法使用抗菌漱口水漱口。

1. 常用的漱口水有氯己定含漱液或聚乙烯吡咯烷酮碘抗菌漱口水。

2. 使用前应仔细询问患者有无相关的过敏史。

3. 应告知患者此漱口水应含漱使用，切勿吞咽。

4. 漱口水应至少含漱 1 min 后吐出。

（三）调节牙椅椅位

1. 诊疗椅靠背呈水平或抬高 7°~15°，患者取仰卧位，脊柱完全放松（图 4-2-14a）。

2. 椅位垂直高度，医师操作点在医师胸骨中点或者与心脏水平（图 4-2-14b）。

3. 心脏病患者、怀孕 7 个月以上的妇女、年老体衰或有驼背者、特别肥胖伴卧时有呼吸困难者，可根据患者自身情况适当调整椅位。

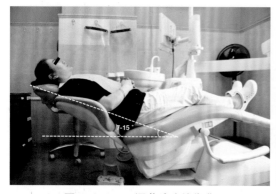

图 4-2-14a　调节诊疗椅靠背

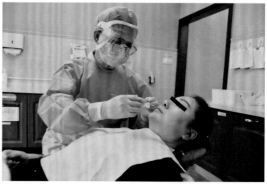

图 4-2-14b　调节椅位垂直高度

（四）调节牙椅灯光

1. 调节的方法：将灯头朝向患者身体上部，然后打开灯光，将光源自患者胸部移至口腔相应位置，避免直射患者的眼睛。

2. 调节的角度：治疗区为上前牙区：灯光与牙体唇面呈 45° 夹角（图 4-2-15）；治疗区为下前牙区：灯光与牙体唇面呈 90° 夹角（图 4-2-16）；治疗区为上后牙区：灯光自下往上照入，与牙体颌面呈 45° 夹角（图 4-2-17）；治疗区为下后牙区：灯光自上往下照入，与牙体颌面垂直呈 90° 夹角（图 4-2-18）。

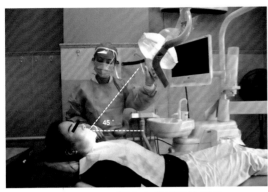

图 4-2-15　调节上前牙区的灯光

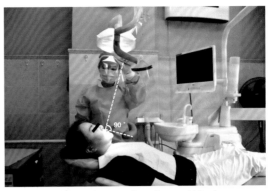

图 4-2-16　调节下前牙区的灯光

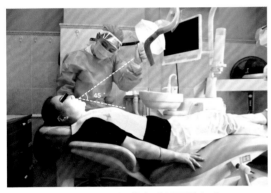

图 4-2-17　调节上后牙区的灯光

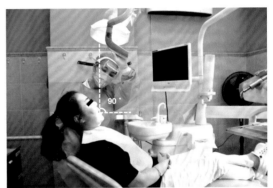

图 4-2-18　调节下后牙区的灯光

五、四手操作的标准预防

标准预防是医护人员将所有患者的血液、体液、分泌物、排泄物均视为具有传染性，均需隔离，且强调患者和医务人员的双向防护。

（一）环境的准备

1. 空气消毒：①口腔治疗诊室每天均应开窗或使用循环风让新鲜空气进入，加强诊室内空气流通可以降低诊室细菌性气溶胶的浓度，从而降低感染的风险。②使用空气净化系统，循环净化空气，降低致病性气溶胶的浓度，从而减少感染的风险。也可以使用紫外线及化学空气消毒法。

2. 物体表面消毒：①对于触及清洁和消毒的物体或器械表面，粘贴防污膜，以减少交叉感染。②在诊疗前后使用含季铵盐的消毒湿巾，按照"由洁到污"的原则，进行擦拭消毒。③操作结束后，护目镜和防护面罩均应使用消毒湿巾擦拭消毒，定点放置。

3. 管理冲洗：①每天开诊前，应冲洗管道 2 ~ 3 min。②高速手机每次使用后（两名患者之间），空踩脚踏控制板冲洗水路 30 s，以减少高速手机的水路回吸（图 4-2-19）。

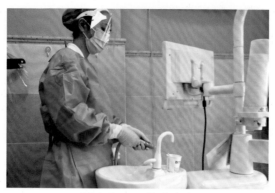

图 4-2-19　管路冲洗

（二）人员的准备

1. 按照"两前三后"的洗手指征洗手，即无菌操作前，接触患者前，接触患者后，接触患者环境后，接触患者血液体液后。医护人员应按"七步洗手法"进行洗手。

2. 医护人员严格执行手卫生制度，佩戴一次性使用橡胶检查手套时，应"一人一用一换"，操作中污染了的手套不能随意接触非避污区和无菌区。戴手套不能替代洗手，脱下手套后，应按"七步洗手法"正确洗手。

3. 医护人员应正确穿脱一次性隔离衣、佩戴一次性外科口罩、一次手术帽、防护面罩或护目镜，必要时使用医用防护口罩和防护服，以防自身感染。

4. 为患者佩戴护目镜，做好防护，避免传递器械、药物时，对患者眼部造成伤害。

六、医护四手操作的区域

医护四手操作的区域可用时钟图来表示（图 4-2-20）。

1. 医师的工作区位于时钟的 7 ~ 12 点。上颌操作多选 10 ~ 12 点，右侧下颌操作多选 7 ~ 9 点，左侧下颌多选 10 ~ 11 点。

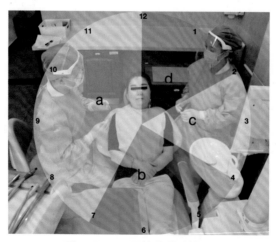

图 4-2-20　医护传递时钟图

2. 静止区放置治疗柜位于时钟的 12 ~ 2 点，用于放置护士的治疗车。

3. 护士的工作区域位于时钟的 2 ~ 4 点。

4. 传递的区域则是位于时钟的 4 ~ 7 点。

七、医护的坐姿要求

长期的不良坐姿易导致医护人员腰颈肩的职业病。标准的四手操作坐姿是根据人的固有感觉诱导（PD 理论），即失去平衡的部位能够最先回到原先最佳的位置，使人体的各个部分处于最自然、最舒适的状态，减少医护人员在精神和体力上的消耗。

1. 医生坐姿：取平衡舒适的体位，双足平放在地板上，大腿与地面平行，两肩连线与地面平行，双手保持在心脏水平，前臂在工作位时能与地面平行，背直且靠住椅背，头部微向前倾，医师的眼与患者口腔距离为 36 ~ 46 cm。

2. 护士坐姿：面对医生，座位比医生高 10 ~ 15 cm（图 4-2-21），双脚放在座椅底盘脚踏上，大腿与地面平行，座椅扶手位于肋下区，处于舒适的平衡工作位置（图 4-2-22）。

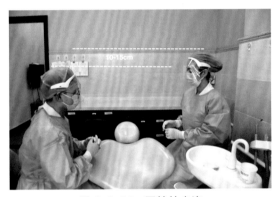

图 4-2-21　医护的坐姿

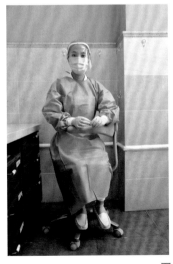

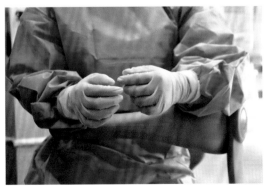

图 4-2-22　护士的坐姿

八、器械的传递和交换

实行正确的器械传递与交换是缩短患者的治疗时间，保证医疗质量的前提。

（一）基本原则

1. 节力原则。身体动作分级，第一级：只涉及手指的动作；第二级：涉及手指及手腕的动作；第三级：涉及手指、手腕及手肘的动作；第四级：涉及手指、手腕、手肘及手臂的动作；第五级：涉及上身的转动动作。原则上医护在进行四手操作时，应尽量避免或减少第四级和第五级的动作。

2. 安全原则。在操作过程中应注意避免医护人员出现暴露伤；防止口腔科细小器械、修复体和冲洗药物等误入到患者的食管或呼吸道。

（1）医护人员进行标准防护，禁止用双手回套针帽，防止针刺伤。

（2）在调节椅位时，应防止患者体位过仰。患者常取平卧位，治疗上颌时，上颌牙的咬合平面与地平面成 45°，高度在术者肩肘之间；治疗下颌时，下颌牙的咬合平面与地平面平行，下颌与术者的肘关节在同一高度或下颌略低。

（3）正确传递器械和物品。从患者胸前下颌处传递用物，禁止从患者脸部上方传递物品。

（4）对易脱落的小器械，护士可在器械的末端系安全绳，挂在患者的嘴角或套在医师的中指或无名指上，一旦器械脱落可立即拉出，防止误吸或误吞。

3. 视野清晰原则。在诊疗过程中，四手护士应注意根据医师操作的各个步骤，适时调整、聚焦灯光；同时也应辅助医师牵拉口角、舌体等，保证操作视野的清晰。

（二）器械的传递

1. 器械的握持方法。

（1）握笔式：将器械如握笔一样拿在手中（图 4-2-23）。器械握在拇指与食指间，中指放在下面作支持，类似握钢笔的方法，是临床上最常用的器械握持方法。改良握笔法，用拇指、食指、中指握持器械柄部，中指腹紧贴器械的颈部，食指的第二指关节弯曲，拇指、食指、中指构成一个三角形力点，常用于洁、刮治器的握持（图 4-2-24）。

（2）掌—拇式：将器械握于手掌之中，大拇指稳定器械，引导方向（图 4-2-25）。器械握于手掌内，四指紧绕器械柄，大拇指沿器械柄伸展作为支点。常用于牙铤、强力吸引器的握持。

（3）掌式：用手掌将器械牢固握于手中（图 4-2-26）。器械握于手掌内，食指、中指、无名指和小指并拢扣住一侧器械柄，拇指扣住另一侧器械柄，利用拇指及鱼际肌和掌指关节活动来张开或合拢器械。常用于拔牙钳、橡皮障夹钳、技工钳等器械的握持。

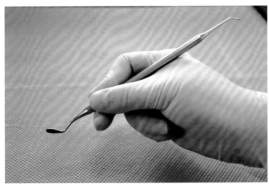

图 4-2-23　握笔式握持

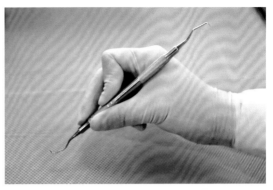

图 4-2-24　改良握笔式握持

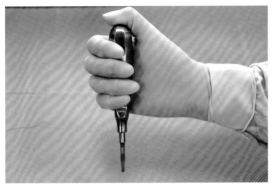

图 4-2-25　掌—拇式握持

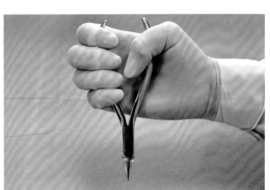

图 4-2-26　掌式握持

2. 双手传递器械。

（1）口镜、探针的传递：护士左手持探针一侧末端，右手持口镜非工作末端同时传递予医师（图 4-2-27）。

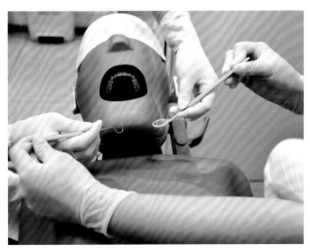

图 4-2-27　口镜、探针的传递

（2）对于不便使用单手同时抓握的器械，可使用双手传递法。

（3）传递时注意：护士握持传递器械的非工作端，医师接工作端；传递过程中，医护手无接触；传递时工作端指向治疗牙的牙位方向，医生接过器械无需调整，直接使用。

3. 单手传递器械。

医师右手拇指、食指分开呈接器械的准备姿势，护士用左手以握笔方式握持器械的非工作端手柄，工作端指向治疗牙的牙位方向，在传递区将器械传递给医师，临床上最常用单手握笔式直接传递法（图4-2-28）。

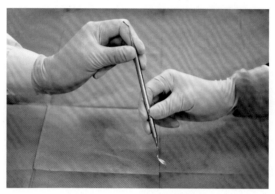

图4-2-28　单手传递器械

（三）器械的交换

1. 单手器械交换。

医师和护士将准备交换的两支器械放置于传递区内呈平行状态，护士以左手无名指或小指接过使用后的器械，再以拇指、食指及中指递送备用器械给医生使用，临床上最常用单手平行器械交换法（图4-2-29）。

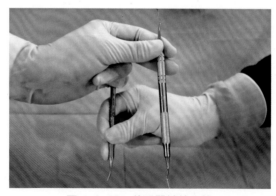

图4-2-29　单手器械的交换

2. 双手器械交换。

常用于交换体积较大的器械或交换使用的器械，如拔牙钳、牙挺。护士用一手接过医师使用后的器械，并用另一手传递备用给医师使用（图4-2-30）。

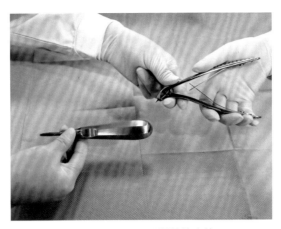

图 4-2-30　双手器械的交换

（四）器械传递和交换的注意事项

1.传递过程中禁止在患者的头面部传递器械，以确保患者治疗安全。

2.护士应提前了解病情及治疗程序，准确、及时交换医师所需器械及其工作端，当医生治疗结束后，将器械离开患者口腔 2 cm 左右时，护士应及时准备交换下一步治疗所需器械，手持非工作端，准确传递。

3.器械交换过程中，保证器械交换顺利，无污染，无碰撞。

4.应格外注意锐利器械，防止损伤患者面部。

5.传递有枢纽的器械时，把关节打开，手握近工作端、近关节的柄部而不接触工作端，直接把柄部放在医师的手掌中或套在手指上。

6.带有关节的器械，如脱冠器、碧蓝麻注射器、琼脂注射器等，在传递前应将各个关节拧紧。

7.传递修复托盘时护士握持托盘两侧牙弓，将托盘柄朝向医师。

8.传递时应注意治疗牙位的方向，如传递碧蓝麻注射器，当治疗牙位是上颌牙时，注射尖端应朝上传递；当治疗牙位时下颌牙时，注射尖端应向下传递。

9.治疗过程中密切观察患者的反应，如有异常及时通知医师。

九、吸唾技术

吸唾技术即为在口腔治疗中使用吸唾装置，将口腔中水气、雾气、血液、唾液等吸出，为操作人员提供清晰的视野，促进操作顺利完成。是口腔四手操作技术的重要组成部分。吸唾器分为强吸和弱吸。

（一）吸唾的目的

1.保持工作区无水、无唾液、无碎屑，为医师提供清晰干燥的操作区域。

2.用来牵拉、推开口内软组织，避免高速手机及锐器的损伤，确保口腔内的操作空间，为医师提供最佳的操作视野。

3.排除水雾、粉尘等给患者带来的不适，保证患者的安全舒适。

4.吸唾使患者长时间保持仰卧位，缩短整体治疗时间，提高医师的工作效率。

5.维持诊室空气清洁，预防医护患潜在感染。

（二）强吸的优缺点

1.强吸的优点包括能快速有效清除口腔内大量液体与磨切下的固体碎屑，去除作用在牙齿上的酸蚀剂等药物，避免刺激黏膜组织，电刀切牙龈时清除异味和烟雾，牵拉舌和颊，使术者视野更清晰。

2.强吸的缺点包括噪声大，容易引起患者紧张或不适，操作不当会干扰术者的操作视野，若吸头过于接近口腔软组织，可能吸住部分软组织甚至造成创伤，若触及软腭有可能引起呕吐反应。

（三）弱吸的优缺点

1.弱吸的优点包括放在口角或舌下不会伤及黏膜组织，在咽喉区不易触及软腭，可以更接近工作区并辅助性牵拉颊舌，更适用于张口受限或咽部敏感的患者，当不能四手操作时可以挂在口腔中。

2.弱吸的缺点包括负压的强度不足以去除固体碎屑、酸蚀剂及消除异味。

（四）握持吸唾器的方法

1.掌姆指法：用于强吸（图4-2-31）。

2.反掌姆指法或执笔式法：用于弱吸（图4-2-32）。

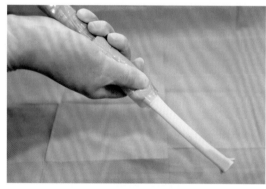 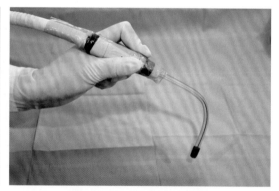

图 4-2-31　掌姆指法　　　　　　　　图 4-2-32　执笔式法指法

（五）吸唾的方法

1.四手护士右手握持吸引器，将其工作端平行于牙的颊或舌面，使其边缘与牙面平齐，放置于操作点位或磨牙后区位。

2.医师停止治疗后，护士可将吸唾头移至口腔前牙约1.0 cm，嘱患者轻闭嘴唇，含住吸唾管，将口腔内剩余唾液送至吸唾管头彻底吸净（图4-2-33）。

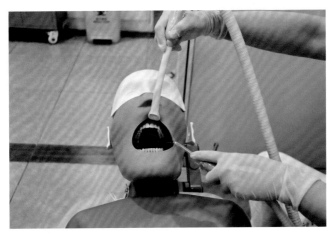

图 4-2-33 吸唾的方法

（六）放置吸唾器的原则和注意事项

1. 放置吸唾器的原则为四手护士应将吸唾器先就位，医师再放置牙科手机和口镜。不能影响医师视线和口腔内器械操作。

2. 放置吸唾管时，避免触及患者软腭，以免引起咽反射。

3. 吸唾时间过长会使口腔过度干燥。吸引器前端不要过度压迫软组织，不要吸引舌系带和舌下黏膜组织。

十、四手操作后的护理

（一）患者的护理

协助患者取下治疗巾、防护镜，调整牙椅复位，嘱患者漱口后，协助其下牙椅并协助其整理容貌。由于大多数口腔疾病的治疗时间较长，老年患者或体弱的患者容易出现体位性低血压，在起身下牙椅时易出现一过性晕厥，存在跌倒的风险。应注意指导该类遵循"三个三十秒"，即下牙椅前先躺三十秒，然后起身坐三十秒，最后站立三十秒再行走。

（二）用物整理

1. 使用后的物品进行分类处理，经过酶清洗剂进行消毒的预处理，再由器械护士收取并送至供应室进行消毒。

2. 根据"由洁到污"的原则，先祛除防污膜，再用含季铵盐的消毒湿巾进行擦拭消毒牙椅、防护面罩。

3. 空踩脚踏控制板冲洗水路 30 s，以减少高速手机的水路回吸。

（三）个人防护

诊疗结束后，应按"七步洗手法"进行洗手。

（四）术后宣教

为患者进行术后宣教，交代注意事项，预约下次复诊时间。

（邱莹茜　牟思圆　陆　瑶）

第三节　静脉输液技术

静脉输液是利用大气压和液体静压原理，经静脉将无菌溶液、电解质或药物输入体内的治疗方法。静脉输液是临床治疗和抢救的重要措施。通过静脉输液，可以有效地补充机体损失的体液和电解质，增加血容量，改善微循环，维持内环境的稳定。因此，护理人员必须熟练掌握静脉输液的知识和技能，以保证病人的治疗和抢救安全有效。

一、静脉输液目的

1. 补充水和电解质，预防和纠正水、电解质和酸碱平衡失调，常用于各种原因的脱水、禁食、大手术后的患者。

2. 补充血容量，改善微循环，维持血压，常用于治疗烧伤、出血、休克的病人。

3. 输入药物，治疗疾病，常用于中毒、感染、组织水肿及各种经静脉输入药物治疗的患者。

4. 补充营养，维持热量，促进组织修复，获得正氮平衡。常用于慢性消耗性疾病、禁食、胃肠吸收障碍、大手术后的患者。

二、静脉输液常用溶液

1. 供给水分和热量，用 5% ~ 10% 葡萄糖溶液。

2. 供给电解质，用 0.9% 氯化钠、5% 葡萄糖氯化钠、复方氯化钠等溶液。

3. 调节酸碱平衡，用 5% 碳酸氢钠、11.2% 乳酸钠溶液等。

4. 增加血浆渗透压，增加血容量，用各种右旋糖酐注射液、羟乙基淀粉等代血浆。

5. 利尿脱水，用甘露醇、山梨醇、高浓度葡萄糖注射液等。

6. 其他。用于特定治疗目的，如浓缩白蛋白注射液，可维持胶体渗透压，减轻组织水肿；水解蛋白注射液，用以补充蛋白质；静脉营养液可由静脉输入，能供给患者热量，维持其正氮平衡，并供给各种维生素、矿物质的液体，多用于不能进食的重症患者。

三、口腔门诊常用输液部位

静脉输液时根据患者的年龄、意识、体位、病情、溶液种类，或即将进行的手术部位等情况，来选择穿刺部位。

（一）周围浅静脉

1.上肢浅静脉：常用的有手背静脉网、肘正中静脉、头静脉、贵要静脉。

2.下肢浅静脉：常用的有大隐静脉、小隐静脉和足背静脉网。因下肢静脉有静脉瓣，容易形成血栓，故不作为静脉输液时的首选部位。

（二）中心静脉

常用的有颈内静脉、锁骨下静脉，需要大量输液输血或为满足手术需求的患者，多选择此部位。

四、静脉输液技术介绍

临床上常采用密闭式输液法，是将一次性输液器插入原装密闭瓶或软包装密封袋进行输液的方法，操作简便，污染机会少，广泛用于临床。按照进入血管通道器材所到达的位置，分为周围静脉输液法和中心静脉输液法。此处针对密闭式周围静脉输液法操作流程介绍如图 4-3-1 所示。

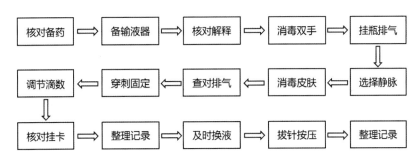

图 4-3-1　密闭式周围静脉输液法流程图

五、常见输液工具

输液工具的遴选原则：满足输液治疗需要；穿刺次数少；留置时间长；对患者损伤小、风险小。应在评估患者病情，满足治疗方案的前提下，选择管径最细，管腔数量最少，长度最短的导管。

1.外周静脉输液工具种类及使用时效，见表 4-3-1。

表 4-3-1　外周静脉输液工具种类及使用时效

名称	使用时效
头皮针	短期输液，输液时间小于 4 h
静脉留置针	预期治疗时间 <6 天
中长导管	预期治疗时间 1 ~ 4 周

2. 中心静脉输液工具种类及使用时效，见表 4-3-2。

表 4-3-2　外周静脉输液工具种类及使用时效

名称	使用时效
中心静脉导管	预期治疗时间小于 30 天
经外周置入中心静脉导管	预期治疗时间 7 天～1 年
输液港	长期治疗，超过 1 年

六、输液速度调节

（一）输液速度的计算

在输液过程中，每毫升溶液的滴数称为该输液器的点滴系数（gtt/mL）。目前常用输液器的点滴系数有 10、15、20 几种型号，计算时以生产厂家输液器袋上标明的点滴系数为准。静脉滴注的速度与时间可以按下列公式计算。

1. 已知输入液体总量与计划所用输液时间，计算每分钟滴数。

$$每分钟滴数 = \frac{液体总量（mL）× 点滴系数}{输液时间（min）}$$

2. 已知每分钟滴数与输液总量，计算输液所需要的时间。

$$输液时间（h）= \frac{液体总量（mL）× 点滴系数}{每分钟滴数 × 60（min）}$$

（二）输液泵的临床应用

输液泵是机械或电子控制装置，能将药液长时间微量、均匀恒定、精准地输入体内，临床上常用于需要严格控制输入液量和药物的患者，如升压药物、抗心律失常药物、静脉麻醉药物和危重患者的治疗与抢救。

七、输液常见故障处理方法

（一）溶液不滴

1. 针头滑出血管外，液体注入皮下组织。表现为局部肿胀、疼痛，应另选血管重新穿刺。

2. 针头斜面紧贴血管壁妨碍液体输入。应调整针头位置或适当变换肢体位置。

3. 确定针头阻塞，药液不滴。挤压有阻力无回血，确定针头阻塞，应更换针头重新穿刺。

4. 压力过低，适当抬高输液架高度，升高输液瓶，加大压力。

5. 血管痉挛，局部可行热敷、按摩、必要时注入少量 0.25% 盐酸普鲁卡因，以扩张血管。

（二）滴管内液面过高

1. 滴管侧壁有调节孔者，可夹住滴管上端的橡胶管，打开调节孔，待液面降至露出滴管时，关闭调节孔，松开上端的橡胶管。

2. 滴管侧壁无调节孔者，可将输液瓶取下，使导管的双针头露出液面，但须保持橡胶管点滴通畅，待滴球内液体下降滴管露出液面时，再挂回输液架上即能继续点滴。

（三）滴管内液面过低

1. 滴管侧壁有调节孔者，可夹住滴管下端的橡胶管，打开调节孔，当液面升高至适当水平时再关闭调节孔，松开下端橡胶管即可。

2. 滴管侧壁无调节孔者，可夹住滴管下端的橡胶管，用手挤压滴管上端的橡胶管，待滴管液面升至适当水平时，将滴管上端橡胶管内的空气挤入输液瓶，松开下端橡胶管即可。

3. 输液过程中，如果茂菲氏滴管内液面自行下降则应检查滴管上端橡胶管与茂菲氏滴管有无漏气或裂隙，必要时予以更换。

八、常见输液反应及防治

（一）发热反应

1. 原因：发热是常见的输液反应，常因输入致热物质、输液瓶清洁消毒不完善或再次被污染；输入液体消毒、保管不善变质；输液管表层附着硫化物等所致。

2. 症状：主要表现发冷、寒战、发热（轻者发热常在38℃左右，严重者高热达40～41℃），并伴有恶心、呕吐、头痛、脉快、周身不适等症状。

3. 防治方法：①反应轻者可减慢输液速度，注意保暖（适当增加盖被或给热水袋）；重者须立即停止输液；高热者给以物理降温，必要时按医嘱给予抗过敏药物或激素治疗。②输液器必须做好除去热原的处理。

（二）心力衰竭、肺水肿

1. 原因：由于滴速过快，在短期内输入过多液体，使循环血容量急剧增加，心脏负担过重所致。

2. 症状：患者突然感到胸闷、气短、咳泡沫样血性痰；严重时稀痰液可由口鼻涌出，肺部出现湿啰音，心率快。

3. 防治方法：①输液滴速不宜过快，输入液量不可过多。对心脏病患者、老年和儿童尤须注意。②当出现肺水肿症状时，应立即停止输液，并通知医师，让患者取端坐位，两腿下垂，以减少静脉回流，减轻心脏负担。③按医嘱给以舒张血管、平喘、强心剂。④高流量氧气吸入，并将湿化瓶内水换成20%～30%酒精湿化后吸入，以减低肺泡内泡沫表面的张力，使泡沫破裂消散，从而改善肺部气体交换，减轻缺氧症状。⑤必要时进行四肢轮扎止血带（须每隔5～10 min轮流放松肢体，可有效地减少回心血量），待症状缓解后，止血带应逐渐解除。

（三）静脉炎

1. 原因：由于长期输注浓度较高、刺激性较强的药物，或静脉内放置刺激性强的塑料管时间过长而引起局部静脉壁的化学炎性反应；也可因输液过程中无菌操作不严格引起局部静脉感染。

2. 症状：沿静脉走向出现条索状红线，局部组织红、肿、灼热、疼痛，有时伴有畏寒、发热等全身症状。

3. 防治方法：以避免感染，减少对血管壁的刺激为原则。①严格执行无菌技术操作，对血管有刺激性的药物，应充分稀释后应用，并防止药物溢出血管外。同时要经常更换注射部位，以保护静脉。②抬高患肢并制动，局部用95%酒精或50%硫酸镁进行热湿敷。③超短波理疗，用TDP治疗器照射，每日2次，每次30 min。

（四）空气栓塞

1. 原因：输液管内空气未排尽，导管连接不紧，有漏缝；加压输液、输血无人在旁看守，均有发生气栓的危险。

2. 症状：患者感觉胸部异常不适，濒死感，随即出现呼吸困难，严重紫绀，心电图可表现心肌缺血和急性肺心病的改变。

3. 防治方法：①输液时必须排尽空气，如需加压输液时，护士应严密观察，不得离开患者，以防液体走空。②立即使患者左侧卧位和头低足高位，此位置在吸气时可增加胸腔内压力，以减少空气进入静脉，左侧卧位可使肺动脉的位置在右心室的下部，气泡则向上飘移右心室尖部，避开肺动脉入口，由于心脏跳动，空气被混成泡沫，分次小量进肺动脉内。③给予高流量氧气吸入，提高机体的血氧浓度，纠正缺氧状态。④如患者安置中心静脉导管，可从导管中抽出空气，这是快捷的救治方法。

（王林翀　吴彩娥）

第四节　无菌操作技术

无菌操作作为预防感染和交叉感染的一项基础且重要的技术，医护人员必须正确熟练地掌握，在技术操作中严守操作规程，不能违反任何一个环节，以确保患者安全，防止医源性感染的发生。

一、基本概念

无菌技术：是指在医疗、护理操作中，防止一切微生物侵入人体和防止无菌物品、无菌区域被污染的操作技术。

无菌物品：是指经过物理或化学方法灭菌处理后未被污染的物品。用于需进入人体内部，包括进入血液、组织、体腔的医用器材，如手术器械、注射用具、一切置入人体腔的引流管等。

无菌区域：是指经过灭菌处理后未被污染的区域。

非无菌物品或非无菌区域：是指未经过灭菌处理或经过灭菌处理后被污染的物品或区域。

二、无菌操作技术原则

（一）操作前准备

1. 环境：操作区域应清洁、宽敞，无菌操作前 30 min 通风，停止清扫地面，减少人员走动，以降低室内空气中的尘埃。

2. 操作人员：应穿戴整齐，帽子遮盖头发，口罩盖住口鼻，修剪指甲，刷洗双手。必要时穿无菌衣，戴无菌手套。

（二）操作中保持无菌

1. 操作者应面向无菌区域，身体应与无菌区保持一定距离，手臂须保持在腰部或操作台面以上，不可跨越无菌区域。避免面对无菌区谈话、咳嗽、打喷嚏。

2. 取、放无菌物品时，应面向无菌区，用无菌持物钳夹取无菌物品。无菌物品一旦被取出，即使未使用，也不可放回无菌容器内。

3. 一套无菌物品，仅供一位患者使用，防止交叉感染。

4. 操作中，无菌物品疑有污染或已被污染，不可使用，应予更换或重新灭菌。

5. 明确无菌区、非无菌区，无菌物品、非无菌物品，非无菌物品应远离无菌区。

（三）无菌物品保管

1. 存放环境：适宜的室内环境要求温度低于 24 ℃，相对湿度＜70%；无菌物品应存放于无菌包或无菌容器内，并置于高出地面 20 cm、距离天花板超过 50 cm、离墙远于 5 cm 处的物品存放柜或架上，减少来自地面、屋顶和墙壁的污染。

2. 标识清楚：无菌包或无菌容器外需标明物品名称、灭菌日期；无菌物品必须与非无菌物品分开放置，并且有明显标志。

3. 使用有序：无菌物品通常按有效期或失效期先后顺序摆放取用；必须在有效期内使用，可疑污染、污染或过期应重新灭菌。

4. 储存有效期：使用纺织品材料包装的无菌物品普通环境下有效期为 7 天，如符合存放环境要求，有效期宜为 14 天；使用医用一次性纸袋包装的无菌物品，有效期宜为 1 个月；使用一次性医用皱纹纸、一次性纸塑袋、医用无纺布或硬质密封容器包装的无菌物品，有效期为 6 个月；由医疗器械生产厂家提供的一次性使用无菌物品遵循包装上标识的有效期。

三、口腔门诊常见的无菌技术应用

（一）工作帽和口罩

戴工作帽可防止头发上的灰尘及微生物落下造成污染。工作帽大小适宜，头发全部塞入帽内，不得外露。

戴口罩可防止飞沫污染无菌物品。口罩应盖住口鼻，系带松紧适宜，不可用污染的手触及。不用时不宜挂于胸前，应将清洁面向内折叠后，放入干净衣袋内。口罩一经潮湿或污染，则病菌易于侵入，应及时更换。

（二）手卫生

手卫生是洗手、卫生手消毒和外科手消毒的总称。手卫生主要是针对医护人员在工作中存在交叉感染的风险而采取的措施，是医院感染控制的重要手段。通过手卫生，可以有效地降低医院感染。

1. 洗手：医务人员用皂液和流动水洗手，去除手部皮肤污垢、碎屑和部分致病菌的过程。在护理病人前后，执行无菌操作、取用清洁物品之前、接触污染物之后均应洗手。

2. 卫生手消毒：医务人员用速干手消毒剂揉搓双手，以减少手部暂居菌的过程。

3. 外科手消毒：医务人员用皂液和流动水洗手后，再用手消毒剂清除或者杀灭手部暂居菌的过程。常用消毒剂有 0.2% 过氧乙酸、碘伏、洗必泰等。

（三）口腔门诊常用器械的种类

1. 卵圆钳。钳的柄部有两环，使用时手指套入环内，钳的下端（持物端）有两个小环，可用以夹取刀、剪、钳、镊、治疗碗及弯盘等。由于两环平行紧贴，不能持重物。

2. 镊子。镊的尖端细小，使用时灵巧方便。适用于夹取棉球、针头、缝针等小物品。

3. 口镜。可用以反向或聚集光线到检查部位，反映视线不能直达部位的影像，用于牵引或拨压唇、舌、颊等软组织。

4. 探针。用以检查龋齿、牙齿感觉过敏区，探测牙周盲袋、窦道等。

5. 挖匙。用于除去龋洞内的龋坏牙本质及其他污物。

（四）无菌容器的使用

经灭菌处理的盛放无菌物品的器具称无菌容器，用于盛放无菌物品并保持其在无菌状态，如无菌盒、贮槽、罐等。无菌容器应定期消毒灭菌；一经打开，使用时间不超过 24 h。

（五）无菌溶液的倒取

取无菌溶液瓶，核对标签，检查瓶盖有无松动，瓶壁有无裂痕，溶液有无沉淀、混浊、变色、絮状物。符合要求方可使用。无菌溶液一次未用完时，按常规消毒瓶塞、盖好。注明开瓶时间，有效期不超过 24 h。不可将无菌物品或非无菌物品伸入到无菌溶液内蘸取或者直接接触瓶口倒液，已倒出的溶液不可再倒回瓶内。

（六）无菌包的应用

取无菌包时，先查看名称，灭菌日期，是否开启、干燥。将无菌包放在清洁干燥的平面上，解开系带卷放于包布角下，依次揭左右角，最后揭开内角，注意手不可触及包布内面。用无菌钳取出所需物品，放在已备好的无菌区域内。如包内物品一次未用完，则按原折痕包好，注明开包时间，有效期为24 h。如不慎污染包内物品或被浸湿，则需要重新灭菌。

（七）无菌盘的应用

将无菌治疗巾铺在清洁、干燥的治疗盘内，使其内面为无菌区，可放置无菌物品，以供治疗和护理操作使用。有效期限不超过4 h。

（八）戴脱无菌手套

1. 戴无菌手套：①一手捏住一只手套的反褶部分，另一手对准五指戴上手套；②戴好手套的手指插入另一只手套反褶内面；③将一只手套的翻边扣套在工作服衣袖外面；④将另一只手套的翻边扣套在工作服衣袖外面。

2. 脱手套：将手套口翻转脱下，不可用力强拉手套边缘或手指部分。

（王林翀　吴彩娥）

参考文献

1. 赵佛容. 口腔护理学 [M]. 3 版. 上海：复旦大学出版社, 2017.

2. 赵铱民, 陈吉华. 口腔修复学 [M]. 7 版. 北京：人民卫生出版社, 2012.

3. 李秀娥, 王春丽. 实用口腔护理技术 [M]. 北京：人民卫生出版社, 2016.

4. George RJ. Improving productivity in the dental practice：a starting point[J]. N Z Dent J, 1996, 92(409): 73-75.

5. 周婷婷, 张莉, 张琼, 等. 浅析医护四手操作竞赛存在的问题 [J]. 当代护士（下旬刊）, 2018, 25(11): 176-180.

6. 张庆福, 牛璐, 汪沛, 等. 新型冠状病毒肺炎疫情防控对口腔诊疗环境设置的启示 [J]. 海军医学杂志, 2021, 42(1): 46-49.

7. 范宝林, 左志强, 张长江, 等. 北大口腔医院新门诊大楼制作口腔边台研究 [J]. 中国医学装备, 2007, 4(12): 27-30.

8. 王铝亚, 林洁, 李佳, 等. 口腔门诊致病性气溶胶的防控策略 [J]. 当代护士（上旬刊），

2021, 28(1): 108–110.

9. 李秀娥, 王春丽, 严红, 等. 口腔门诊护理中器械、药品风险分析及应对措施 [J]. 护士进修杂志, 2010, 25(7): 591–592.

10. 杨英, 廖丽华, 时丹, 等. 无声沟通方式在聋哑患者手术中的应用 [J]. 护理实践与研究, 2016, 13(12): 87–88.

11. 曾素琴, 刘齐英. 口腔专业新护士岗前临床护理技能培训实践 [J]. 齐鲁护理杂志, 2012, 18(15): 100–101.

13. 赵岩. 医院感染防控中口腔科无菌技术的应用 [J]. 深圳中西医结合杂志, 2020, 30(8): 161–162.

14. 彭飞, 高连娣, 席淑华. 新护士规范化培训: 临床护理操作技能与行为规范 [M]. 上海: 上海科学技术出版社, 2019.

15. 李小寒, 尚少梅. 基础护理学 [M]. 6 版. 北京: 人民卫生出版社, 2017.

16. 刘东玲, 李艳秋, 边立新, 等. 口腔诊疗中的护理与医院感染防控 [J]. 吉林医学, 2010, 31(16): 2526.

第五章 口腔局部麻醉护理

局部麻醉是指运用局麻药物暂时性阻断机体一定区域内神经末梢和纤维的感觉传导功能，从而使该区域疼痛消失的麻醉方法。确切的含义是局部无痛，即除痛觉消失外，其他感觉如触压觉、温度觉等依然存在，患者仍保持清醒的意识。大量医学史籍报道医师们采用冰水浸泡或者淋洗浴手术的部位，用力压患处使之麻木，让患者饮酒至大醉或在威士忌酒中加入鸦片等落后的镇痛方式，催促着麻醉药物的发现和创新。

心理学奠基人匈牙利医师蒙德·佛洛依德（Sigmund Freud）1884年尝试治疗吗啡成瘾时发现可卡因的麻醉作用，他的同事眼科医师卡尔·科勒（Karl Koller）则将该药成功用于眼科手术，第一次发现了其局部麻醉作用，后又在美国外科医师威廉·斯图尔特·霍尔斯特德（William Stewart Halsted）帮助下发展和改良了神经阻滞方法。由于可卡因的不良反应，1905年德国化学家艾尔弗雷德·艾因霍恩（Alfred Einhorn）合成了脂类局麻药物普鲁卡因，推广并大量应用在包括口腔治疗在内的局部麻醉领域。酰胺类局麻药阿替卡因首先由德国科学家于1969年合成，目前已成为口腔疾病治疗中最广泛使用的局部麻醉药物。口腔局部麻醉在解决口腔疼痛性疾病，以及在进行各种口腔手术治疗中发挥极为重要的作用。

第一节 概述

局部麻醉（Local Anesthesia）简称局麻，常用于口腔颌面外科门诊手术、牙体牙髓病治疗、牙周刮治治疗、牙种植手术等。局部麻醉的优点在于简便易行、安全、患者清醒、并发症少和对患者生理功能影响较小。局部麻醉药物中可加入适量的血管收缩剂，还可以减少术区出血，便于手术操作。但对不合作的患者（包括儿童患者）及局部有炎症者，局麻的临床应用则会受到一定限制。

一、常用的局麻药物

（一）局麻药物的作用机制

可逆性地阻断 Na^+ 的内流从而抑制细胞的去极化，阻碍冲动的传递。局麻药物并不会特异性地作用于三叉神经，而可以作用于全身的 Na^+ 通道，包括心脏和大脑。一旦血药浓度达到一定的水平，将会在这些器官产生一系列的临床效应。

（二）局麻药物的种类

按化学结构可分为酯类和酰胺类。目前，临床上常用局麻药主要是酰胺类的利多卡因、阿替卡因、甲哌卡因和罗哌卡因等。而脂类的普鲁卡因和地卡因已经很少使用。

1.盐酸利多卡因。

（1）适应证：为局麻药及抗心律失常药。主要用于浸润麻醉、硬膜外麻醉、表面麻醉（包括胸腔镜检查或腹腔手术时黏膜麻醉作用）及神经传导组织。可用于急性心肌梗死后室性早搏和室性心动过速，亦可用于洋地黄类中毒、心脏外科手术及心导管引起的室性心律失常。局麻作用较强、维持时间较长。口腔科临床上主要以 1% ~ 2% 利多卡因行口内阻滞麻醉，也是目前口腔科应用最多的局部麻醉药。

（2）不良反应：可作用于中枢神经系统，引起嗜睡、感觉异常、肌肉震颤、惊厥昏迷及呼吸抑制等；还可引起低血压及心动过缓，血药浓度过高，可引起心房传导速度减慢、房室传导阻滞及抑制心肌收缩力和心输出量下降。

（3）禁忌证：对局部麻醉药过敏者禁用；阿－斯氏综合征（急性心源性脑缺血综合征）、预激综合征、严重心传导阻滞（包括窦房、房室及心室内传导阻滞）患者静脉禁用。

2.阿替卡因。

（1）适应证：口腔用局部麻醉剂，特别适用于涉及切骨及黏膜切开的外科手术过程。阿替卡因组织渗透性极强，毒性较利多卡因低，少见过敏反应。阿替卡因肾上腺素注射液具有用量少、效力高、麻醉时间适宜等特点。适用于成人及 4 岁以上儿童的浸润麻醉。

（2）不良反应：用药过量或某些敏感的患者可能出现以下临床症状 / 体征：①中枢神经系统，神经质、激动不安、呵欠、震颤、忧虑、眼球震颤、多语症、头痛、恶心、耳鸣。如出现以上症状，应要求患者过度呼吸，严密监视以防中枢神经抑制造成病情恶化伴癫痫。②呼吸系统，呼吸急促、然后呼吸过缓，可能导致呼吸暂停。③心血管系统，心动过速、心动过缓、心血管抑制伴随动脉低血压，可能导致虚脱，心律失常（室性早搏、室颤），传导阻滞（房室传导阻滞）。本品含有的抗氧剂亚硫酸盐可能引起过敏反应，如支气管痉挛等。

（3）禁忌证：严重房室传导障碍而无起搏器的患者；对局麻药或阿替卡因肾上腺素其他成分过敏者；经治疗未控制的癫痫；卟啉病。

3.盐酸甲哌卡因。

其特点是起效时间快，心血管不良反应少，但麻醉持续时间较短。适用于操作时间较短的口腔治疗及高血压患者，4 岁以下儿童禁用。甲哌卡因的适应证、不良反应、禁忌证同阿替卡因。

4. 盐酸罗哌卡因。

其显著特点是麻醉持续时间长，血管神经副作用低及术后镇痛效果好。1∶200 000 肾上腺素的 0.5% 罗哌卡因可取代含肾上腺素的丁哌卡因或利多卡因。

5. 丁卡因。

易溶于水，对黏膜穿透力强，麻醉效力高，但毒性也大。临床上主要用于表面麻醉。

二、局麻药中血管收缩剂的应用

1. 通过收缩血管，减少了注射部位的血流，麻醉剂吸收到心血管系统的速度减慢，从而使血中麻醉剂含量减少。

2. 麻醉剂在血液中的低含量减少了麻醉剂毒性产生的可能。

3. 麻醉剂在神经内或周围保留时间增长，从而延长了麻醉剂的麻醉时间。

4. 血管收缩剂减少了注射部位的出血点，此点在手术过程中很有意义。

一般是将肾上腺素以 1∶50 000 ～ 1∶200 000 的比例加入局麻药溶液中。注射肾上腺素可引起心悸、头痛、震颤、血压升高、心律失常甚至心室纤颤等不良反应。因此，应严格限制麻药中的肾上腺素浓度和控制好一次性注射量。健康人注射含 1∶100 000 肾上腺素的利多卡因每次最大剂量为 20 mL（肾上腺素 0.2 mL）；有心血管疾病者 4 mL（肾上腺素 0.04 mL）。这种方法常常是由护士手工加入，会出现剂量误差，从而产生一系列不良反应。目前基本已不使用这种方法添加血管收缩剂，而使用盐酸阿替卡因肾上腺素针剂。

三、局麻药的过敏试验

局麻药过敏主要与药物代谢产物对氨基苯类甲酸有关，也可能由局麻药中的添加剂所致。有关局麻药过敏反应的报道主要集中于脂类药如普鲁卡因，而酰胺类局麻药的过敏反应罕见。对于过敏体质的患者，建议作普鲁卡因过敏试验；普鲁卡因过敏试验阳性或有过敏史者，可改用利多卡因，但也应作利多卡因过敏试验。普鲁卡因皮内试验方法如下：1% 普鲁卡因 0.1 mL 稀释至 1 mL，皮内注射 0.1 mL，20 min 后观察反应。局部红肿，红晕直径超过 1 cm 者为阳性。利多卡因皮内试验方法如下：1% 利多卡因 0.1 mL 稀释至 1 mL，皮内注射 0.1 mL。20 min 后观察反应，局部红肿超过 1 cm 者为阳性。进行过敏试验前，应备好急救车、氧气等急救用品及药物，以防意外。

四、各类局麻药的最大剂量推荐

口腔常用局麻药的最大推荐剂量见表 5-1-1。

表 5-1-1 口腔常用局麻药的最大推荐剂量

局部麻醉药		最大推荐剂量（mg/kg）
局麻药	最大剂量 mg（50 kg）	最大安瓿数量
利多卡因（无肾上腺素） 2% 5 mL	220 mg	2.2 支
利多卡因（含肾上腺素） 2% 5 mL	330 mg	3.3 支
碧兰麻 4% 1.7mL	成人：350 mg 4 岁以上儿童：250 mg	成人：5.1 支 4 岁以上儿童：3.6 支
斯康杜尼 2% 1.8 mL	220 mg	6.1 支
丁哌卡因	有血管收缩剂	1.3 支
丙胺卡因	无血管收缩剂 有血管收缩剂	6.0 支 6.0 支

第二节 口腔局部麻醉常规护理

常用的局部麻醉方法有：神经阻滞麻醉、局部浸润麻醉、表面麻醉和冷冻麻醉。本节仅介绍口腔科门诊常用的神经阻滞麻醉、局部浸润麻醉和计算机控制下局部麻醉药注射系统的护理配合。

一、神经阻滞麻醉护理配合（以下齿槽神经阻滞麻醉为例）

（一）用物准备

1. 常规用物：一次性检查盘（口镜、镊子、探针、吸唾管）、防护膜、口杯。

2. 神经阻滞麻醉用物：棉签、表面麻醉剂、5 mL 一次性牙科注射空针、利多卡因注射剂、碘伏棉签、持针器（图 5-2-1）。

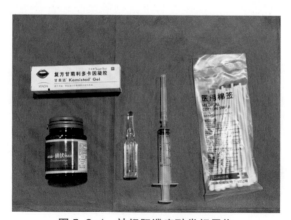

图 5-2-1 神经阻滞麻醉常规用物

（二）神经阻滞麻醉的护理配合流程

1. 操作前护士需核对患者姓名、牙位、麻醉剂的名称、浓度、剂量、有效期。并引导患者就位，调整舒适的体位，协助患者漱口。

2. 根据麻醉方式向患者讲解局部麻醉中的注意事项，向患者解释局部麻醉后可能引起的不适，如局部肿胀感，感觉与痛觉的区别，取得患者的理解，更好配合治疗。

3. 笑气麻醉前需要评估患者鼻腔是否通畅，检查笑气面罩是否贴合，指导患者用鼻吸气（图 5-2-2）。评估患者笑气麻醉效果后，再进行局部表面麻醉，依次递予医生干棉球、表面麻醉剂、碘伏棉签。

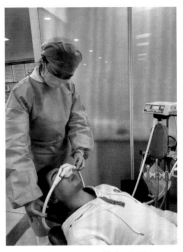

图 5-2-2　笑气麻醉

4. 注射局麻药前，医师评估者笑气麻醉和局部表面麻醉的效果，护士抽吸利多卡因局麻药，局部麻醉药应现抽现用，抽吸好的麻药贴好麻药标识，备用。

5. 传递时护士旋紧针栓、旋松针帽、刻度朝上，左手持针筒固定针栓，右手扶针帽，双手传递，待医生拿稳后，取下针帽（图 5-2-3）。注射完毕后，医生单手复帽套回，避免针刺伤。

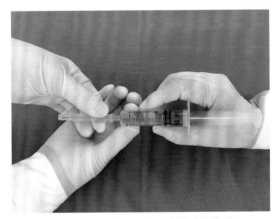

图 5-2-3　神经阻滞麻醉针医护传递

6. 治疗结束后，用持针器夹住一次性针头旋转取下针头，将针头与药筒放入利器盒内。

（三）护理要点

1. 操作前询问患者的既往史及有无过敏史，如有以下情况禁止注射：①血压过高的患者，收缩压超过 180 mmHg 或舒张压超过 110 mmHg；②未被控制的甲状腺功能亢进的患者；③心肌梗死后、脑血管意外、冠状动脉搭桥术后 6 个月以内的患者；④心绞痛每天发作或不稳定型心绞痛尽管给予治疗仍存在心律失常的患者；⑤如有过敏史的患者应进行普鲁卡因或利多卡因药物过敏试验。

2. 操作前与患者充分沟通，做好心理准备，消除紧张情绪，避免空腹下麻醉。指导患者在治疗过程中不要用口呼吸，避免引起呛咳、误吸。治疗过程如有不适则举手示意，不能随意讲话及转动头部及躯干，以防止口腔软组织受伤。

3. 麻醉过程中进行生命体征监测，密切观察患者全身情况，评估患者笑气麻醉后的效果，如有不适应立即停药；准备好急救车等急救物品。

4. 传递注射器时，注射器刻度面应朝向医师，便于医师在注射过程中观察麻药推注的剂量。传递注射器时针头斜面方向应与注射部位的牙周膜方向一致。

5. 嘱患者麻醉术后 2 h 内勿咬嘴唇，慎用患侧咀嚼，勿食用过烫食物，以免咬伤或烫伤嘴唇。

6. 当需要注射一支以上麻药时，需更换注射器针头并应了解其毒性大小及一次最大用量。操作过程中一定遵循无菌原则，避免针刺伤。

二、局部浸润麻醉护理配合（以盐酸阿替卡因肾上腺素局芯针剂为例）

（一）用物准备

1. 常规用物：一次性检查盘（口镜、镊子、探针、吸唾管）、防护膜、口杯。

2. 局部浸润麻醉用物：棉签、表面麻醉剂、卡局式注射器、专用注射针头、盐酸阿替卡因肾上腺素麻醉剂、碘伏棉签、持针器（图 5-2-4）。

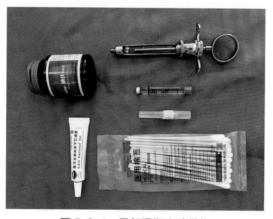

图 5-2-4　局部浸润麻醉用物

（二）局部浸润麻醉的护理配合流程

1. 操作前护士需核对患者姓名、牙位、麻醉剂的名称、浓度、剂量、有效期。并引导患者就位，调整舒适的体位，协助患者漱口。

2. 根据麻醉方式向患者讲解局部麻醉中的注意事项，向患者解释局部麻醉后可能引起的不适，如局部肿胀感，感觉与痛觉的区别，取得患者的理解，更好配合治疗。

3. 笑气麻醉前需要评估患者鼻腔是否通畅，检查笑气面罩是否贴合，指导患者用鼻吸气。评估患者笑气麻醉效果后，再进行局部表面麻醉，依次递予医师干棉球、表面麻醉剂、碘伏棉签。

4. 注射局麻药前，评估患者笑气麻醉和局部表面麻醉的效果后，检查卡局式注射器各关节是否连紧密。消毒卡局芯式麻醉剂（阿替卡因肾上腺素）两端，装入注射器并加压，使卡局芯式麻醉剂插入活塞，安装一次性专用注射针头后递予医师（图5-2-5）。

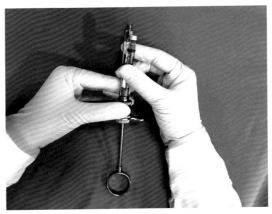

图 5-2-5　卡局式麻药装入注射器

5. 将注射器手柄指环套入医师拇指，并协助医师用中指和食指夹住注射器握持部位，可视窗朝上，协助取下注射针头帽，放入治疗盘内。注射完毕后，医师单手复帽套回，避免针刺伤（图5-2-6）。

6. 治疗结束后卸下注射针和卡局芯式麻醉剂时，用持针器夹住一次性针头帽，旋转取下针头，抽回注射器手柄的握持部分，取出药筒，将针头与药筒放入利器盒内（图5-2-7）。

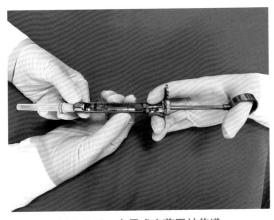

图 5-2-6　卡局式麻药医护传递

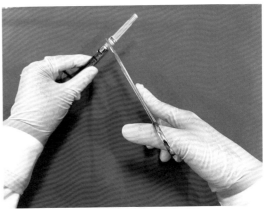

图 5-2-7　取出卡局式麻药

（三）护理要点

局部浸润麻醉的护理要点同神经阻滞麻醉。

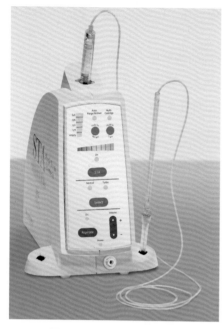

图 5-2-8　STA 局麻注射仪

三、计算机控制下局部麻醉药注射系统的护理配合（以 STA 麻醉仪为例）

（一）用物准备

1. 常规用物：一次性检查盘（口镜、镊子、探针、吸唾管）、防护膜、口杯。

2. STA 计算机控制下局部麻醉药注射系统用物准备：表面麻醉剂、无菌棉签、碘伏棉签、卡局芯式麻醉剂、驱动装置、一次性带柄注射器针头、脚踏（图 5-2-8）。

（二）STA 的护理配合流程

1. 操作前护士需核对患者姓名、牙位、麻醉剂的名称、浓度、剂量、有效期。并引导患者就位，调整舒适的体位，协助患者漱口。

2. 根据麻醉方式向患者讲解局部麻醉中的注意事项，向患者解释局部麻醉后可能引起的不适，如局部肿胀感，感觉与痛觉的区别，取得患者的理解，更好配合治疗。

3. 笑气麻醉前需要评估患者鼻腔是否通畅，检查笑气面罩是否贴合，指导患者用鼻吸气。评估患者笑气麻醉效果后，再进行局部表面麻醉，依次递予医师干棉球、表面麻醉剂、碘伏棉签。

4. 开始准备计算机控制局麻注射仪，首先打开开关，将装置电源转到"开"时，活塞将自动回落到"向下"位置。消毒卡局芯式麻醉剂（以盐酸阿替卡因肾上腺素为例）两端待用，从无菌包装中取出针头，注意保持无菌。紧握 STA 手柄，将针头插入手柄的开口端，旋转针头、固定。针头连接到手柄上后，将针头帽插入 STA 装置任意一侧的插槽内备用。将准备好的卡局芯麻醉剂（盐酸阿替卡因肾上腺素）的隔膜端划入药筒盒内，直到感觉药筒盒内的穿刺针穿透了药筒的橡胶隔膜。将药筒盒的开口凸起端插入装置顶部的药筒盒插屉内，并逆时针旋转 90°旋转固定。STA 装置将自动排出导管及针头中的空气。此时，手柄填充完毕，准备就绪。

5. 医师进行局部麻醉前，需先评估局部表面麻醉效果，再进行局部麻醉注射。护士将注射器手柄递与医师，同时协助医师取下注射针帽并放回针头插屉内。注射过程中注意调节仪器合适提示音量并随时观察仪器的工作状态，一支麻药用完后活塞自动回缩至底部，如需注射两支以上的麻药，消毒另一支卡局芯式麻醉剂两端备用，将空药筒顺时针旋转 1/4 转拔除，再按下控制面板多药筒按键，将消毒完毕的卡局芯式麻醉剂推入药筒内就位，待排气后继续传递。

6. 按住自动排气 / 回缩按键 4 s，活塞会回缩至底部，顺时针旋转 1/4 周，取出卡局芯式醉剂，手柄与卡式安瓿放入利器盒。

（三）护理要点

在神经阻滞麻醉护理要点的基础上，还需注意：

1. 当需要注射 1 支以上麻药时，保证 STA 药筒盒为空，活塞收缩到原位置状态时，按住多药筒功能键，直到看到位于"筒盒为空"，活塞收缩到原位置状态时标签下的 LED 绿灯变亮时，再次安装麻药。仪器对第一支麻醉剂进行排气，且对接下来安装的麻醉剂不用再进行自动排气，以避免多次排气造成药液浪费。

2. 在使用过程中，严格遵守产品说明书的使用原则，按要求进行定期保养：先将仪器关闭，然后按住位于 STA 控制面板上方的"自动排气 / 回缩"键，同时打开设备电源开关。此时活塞将完全伸出，用 STA 手柄包装盒内的硅胶润滑剂油擦拭金属杆及 O 型圈。保养结束后，再次按"自动排气 / 回缩"键，活塞可自动回缩至原始位置。

3. 传递和拆除 STA 系统时严格遵守操作原则，避免针刺伤。

第三节　口腔局部麻醉的并发症护理

口腔局部麻醉相关并发症主要包括全身并发症和局部并发症。全身并发症包括：晕厥、过敏反应、局麻药中毒反应等；局部并发症包括：疼痛、血肿、针头折断、感染等。本节主要介绍各种并发症的临床表现、处理措施及护理要点。

一、晕厥

晕厥是指突然发生的短暂意识丧失，常由大脑缺血导致。主要的特点是：发生迅速、持续时间短、具有自限性并能够完全恢复意识。晕厥是口腔局部麻醉最常见的并发症之一。

（一）临床表现

前驱症状有头晕、胸闷、面色苍白、全身冷汗、四肢厥冷无力、脉快而弱、恶心和呼吸困难。未经处理则可出现心率减慢、血压急剧下降、短暂意识丧失。

（二）常见原因

1. 体位性低血压：多见于老年人。

2. 饮食因素：饥饿、空腹等。

3. 剧咳性晕厥：咳嗽使胸腔内压增高，致使静脉回流受阻及心血管反射性因素对发病起作用。

4. 心理因素：过度紧张焦虑、恐惧等。

5. 不良的刺激：麻醉时穿刺引起的疼痛、晕针、晕血、口腔科器械发出的声音等。

（三）处理方式

1. 一旦发生晕厥，立即停止操作，去除口内异物，迅速放平椅位，置患者于头低脚高卧位。

2. 保持呼吸道通畅，解开衣领和腰带并注意保暖。

3. 准确监测生命体征，氧气吸入，遵医嘱静脉补液。

4. 芳香氨乙醇或氨水刺激呼吸，刺激人中、合谷穴，加快患者意识恢复。

（四）护理要点

1. 做好心理护理，尽量消除患者的紧张情绪，避免饥饿、空腹状态下进行麻醉。

2. 缓慢活动，对于长时间平躺的患者，准备站立时，应先将牙椅调整为半坐位，再缓慢下牙椅。这样可以促进血液回流，防止体位性低血压的发生。

3. 提前告知患者减少不适宜的行为，如感觉不舒服时，应就地缓慢蹲下，用手扶着可依靠的物体，避免跌倒。

4. 通过笑气镇静、靶控静脉镇静或儿童门诊全身麻醉等的患者术后请在候诊区休息30 min，无自觉头晕等症状后方可离院。老年患者和儿童患者应由家属陪同离开。

二、过敏反应

过敏反应是患者曾使用过某种麻药，机体产生免疫反应，当再次使用该麻药时，机体出现不同程度的中毒反应和过敏体征；反应剧烈，偶有延迟（迟缓）反应。

（一）临床表现

局麻药过敏反应分为延迟反应和即刻反应，延迟反应表现为血管神经性水肿，偶见荨麻疹、药疹、哮喘和过敏性紫癜；即刻反应表现为立即发生极严重的类似中毒的症状，突然惊厥、昏迷、呼吸心脏骤停甚至死亡。

（二）处理方式

1. 启动过敏反应应急处置流程，急救小组做好准备。

2. 应立即停止操作，置患者于平卧位、给予氧气吸入、注意保暖。

3. 遵医嘱注射肾上腺素，建立静脉通道，遵医嘱给予扩充血容量的药物，密切观察并记录生命体征。

4. 保持呼吸道通畅，必要时行气管插管或气管切开。

5. 准备抢救用物，配合医师抢救，操作后保留空安瓿进行双人核对。

6. 如发生呼吸心跳暂停时立即行心肺复苏。

7. 及时记录患者病情及抢救过程，安抚患者家属，警示过敏原，避免再用。

（三）护理要点

1. 使用麻醉药物前询问并记录既往有无麻醉药过敏史。

2. 在使用普鲁卡因前，应做过敏试验，试验阳性或有过敏史者，可改用利多卡因，但也应做过敏试验。皮内或眼结膜实验均有可能出现假阳性或假阴性，故凡属过敏体质或有过敏史的患者应特别小心。

3. 在进行药物过敏试验前，应准备好急救车等急救物品，以防发生意外。

4. 一旦发生过敏反应，立即启动院内过敏反应应急处置流程。立即报告科主任、行政值班等相关部门，做好相对应的措施。

5. 每季度医护联合进行急救演练：如呼吸心脏骤停、过敏性休克等急救演练，做到抢救流程清晰，医护分工明确。

三、中毒反应

中毒反应是指单位时间内进入血液循环的局麻药量超过分解速度，血内浓度过高时出现的中毒症状，常因单位时间内注射麻药量过大，或局麻药被过快注入血管导致。

（一）临床表现

中毒反应可分为兴奋型与抑制型，兴奋型表现为烦躁不安、多话、颤抖、恶心、呕吐、气急、多汗及血压上升，严重者出现抽搐、缺氧、发绀；抑制型则迅速出现脉搏细弱、血压下降、神志不清，随即出现呼吸心跳停止。局麻药中毒的早期典型症状之一是口周麻木。

（二）处理措施

1. 一旦发生中毒反应，立即停止操作、启动应急流程。

2. 吸氧，建立静脉通道，遵医嘱给药，保持呼吸道通畅确保足够通气，必要时进行气管插管。随时监测生命体征并记录。

3. 一旦出现呼吸心脏骤停，立即实施心肺复苏及各种抢救配合工作。包括基础生命支持和高级生命支持。

4. 通知院行政值班，科室主任等相关部门负责人，做好转院准备。

（三）护理要点

1. 医师护士必须清楚了解局麻药的毒性及一次最大使用剂量。

2. 注射时回抽无血，再缓慢注射麻药，使用含有适量肾上腺素的局麻药，如盐酸阿替卡因肾上腺素。四岁以下患儿不适用盐酸阿替卡因肾上腺素。

3. 对于老年、儿童、体质虚弱、心脏病、糖尿病、肾病、严重贫血及维生素缺乏患者，应适当控制麻药用量。

四、疼痛

（一）疼痛的原因

1. 局麻药本身引起的疼痛感。含有肾上腺素的局麻药中通常都加有亚硫酸盐的防腐剂，这类防腐剂会使局麻药的 pH 值下降（pH：3.3 ~ 4.0）。pH 值越低的局麻药注射进入局部组织的刺激性会增加，因此会增加局麻操作时的疼痛感。使用不含肾上腺素的局麻药（pH：5.5 ~ 6.0）注射时的疼痛感会稍微轻一些。

2. 患者紧张焦虑的情绪。对牙科焦虑症患者进行口腔局部麻醉操作时，可能因为患者自身的心理因素（对注射针的恐惧以及其他额外的想象），而加重医师操作时的疼痛感。因此在治疗前及治疗过程中，减轻患者的这种焦虑情绪将有很大的裨益。

3. 钝针头及带勾刺的针头。如果一名患者需要多次注射局麻药，同一个注射针经过多次注射后会使针头变钝，从而引起注射针刺破黏膜的疼痛感加重。

4. 注射的速度与压力。注射的速度过快或局部压力过大都能明显增加患者疼痛感。

（二）护理要点

1. 根据病情需要选择合适的局麻药，局麻药应当常温、避光保存，用乙醇纱布擦拭阿替卡因两端的橡胶膜，利多卡因使用前应用乙醇纱布擦拭安瓿瓶口进行消毒。

2. 缓解患者紧张焦虑的情绪。①心理行为治疗：主要包括沟通建立信任，讲解演示诊疗过程，治疗内容从简单到复杂的深入脱敏疗法等。②药物镇静治疗：包括笑气、口服镇静药物、静脉镇静药物等，镇静技术治疗口腔科恐惧效果十分显著。不同的镇静技术各有优缺点及适应证，需要根据患者情况及诊疗具体内容加以选择。

3. 对需要多次注射的患者，应当更换全新的锐利针头，以免发生针头变钝的情况，注射前应当仔细检查针头尽量避免使用带钩刺的针头。

4. 使用计算机控制下局部麻醉药注射系统能明显减轻注射时的疼痛。

五、血肿

注射针刺破血管所致的血肿，多见于上牙槽后神经、眶下神经阻滞麻醉。

（一）临床表现

刺伤静脉丛后，组织内出血可在黏膜下或皮下出现紫红色瘀斑或肿块。数日后，血肿处颜色逐渐变浅呈黄绿色，并缓慢吸收、消失。

（二）护理要点

注射针尖不能有倒钩，注射时避免反复穿刺。局部出现血肿，立即压迫止血、冷敷，同时酌情给予抗感染及止血药物。48 h 后局部热敷或理疗，可促进血肿吸收。

目前，无痛治疗的理念日益深入人心，随着医学模式由传统的生物医学模式向社会—

心理—生物医学模式的转变。全程舒适化管理，合理使用麻醉药物及方法，采用无创心排检测，早期识别拔牙或手术高风险患者，目前常用的笑气吸入镇静、静脉麻醉、VR 虚拟现实等技术，能显著减少患者的牙科焦虑症，降低和控制门诊手术中麻醉相关不良事件的发生，降低术后疼痛的程度与时间。

（宋　敏）

参考文献

1. 余擎，李鹏，李明伟. 口腔局部麻醉策略与技术 [J]. 中国实用口腔科杂志，2012, 5(7): 394-399.

2. 刘宇，张伟，田赦华，等. The WAND 无痛口腔局麻注射仪在心血管病患者拔牙时的应用研究 [J]. 现代口腔医学杂志，2002, 16(5): 427.

3. 侯劲松，唐海阔. 现代口腔局部麻醉技术的新观念和新方法 [J]. 中国实用口腔科杂志，2010(10): 16-19.

4. 周冬梅，赵云凤. The WAND 无痛口腔局麻注射用于心血管疾病患者拔牙时的护理配合 [J]. 中国实用护理杂志，2005, 21(23): 37-37.

5. 杜平. 口腔局部麻醉手术中的风险因素及护理体会 [J]. 中西医结合护理（中英文），2017, 3(1): 109-111.

6. 张国群. 口腔局麻时晕厥的防治及护理 [J]. 皖南医学院学报，1994, 2: 184.

7. 严娟，刘梅秀，陈淑丽，等. 运用计算机控制下口腔局部麻醉传输系统的护理 [C]// 广东省口腔医学会第三次会员代表大会暨第十次学术会议. 2011.

8. 王琴，张小鹏，孔飞飞. 利多卡因局部麻醉致过敏性休克的急救护理 [J]. 临床合理用药杂志，2015, 8: 152-153.

9. 夏宇，方厂云，罗洪，等. 我国牙科治疗用甲哌卡因和利多卡因麻醉效果比较的 Meta 分析 [J]. 中国现代医学杂志，2012, 22(19): 80-83.

10.Kearns H, Mccartan BE, Lamey PJ. Patients' pain experience following oral mucosal biopsy under local anaesthesia[J]. British Dental Journal, 2001, 190(1): 33–35.

11.Beneito–Brotons R, Peñarrocha–Oltra D, Ata–Ali J, et al. Intraosseous anesthesia with solution injection controlled by a computerized system versus conventional oral anesthesia: A preliminary study[J]. Med Oral Patol Oral Cir Bucal, 2012, 17(3): e426–e429.

12.Goodwin SA. A review of preemptive analgesia[J]. J Perianesth Nurs, 1998, 13(2): 109–114.

13.Sandlin–Leming DC. Resuscitation of local anesthesia–induced cardiac arrest: lipids to the rescue[J]. J Perianesth Nurs, 2010, 25(6): 418–420.

14.Augello M, Jackowski JV, Grtz KW, et al. Needle breakage during local anesthesia in the oral cavity—a retrospective of the last 50 years with guidelines for treatment and prevention[J]. Clin Oral Investig, 2011, 15(1): 3–8.

15.Boss BJ, Brewer L. Syncope: neuroscience nursing assessment based on an understanding of underlying pathophysiological mechanisms[J]. J Neurosci Nurs, 1988, 20(4): 245–252.

16.Bavoux E, Baud FJ. Anaphylactic shock[J]. Der Anaesthesist, 1987, 36(7): 150.

17.Chen AH. Toxicity and allergy to local anesthesia[J]. J Calif Dent Assoc, 1998, 26(9): 683.

18.Meng YF, Cui GX, Gao W, et al. Local airway anesthesia attenuates hemodynamic responses to intubation and extubation in hypertensive surgical patients[J]. Med Sci Monit, 2014, 20: 1518–1524.

第六章 笑气氧气吸入清醒镇静下口腔治疗护理

第一节 概述

舒适化医疗能有效控制患者疼痛和焦虑，为患者提供优质、舒适、安全的医疗、护理服务环境。目前主要采用国际主流的笑气清醒镇静技术，是国际上公认安全、有效且易被患者接受的镇静方式。

一、笑气清醒镇静技术概念

在口腔诊疗过程中，给患者吸入笑气和氧气的混合气体，以达到缓解疼痛和焦虑的目的，被称为笑气吸入镇静技术或相对镇痛技术 (Relative Analgesia)。整个治疗过程中，患者意识存在，保护性反射活跃，并能配合治疗，起效和恢复迅速，在适量用药和操作正确的情况下几乎没有任何副反应，安全性高，避免医源性心理创伤同时降低因患者紧张、疼痛带给医师的压力，节约治疗时间，提高效率。

二、笑气清醒镇静技术的应用

（一）笑气清醒镇静技术的优良特性

1. 镇痛。无需针刺注射，在口腔局部麻醉注射前使用笑气能够提高患者的痛阈。

2. 抗焦虑。有效控制恐惧和焦虑情绪，使患者平静、放松，接受治疗。

3. 相关性失忆。不能回忆起严重的疼痛或紧张，甚至整个治疗过程。

4. 起效迅速。笑气的药代动力学特点，30 s 内出现临床效果，5 min 达到峰值效果，缩短治疗时间。

5. 可滴定。镇静程度容易控制，可确定每位患者在每一时点所需的准确药量。

6. 快速完全复苏。通过完全吸入 100% 纯氧 5 min 即可完全复苏。

7. 副作用少。氧浓度始终 ≥ 30%，不易出现因缺氧导致的并发症。

（二）笑气清醒镇静技术的适应证

1. 对口腔治疗焦虑、恐惧的患者。

2. 咽反射强烈的患者。

3. 不愿或不便采用局部麻醉方式获得止痛效果的患者。

4. 预镇静联合其他镇静技术（如口服、静脉）或吸入气体麻醉剂复合使用。

（三）笑气清醒镇静技术的禁忌证

1. 怀孕前三个月的患者。

2. 耳鼻喉等器官的疾病，如鼻窦炎、中耳疾患、骨膜移植等。

3. 患有药物性或疾病性的肺纤维化。

4. 阻塞性呼吸系统疾病的患者。

5. 严重药物依赖及精神异常的患者。

6. 肠梗阻的患者。

7. 急性上呼吸道感染者。

8. 极度恐惧或无法配合治疗的儿童。

9. 心理障碍，不愿通过鼻罩吸入笑气的患者。

第二节　笑氧吸入清醒镇静下口腔治疗常规护理

笑气清醒镇静技术能很好地缓解患者紧张与恐惧情绪，减轻牙科焦虑，减轻疼痛，是舒适化治疗的一种手段。围手术期笑气清醒镇静护理服务与全身麻醉相比相对简单，但为了保证治疗效果和降低风险，护士需掌握笑气相关知识，严谨对待，提高口腔科治疗的舒适性、安全性。本节将重点介绍笑气管理和护理配合。

一、笑气的管理

（一）笑气仪器设备的日常管理

笑气镇静设备的管理维护由护士每日治疗前进行检查，包括以下方面：

1. 镇静设备。每日使用前检查笑气镇痛装置，笑气、氧气管路是否通畅，有无折叠，连接口部件是否存在损坏、磨损和漏气情况，气囊有无破损和漏气。测试检验设备功能，快速供氧装置 (O_2 flush) 及设备的安全报警装置是否工作正常，特别是带有笑气安全切断阀门 (Safety Cut Out Valve) 的笑气设备，应定期检查阀门是否正常，以保证氧气断开后笑气也立即自行断开。

2. 仪表。治疗前打开气瓶减压阀门，分别观察氧气、笑气压力流量表，确保笑气吸入镇静治疗仪上的气体钢瓶内有足够的气体，使用后进行剩余压力记录，做好交接。

3. 气瓶。建议每次更换气瓶时都检查一次，且更换后应在钢瓶上注明更换时间。应保证诊室至少有备用的、满载的笑气（贮气瓶瓶身为灰色）和氧气（贮气瓶瓶身为蓝色）各一瓶，以备不时之需。

4. 检查废气回收装置（独立负压抽吸装置、新风系统或落地电扇）是否工作正常。

5. 应定期请专业人员对笑气吸入镇静设备进行检查和维护，并做好维护登记。

6. 中心供气系统。①中央系统汇流是由多个贮气瓶连成一体，故需检查气瓶存放的安全性，是否直立、用框架或栅栏围护固定；②检查汇流系统氧气与笑气气体流出的铜管连接是否正确，通常氧气管道口径为 1.27 cm，笑气管道口径为 1.905 cm。避免安装错误将笑气误接为氧气而发生医疗事故；③检查汇流系统安全装置，减压阀压力高于 75 psi/0.52 MPa 时，有气体释出。如果压力低于 45 psi/0.31 MPa 或高于 60 psi/0.41 MPa，可视或有声报警器将报警；④为确保安全输送气体，查看中央供气系统贮气瓶的上方或附近的减压阀或压力调节器螺口是否连接紧密，查看气瓶内的压力，气体输出必须是经过减压阀减压的气体，笑气贮气瓶压力为 750 psi/5.17 MPa，氧气贮气瓶的压力为 2000 psi/14.79 MPa，经减压阀后，压力降至约 50 psi/0.34 MPa。

（二）急救设备的管理

1. 检查心电监护设备电量是否充足，线路、指脉氧探头是否完好（图 6-2-1a）。

2. 检查负压吸引设备负压功能是否正常。

3. 检查自动体外除颤器电量是否充足，电极片是否正常（图 6-2-1b）。

4. 检查急救车内急救物品及相关药品等是否状况良好，药品是否在有效期限内（图 6-2-1c）。

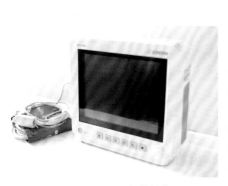 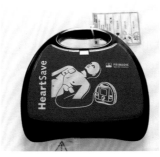 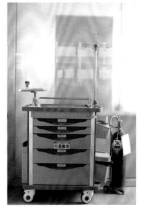

图 6-2-1a　心电监护仪　　　图 6-2-1b　自动体外除颤器　　　图 6-2-1c　急救车

（三）鼻罩的管理

1. 所有鼻罩必须具备清除废气的功能，新鲜气体经过两条软管输送到鼻罩，废气通过独立软管单独排出。排废软管与负压系统对接，将废气排出室外。

2. 鼻罩有两种，第一种为一次性，有草莓味、冰淇淋味、香草味等多种香味，多适用儿童，但此鼻罩不可消毒，使用后须丢弃；第二种为可重复使用的硅橡胶材质鼻罩，须一人一用一消毒，使用前应检查鼻罩是否灭菌，外形是否变形，因长期高温高压灭菌会使橡胶降解，从而变形不贴合，进而影响麻醉效果（图6-2-2）。

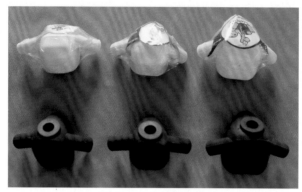

图 6-2-2 笑气鼻罩

二、术前准备

（一）患者准备

1. 评估患者。

（1）患者是否满足笑气吸入镇静的适应证，是否存在禁忌证。

（2）饮食情况：根据笑气浓度指导患者禁食水，如果使用笑气浓度不超过50%，建议术前禁食、水2 h。如果使用笑气浓度超过50%，建议术前禁水2 h以上。

（3）心理状态：评估患者适应性就诊，即在正式开始治疗前，让患者试用笑气鼻罩，教会患者如何自行调整鼻罩，鼓励患者尝试通过鼻罩吸入氧气，提高治疗中的依从性，减少鼻罩不耐受的发生。

（4）生命体征评估：心电监测患者的血压、脉搏、呼吸。

（5）女士是否化妆，如有口红，提前擦除干净，避免影响麻醉中观察。男士是否蓄须，避免鼻罩不贴合影响镇静效果。

（6）患者如佩戴隐形眼镜，术前应去除，避免鼻罩周围笑气气体泄漏引起眼睛干涩。

（7）为患者佩戴护目镜，避免因笑气管路移动，伤及患者角膜、结膜。

（8）告知患者笑气镇静过程、风险以及其他备选麻醉方法，签署笑气镇静麻醉知情同意书。

2. 心理护理。

（1）热情、微笑接待患者，拉近彼此距离。关心、体贴式沟通交流，取得患者信任。

（2）理解患者感受，介绍笑气清醒镇静技术安全性，吸入后感觉及配合的重要性。

（3）互动形式请患者提出问题，护士耐心地做好解释工作，给予患者心理安慰和鼓励。

3. 健康指导。

（1）教会患者使用鼻呼吸的正确方法，呼吸应深慢，频率 16 ~ 20 次 /min。

（2）嘱患者避免口呼吸。

（3）因部分患者戴上鼻罩吸入笑气，在其治疗中难以通过言语与医护交流，故应在术前告知患者笑气镇静中的交流手势（升高浓度、降低浓度、身体不适），例如升高浓度的手势（图 6-2-3）。

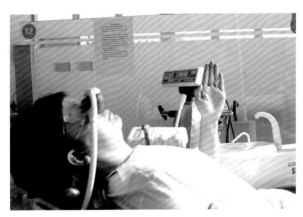

图 6-2-3　升高笑气浓度手势

（二）仪器、物品准备

1. 检查仪器和抢救设备功能是否正常，部件是否完整，是否存在漏气现象。

2. 评估废气排除通路是否通畅，确保负压和排风口通到室外，排气口远离新鲜空气摄入口。

3. 根据患者情况选择大小合适的鼻罩，做闭合实验，无漏气。将鼻罩连接到连接管上。

三、术中护理

1. 患者取舒适体位，仰卧治疗椅，双腿自然下垂，避免交叉。

2. 为患者连接心电监测仪和笑气鼻罩。

（1）为患者一侧拇指连接脉搏血氧探头（图 6-2-4a），如有基础合并症患者需连接心电监测仪，一侧上肢连接血压袖带（图 6-2-4b），为患者佩戴好鼻罩（如图 6-2-4c）。

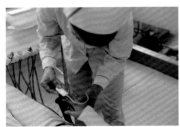 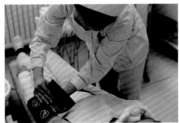 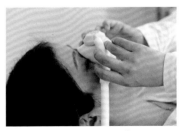

图 6-2-4a　连接脉搏血氧探头　　图 6-2-4b　连接血压袖带　　图 6-2-4c　佩戴鼻罩

（2）打开笑气、氧气气瓶阀门，观察压力表数值，若气压不足，应及时更换。

（3）用专用扳手打开笑气镇静仪氧气、笑气阀门。按下氧气充气按钮将贮气囊充盈约三分之二（如图6-2-5a），并将气体流量调至参考值4～6 L/min（图6-2-5b）。

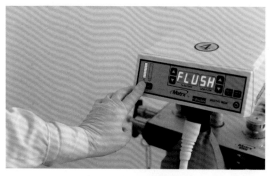
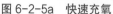

图6-2-5a　快速充氧

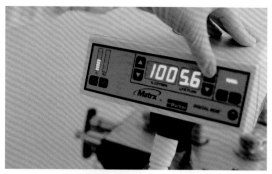

图6-2-5b　调节气体流量

（4）连接废气排气管于废气处理装置上（牙椅、墙面负压或排气扇）。如无专用废气回收装置时推荐使用落地扇，将废气吹出诊室外。

（5）为患者佩戴鼻罩，将鼻罩贴于患者鼻部，调整至舒适位置后固定头带。①嘱患者闭嘴用鼻深呼吸3～5次，观察气囊是否随呼吸有节奏地起伏，如无异常转为正常呼吸；②防护鼻罩偏移，确保鼻罩不漏气，以达到笑气使用的最佳效果；③不可紧按鼻罩限制患者移动，防止在患者脸上留下压痕；④不可在患者鼻子上方塞纱布减少气体泄漏。

3. 护士配合医师完成笑气浓度滴定。

在笑气滴定过程中，由医师负责下达升降笑气浓度指令，护士配合完成调节工作，同时，护士应熟知滴定的基本原则与流程。

（1）滴定笑气浓度　先吸入100%纯氧气3 min，待呼吸平稳后，再采用滴定法吸入笑氧混合气体，笑气起始浓度为5%，混合气体流量为6～7 L/min，维持在气囊体积2/3左右。根据患者的反应每次增加的笑气浓度控制在5%，间隔时间1 min以上，持续增加笑气直到获得所需的镇静深度，推荐等待3 min，判断该浓度是否达到适宜的镇静效果。

（2）每次调节笑气浓度时，应与患者交流，询问患者主观感觉，可采用语言诱导，促使患者进入理想镇静状态。

（3）除必需的交流，应减少患者说话，以免影响镇静深度和精确性。

4. 安全护理。

（1）笑气吸入过程中注意观察患者的意识变化、呼吸和血氧饱和度，有效防止镇静过度。

（2）由于患者吸入笑气时可能会产生性幻想，因此医生给异性患者实施笑气吸入镇静时，诊室内必须有两名医务人员在场，或在诊室安装监控。

（3）笑气使用过程中，患者口呼吸和言语过多，会导致未经过净化处理泄漏的笑气污染周围环境。

（4）治疗结束后氧合期前不可清除贮气囊内气体，防止污染医护人员呼吸的气体环境。

5. 观察要点。

（1）观察贮气囊：贮气囊是患者呼吸的监测仪。气囊随着患者的呼气吸气而轻微地膨胀缩小，用作患者呼吸深度、速度和反射的标志。①正常合适的氧气气流量为贮气囊的三分之二；②气囊充满：患者没有呼吸到呼吸机输出的那么多气体，或者患者用口呼吸；③气囊膨胀像气球：气流被阻断，或气囊被挤在气缸之间、单向气阀可能被粘住；④气囊塌陷：患者呼吸用去呼吸机输出所有气体及气囊中的气体，此时必须按住快速充氧按钮(O_2 flush) 充气，提高气流量。

（2）观察患者：

①身体移动：患者两肩放低、手臂放松搭在扶手位置，表明患者身体处于放松状态，放松时呼吸会加深（图 6-2-6a）。镇静过度时，患者变得烦躁不安、行动迟缓或不能移动手脚（图 6-2-6b）。

②眼球活动：准备阶段时眼球活动度正常；镇静开始后，眼球活动度减缓，眨眼频率减少；镇静持续时，目光变得迟钝、呆滞表明达到镇静的标准点（图 6-2-7）。镇静过度时，眼睛固定没有反应，患者想睡觉，难睁眼，外围视野变黑、变小，或抱怨"灯熄灭了"。

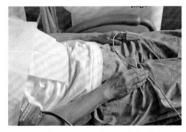 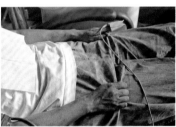 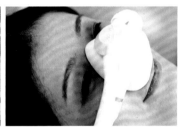

图 6-2-6a　笑气前放松　　　　图 6-2-6b　笑气后紧张　　　　图 6-2-7　镇静的标准点

（3）面部表情：适当的镇静使患者表现出平静和舒适的状态，面带微笑，患者前额和眉间的肌肉不会出现紧张状况（图 6-2-8）。镇静过度时，会发出失控的笑声，继而会产生恶心、呕吐。

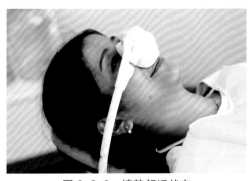

图 6-2-8　镇静舒适状态

（4）意识：镇静适当时，患者对周围事物不恐惧，对操作者询问和指导作出合理的同步反应。镇静过度时可出现身体分离感。

（5）其他表现：镇静适当时部分患者手指、脸颊、嘴唇有麻木感，但因个体差异，不是所有患者均有此表现。其次表现躯体沉重、声音变远、手心发热。镇静过度时，患者有过热感觉，松开衣领和袖子，昏睡、话语变得模糊、头晕眼花和眩晕。

四、术后护理

1. 治疗结束后护士关闭笑气开关，给患者持续吸入 100% 氧气至少 5 min 以置换体内笑气。

2. 在镇静后氧合期期间护士需全程陪护患者并严密监护，注意询问患者的主观感受，如患者感到眩晕、恶心、头痛、眼花、昏昏欲睡、四肢软弱无力等，应延长吸氧时间，直到患者感觉恢复正常。在此期间继续监测生命体征并记录（图 6-2-9）。

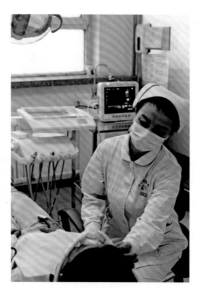

图 6-2-9　恢复期监护

3. 评估患者恢复正常后，取下鼻罩装置，让患者呼吸室内空气。

4. 对患者的信任和配合表示感谢，告知患者治疗后的注意事项。

5. 搀扶患者离开牙椅到候诊室观察 30 min，评估患者无不适反应后方可离院。

五、笑气设备灭菌与保养

1. 关闭气源。①断开流量计上的主开关以关掉笑气机；②关闭笑气、氧气气瓶开关。

2. 消毒和灭菌。①笑气机：使用含氯消毒液，进行物表擦拭消毒（图 6-2-10a）；②贮气囊消毒：气囊表面使用含氯消毒液进行外表面擦拭消毒，气囊内表面接触的是新鲜气体，不必进行消毒和灭菌；③管道消毒：使用含氯消毒液进行外表面擦拭消毒（图6-2-10b）；④鼻罩消毒：硅橡胶材质鼻罩清洗后高温压力灭菌；丢弃一次性鼻罩。

3. 空气环境。治疗结束后开窗通风。

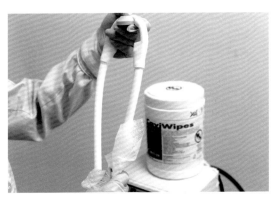 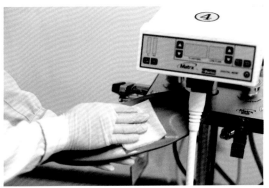

图 6-2-10a　笑气仪器消毒　　　　　　　图 6-2-10b　笑气仪器消毒

六、预防笑气泄漏护理措施

1. 镇静过程中，患者言语过多会导致笑气排放至诊室，护士需告知患者用鼻呼吸，尽量避免说话。

2. 鼻罩不合适是笑气泄漏的潜在途径，镇静前护士为患者选择合适的、严密贴合的鼻罩。

3. 术前告知男士患者剃须的重要性，胡须影响鼻罩的密闭性导致笑气泄漏。

4. 操作中尽量不移动患者头部，移动患者时鼻罩移位导致笑气泄露。或者使用第三代鼻罩（图 6-2-11a、图 6-2-11b），可与患者皮肤更贴合，患者的头部转动不受限制，方便医师在不同体位操作。

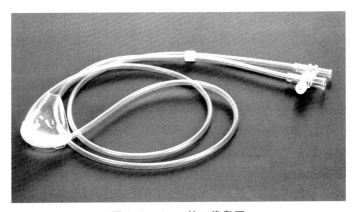 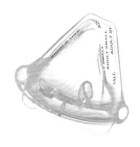

图 6-2-11a　第三代鼻罩　　　　　　　图 6-2-11b　第三代鼻罩

5. 每次使用前护士仔细检查仪器设备各连接管和传导管有无裂痕和破损，螺纹接头有无松弛或变形，贮气囊皱褶处有无破损漏气。

6. 使用笑气时，诊室内不建议使用空调，空调循环使用室内空气，可加重笑气的污染。

7. 术后氧合期前，移去患者鼻罩，捏挤贮气囊以清除其内气体，这种不正确做法会造成气体污染环境（图 6-2-12）。

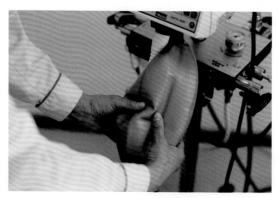

图 6-2-12　捏挤气囊

第三节　笑氧吸入清醒镇静下口腔治疗并发症护理

笑气清醒镇静技术在临床中广泛应用，虽然安全可靠，不良反应发生率低，但在使用过程中如不能严格遵守操作规范，长期暴露于笑气环境下，仍会给患者和医务工作者带来危害，引起并发症。常见的并发症有眩晕、误吸、低氧血症、气胸、肢端麻木，本节介绍并发症的处理和护理指导。

一、眩晕

眩晕是笑气清醒镇静技术中最常见的并发症，由于笑气的分子量比氧气小，更容易在人体内肺泡中弥散，从而稀释了氧的浓度，导致眩晕。

（一）处理措施

1. 降低笑气吸入浓度或停止笑气吸入，给予纯氧吸入，改善患者眩晕症状。

2. 严重眩晕会伴有恶心、呕吐，应及时将患者头偏向一侧，叩拍背部清理口腔内呕吐物。

（二）护理指导

1. 关心、体贴患者，向患者及家属做好解释工作，取得患者的理解。

2. 注意观察患者血压、心率、SpO_2 变化，为医师提供信息，迅速采取措施。

3. 嘱患者注意休息，保持诊室安静，清淡饮食。

二、误吸

当吸入过高浓度的笑气时，部分患者意识会消失，患者的咽喉反射不能保持完整，笑气可能通过诱发人体释放儿茶酚胺、改变中耳压力和半规管平衡、改变胃部的肌电活动来兴奋副交感神经，从而诱发人体产生恶心呕吐造成误吸。还会发生无症状反流造成误吸。

（一）处理措施

1. 停止吸入笑气，改为吸入纯氧。

2. 立即将患者处于头低脚高位，并转为右侧卧位，叩拍背部迅速清除口腔内、胃内容物。

3. 观察患者，随时协助医师进行抢救。

4. 遵医嘱使用抗生素，治疗肺部继发感染。

5. 遵医嘱早期应用激素，静脉给予地塞米松。

6. 笑气吸入时间不超过 1 h，从开始使用的第 45 min 开始，每小时增加 20% 发生恶心、呕吐的风险。

（二）护理指导

1. 患者因呕吐发生误吸造成身心不适，护士首先要向患者做好解释安慰工作，稳定患者情绪，配合治疗。

2. 就诊前吃得过饱常是造成恶心、呕吐的诱因，护士告知患者镇静治疗前 2 h 不宜吃得过饱，避免治疗中发生误吸的危险。

3. 向患者讲解镇静过程和表现，与患者约定在镇静中浓度高低的交流手势，避免出现过度镇静而造成误吸。

三、低氧血症

低氧血症是镇静麻醉后的常见并发症，笑气作为吸入性镇静药物可刺激中枢神经系统，激活肺牵张受体，使呼吸频率增快，潮气量降低，每分钟通气量下降。恢复期，停止吸入笑气后，血液和组织中的笑气大量溢出，冲淡肺泡中的氧浓度，导致短时间缺氧。临床镇静过程中常通过血氧饱和度的检测观察患者血氧情况，低氧血症表现为 $PaO_2 <$ 60 mmHg，$SpO_2 < 90\%$，出现呼吸急促、躁动不安、心律失常、血压升高等。早期发现迅速采取相应措施，防止出现不可逆转的不良后果。

（一）处理措施

1. 当出现氧饱和度下降应立即停止吸入笑气，改用吸入纯氧，改善缺氧症状。

2. 在笑气吸入滴定过程中，氧浓度应 > 30%，因目前的笑气镇静设备最低氧浓度都不低于 30%，故这种情况极少出现。若采取笑气、氧气中心汇流供气，一定要保证两者插头接口不一致，避免误插造成患者缺氧。

3. 停止吸入笑气后恢复期内最危险，应在笑气浓度递减中逐渐增加氧浓度，继续吸纯氧 5 ~ 10 min，然后再吸空气，以免发生缺氧。

（二）护理指导

1. 出现低氧血症症状时，护士需体贴患者、理解患者感受，耐心解释，取得患者的信任，确保患者积极配合治疗。

2. 告知患者高浓度吸氧的目的和重要性，并指导患者闭口用鼻呼吸。

3. 密切观察患者 SpO_2、呼吸频率、心率和血压，询问患者主诉，为医师提供治疗信息。

4. 指导患者采取半卧位或头高位，改善患者肺部气体交换。

四、气胸

气胸可分为闭合性气胸、开放性气胸、张力性气胸。表现为呼吸困难、胸痛、咳嗽、紫绀。由于笑气在血中溶解度比氮气高 35 倍，因此，笑气弥散入含空气的体腔的速度比氮气被血流吸收的速度要快得多，吸入 3 h 后此作用更加明显。因为笑气进空腔的速度要远快于空气（主要是氮气）排出的速度，所以，若原有肺部疾患，如肺大疱的患者，吸入笑气后可能导致肺大疱破裂而致气胸。

（一）处理措施

1. 发生气胸后，症状轻、无明显呼吸困难的患者，行卧床休息、吸氧等保守治疗后多会自愈。

2. 提高吸氧浓度，采用鼻导管高流量吸氧，使气胸每日自行吸收率提高 4 倍。

3. 气胸量＞20%、有明显呼吸困难症状的患者，可考虑排气治疗，采用胸腔穿刺抽气，胸腔闭式引流，严重者加负压吸引。

（二）护理指导

1. 初次患气胸，由于疾病折磨及知识缺乏，给患者带来极大痛苦，护士做好解释工作，安抚患者，树立战胜疾病的信心。

2. 饮食指导，进食高蛋白饮食，适当进粗纤维素食物。

3. 气胸痊愈后，1 个月内避免剧烈运动，避免抬、举重物及屏气。

4. 保持大便通畅，出现便秘应采取有效措施。

5. 预防上呼吸道感染，避免剧烈咳嗽。

五、肢端麻木

长期暴露在笑气环境中或短时间暴露在高浓度笑气情况下，部分患者会出现四肢肢端麻木无力的周围神经功能异常症状，主要是笑气导致维生素 B12 的灭活，造成血清叶酸水平降低和高同型半胱氨酸血症，影响 DNA 和神经髓鞘的合成，引发神经系统疾病。其次，还可能与笑气进入血液循环产生亚硝酸样作用，使血管扩张，血压下降，血红蛋白失去携氧能力导致周围神经缺血缺氧有关。

（一）处理措施

1. 立刻停止吸入笑气，改为纯氧吸入，提高血液中的血红蛋白含量。

2. 开窗通风，使用大功率落地风扇加速笑气的排出。

3. 定期检查管道接口处，术中注意观察患者鼻罩处是否存在漏气，做好防范。

4. 必要时给予维生素 B12，采用先注射后口服治疗方式。

（二）护理指导

1. 安抚患者，并告知患者出现此反应的处理方法及恢复情况，避免患者担心。

2. 为患者佩戴鼻罩前，教会患者自我检查鼻罩佩戴后是否存在漏气现象，减少致病因素。

3. 告知患者维生素 B12 的作用，指导口服服药方法。

4. 术后一周电话随访，了解患者恢复情况并给予健康指导。

（张　莉）

参考文献

1. 郁葱. 口腔门诊镇静镇痛治疗的争议与展望 [J]. 华西口腔医学杂志, 2015, 33(6): 561–564.

2. 葛立宏. 口腔治疗中笑气—氧气吸入镇静技术应用操作指南（试行）[J]. 中华口腔医学杂志, 2010, 45(11): 645–647.

3. 郁葱, 赵楠. 口腔疾病镇静镇痛治疗常用技术与进展 [J]. 中国实用口腔科杂志, 2013, 6(7)：385–388.

4. 中华口腔医学会. 口腔治疗中笑气—氧气吸入镇静技术管理规范 [J]. 中华口腔医学杂志, 2010, 45(11): 648–649.

5. 万阔, 景泉. 笑气吸入镇静辅助口腔治疗的安全性保证 [J]. 中国实用口腔科杂志, 2013, 6(7): 388–390.

6. 沈况敏. 笑气吸入镇静技术联合微创拔牙术在牙科焦虑症患者中的应用 [D]. 合肥：安徽医科大学, 2017.

7. Clark MS, Brunick AL. 笑气和氧气镇静手册 [M]. 张伟，译 . 北京 : 人民卫生出版社 , 2014.

8. 邓宇杰 , 杨晓彬 , 陈浩 , 等 . 口腔门诊治疗中 1429 例患者应用笑气镇静技术的回顾性分析 [J]. 口腔疾病防治 , 2021, 29(4): 249-253.

9. Rostain JC, Lavoute C. Neurochemistry of pressure-induced nitro-gen and metabolically inert gas narcosis in the central nervous sys-tem[J]. Compr Physiol, 2016, 6(3): 1579-1590.

10. Dtain JC, Lavoute C, Turan M, et al. The effect of nitrous oxide onthe outcomes of underlay tympanoplasty: a prospective study[J]. Ear Nose Throat J, 2019, 98(10): 621-624.

11. Kalkan Ç, Soydal Ç, Özkan E, et al. Relationships between auto-nomic nerve function and gastric emptying in patients with autoim-mune gastritis[J]. Clin Auton Res, 2016, 26(3): 189-196.

12. Myles PS, Chan MT, Kasza J, et al. Severe nausea and vomiting inthe evaluation of nitrous oxide in the gas mixture for anesthesia Ⅱ trial[J]. Anesthesiology, 2016, 124(5): 1032-1040.

13. Peyton PJ,Wu CY. Nitrous oxide-related postoperativenausea and vomiting depends on duration of exposure[J]. Anesthesiology, 2014, 120(5): 1137-1145.

14. 张国良 , 张惠 . 口腔笑气镇静技术 [M]. 西安 : 第四军医大学出版社 , 2012.

15. 李依娜 , 李明阳 , 肖哲曼 , 等 . 一氧化二氮暴露对神经系统的影响进展[J]. 中国医药导报 , 2020, 17(28): 36-39.

16. 周蓉 , 卢宏 . 一氧化二氮中毒致神经系统损伤的研究进展 [J]. 中华神经科杂志 , 2018, 51(9): 763-767.

第七章 儿童全身麻醉下口腔治疗的护理

儿童是特殊的医疗群体，口腔门诊检查和治疗常常由于就诊患儿的焦虑、恐惧、哭闹而无法完成，强制甚至束缚可能对儿童的身心发育产生终身影响。近年来，随着麻醉学的快速发展，全身麻醉技术使儿童所涉及的口腔诊疗范围更为广泛，特别是门诊儿童全身麻醉下口腔治疗已经发展成为一种较成熟的儿童行为管理模式，具有显著提高患儿的依从度、缩短治疗时间和疗程、提高医疗质量与安全和医疗资源使用效率的优势，已经得到患者家长、医护人员及卫生行政部门的关注和肯定。儿童全麻下口腔治疗是这一类患儿可选择的、安全可靠的治疗方式，在全麻下医师尽可能地把现阶段口内患牙一次性治疗，减少复诊次数，患儿没有身心压力，也可有效避免以往束缚治疗下误吸、误吞、划伤、器械折断等不良事件的发生。

第一节 概述

口腔科全麻技术（Dental General Anesthesia，DGA）是使用麻醉药物使儿童进入无意识状态，在严密监护下进行口腔治疗的一种行为管理技术（图 7-1-1），由训练有素的麻醉医师和儿童口腔医师共同完成。1951 年美国牙医托马森（Thomason）首先将 DGA 技术应用于儿童龋齿和拔牙治疗，经过几十年的发展和完善，DGA 已逐渐被大多数家长接受。

七氟烷作为新型吸入麻醉药 1990 年才正式应用于临床。由于气道刺激性轻微，适宜麻醉诱导和维持，其诱导快速、清醒迅速且彻底，可控性好，同时血流动力学稳定，能降低患儿术中发生心脏骤停等严重意外的风险，已广泛应用于儿童口腔门诊治疗。本章主要以经鼻/经喉全凭七氟烷吸入麻醉下儿童口腔治疗为例进行介绍。

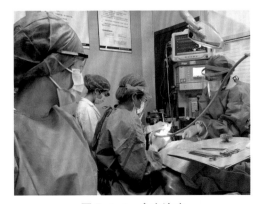

图 7-1-1 全麻治疗

第二节　儿童全麻下口腔治疗常规护理

全身麻醉药经呼吸道吸入、经静脉或者肌内注射进入体内，产生中枢神经系统的抑制，临床表现为神志消失、全身痛觉丧失、遗忘、反射抑制和骨骼肌松弛，即为全身麻醉。这种抑制是完全可逆的，当药物被代谢或从体内排出后，患者的神志及各种反射逐渐恢复。

一、全身麻醉在儿童口腔科的应用适应证

1. 全身情况评估为美国麻醉医师协会（ASA）分级Ⅰ～Ⅱ级的患儿。
2. 因恐惧、焦虑、不能交流或其他辅助措施不能配合口腔科治疗的儿童。
3. 脑性瘫痪、智力障碍等精神异常的儿童。
4. 预计需要进行较复杂或较长时间口腔治疗的儿童。
5. 预计口腔治疗后呼吸道梗阻、疼痛及严重恶心呕吐等并发症发生率低的儿童。
6. 解剖变异或过敏、局麻无效的患儿。
7. 来自偏远地区，疾病需多次治疗且主观希望一次性治疗完毕等情况的患儿。

二、全身麻醉在儿童口腔围手术期的护理流程与常规

（一）术前评估预约

部分家长对全麻下儿童口腔治疗方式的认识不足，易跟普遍理解的"全身麻醉"混淆，初次听到会有许多顾虑。因此，医护人员在进行术前评估时，应从麻醉方式、治疗流程、术前评估要求及预计费用等方面做好充分、细致的沟通工作，尊重家长的知情同意权利，让家长充分知晓相关情况后选择合适的治疗方式。

常规的口腔治疗是一医一护的四手操作，而全麻下儿童口腔治疗需更复杂的团队协作，需要患儿、家属、麻醉医师、麻醉护士、儿童口腔医师和儿童口腔护士（以下称为"四手护士"）共同参与。因此，患儿家长需要有一定身体和心理的准备，手术团队里的所有人员也需要制订周祥的诊疗方案和物品准备。

采取预约制，在预约前需要治疗团队结合检查检验结果进行评估。

（二）全麻围手术期医护人员工作流程与常规

1. 儿童口腔医师工作流程与常规。

（1）开具全景牙片，结合影像结果检查口内情况，制订治疗牙位及治疗计划。因为需要全麻下治疗的患儿口内病情通常很复杂，一般所拍的牙片有效时间约3个月，因客观原因导致手术实施时间在3个月后则需重新拍片。因此，儿童口腔医师应根据评估患儿配合度及家属对手术意愿，制订现阶段手术安排计划，确定拍片的时间。

（2）儿童口腔医生需告知目前患牙的治疗方式和预计费用，需要指导家长应对患儿

在等待手术期间病情的急剧变化。

（3）开具全麻下口腔治疗预约单（图7-2-1）。

门诊儿童全身麻醉预约单

_____小朋友及家属：

请您于20___年___月___日，上午·下午___时准时到重医附属口腔医院北部院区3楼舒适牙科进行儿童全麻下的_____治疗。手术医生为_____。如果您的安排有变化，请您提前与手术医生联系。

联系电话：

术前须知

1、手术前一天晚上10点后须禁食、禁饮。请家长务必做好监督工作。

2、请向麻醉医师告知您小孩的**既往病史、过敏史或长期正在服用的药物史**，最好带上病历资料。

3、如果您的小孩在**术前发生咳嗽、咳痰、流鼻涕、发烧等上呼吸道感染症状**，须推迟手术至症状好转。

4、我们在术后24小时内将电话回访，请家长配合。如有特殊情况及疑问，请拨打联系电话。

5、为了保障手术小孩的安全，术前须完成部分针对性的化验，望配合。

费用须知

舒适牙科麻醉费由两部分组成：

1、基础麻醉费

2、吸入麻醉费

***以上费用仅为麻醉费用，治疗费用请详询手术医师。谢谢！

图 7-2-1　全麻预约单

2.四手护士的工作流程与常规。

（1）协助医师做好解释工作，做好患儿心理护理。如果明确患儿预约全麻下口腔治疗，应在第一时间告诉患儿，如"我们今天听你的，不看牙，保证不碰你牙齿了，不用紧张，你看我们手里什么都不拿，啥都不用"等参与性、知晓性用语引导，取得充分的信任。

（2）协助医师告知家长预计的费用，答疑家长关于牙齿治疗的相关问题，交谈中应明确术前评估和术中探查后的实际情况有差异存在，取得家长的理解。告知预约手术流程，引导前往麻醉医师处进行患儿的身体健康评估。配合儿童口腔医师对评估通过的患儿开具全麻手术预约单。

（3）手术时间确定后，应提前三天通知家长手术事宜，并询问身体状况，如患儿当前有无咳嗽、流涕、发烧等症状。确认无呼吸道感染症状后，通知家长陪同患儿提前到医院检验科进行术前查血等工作；若患儿来自较远的地方，可就近选择二甲以上等级医院进行术前查血，并将结果及时通过有效途径传送到四手护士处，确保所有检验报告均由麻醉医师评估，决定是否可行手术。

如患儿血液分析未通过，则需等待患儿各项指标正常后，家长再次通知四手护士重新确定手术时间和下次手术前的相关检查。另外，四手护士应及时通知和提醒血液分析正常的患儿家长做好以下准备：①因秋冬季湿冷等气候特点，儿童呼吸道疾病频发，会导致手术时间拖延。血液检查正常后居家等候手术期间的患儿，应减少不必要的外出，遇天气变化及时增减衣物，避免感冒出现发烧、流涕、咳嗽等上呼吸道症状；②提醒家长按麻醉医师要求做好肠道准备，防止患儿进食，保证空腹时间，强调身体准备对保障手术、麻醉安全的重要性；③一旦出现上述症状或有进食，请及时告知手术医师，取消手术；待痊愈后主动告知主管医师及助手重新预约。

3. 麻醉医师的工作流程与常规。

评估患儿身体状况，了解患儿的既往病史、过敏史、服药情况，告知麻醉注意事项、费用及风险等，确定麻醉方式，符合手术指征的情况下开具查血报告（检验结果术前三天内有效）；待获得检验报告后确定患儿是否可行手术，并通知手术医师。根据麻醉方式查血检验项目有所区别：

（1）经鼻全凭吸入麻醉：血常规、C反应蛋白、肝肾功、凝血功能、传染病（HIV、HBV、梅毒）筛查；胸片和心电图。

（2）经喉全凭吸入麻醉：血常规、C反应蛋白和凝血功能。

4. 麻醉护士的工作流程与常规。

（1）做好患儿由儿童口腔科转诊的接待工作，协助麻醉医师进行术前评估，告知术前麻醉准备。

（2）强调肠道准备注意事项：根据患儿年龄和喂养情况肠道准备时间不同，无渣液体禁食禁饮2 h；母乳禁食4 h；配方奶、奶制品、面包、米饭等禁食6 h；其他高脂食物、肉类等禁食8 h以上。上午手术患儿通常禁食禁饮时间是术前一天22:00开始，直到手术结束；下午手术患儿通常禁食禁饮时间是手术当天7:30开始，直到手术结束，7:30之前只能喝牛奶，不得进食有渣饮食；如有医嘱饮用术前功能饮料，一定按医嘱剂量服用。

（3）强调呼吸道准备注意事项，保证术前血常规正常，无上呼吸道感染症状。

（三）用物准备

1. 麻醉护士需要准备的用物：头枕、腰垫、小盖毯（根据季节选择厚薄，冬春季用毛毯，夏秋季用空调被）、一次性吸痰管、一次性输液器、一次性口镜、开口器、无菌纱布条、电解质液或生理盐水、气管导管、喉镜、喉罩、呼吸回路、电极片、一次性无创脑电传感器、过滤器麻醉药物及用物、抢救药品和设备等（图7-2-2）。

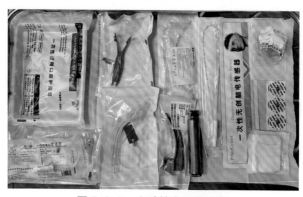

图7-2-2　麻醉护士用物准备

2. 四手护士需要准备的用物：防污膜、一次性器械盘、吸唾管、三用枪头、高速手机、低速弯手机、撑口器、橡皮障套件、干棉球、凡士林棉签、碧兰麻注射器、根管治疗器械、各型充填器械、成型片、光固化机、涂药小毛刷、各种钻针和调合针、车针架、根管冲洗液、侧方冲洗针、超声根管治疗仪、吸潮纸尖、充填材料、乳牙预成冠、调拌纸、调拌刀、咬合纸、氟保护剂、拔牙钳、牙挺等，必要时准备好取印模的材料和器械（图 7-2-3）。

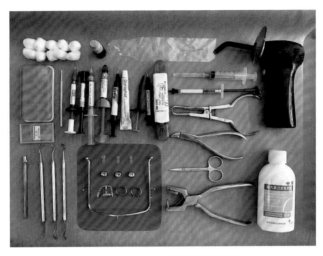

图 7-2-3　四手护士用物准备

（四）术前护理常规

1. 麻醉护士的护理常规。

亲切地迎接患儿及家长，带领患儿熟悉治疗环境，做好以下的心理诱导及认知干预：

（1）尽量与患儿语言交流，进一步了解患儿，为患儿的心理诊断提供支撑（如患儿对陌生环境的恐惧，担心手术疼痛，害怕打针等）。

（2）做到有针对性地认知干预，与其谈论感兴趣的话题（如动画片、玩具等），分散其注意力。

（3）可在诊室放置玩具或者治疗室张贴漫画，术前适当让其玩耍，可减轻患儿的陌生感和恐惧感（图 7-2-4）。

（4）应让患儿知情手术及治疗过程，如明确告知患儿手术不会疼痛，只是睡觉而已等安抚性告知。

（5）应做好家长的心理辅导工作，因为家长的焦虑、紧张等负性情绪会传递给患儿，影响整个治疗流程。

再次评估患儿全身情况（图 7-2-5），为患儿量身高测体重，将数据记录在术前检查单上，核对患儿身份信息，是否有手术禁忌证。要求家长签字确认是否按规定禁食禁饮，提醒患儿排便，协助签署麻醉同意书。

协助患儿上治疗椅，置于平卧位（图 7-2-6），必要时进行语言诱导，指导家长进行适当的肢体束缚。

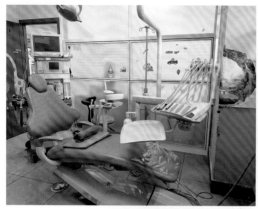

图 7-2-4　环境准备

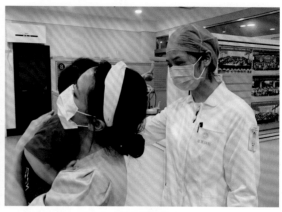

图 7-2-5　术前评估

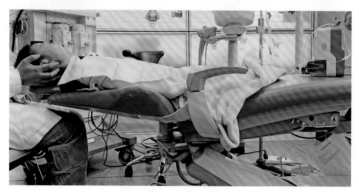

图 7-2-6　患儿体位

　　患儿进入麻醉状态后，麻醉护士将给患儿贴上电极片，夹上血氧饱和度探头进行心电监护，清除口内分泌物，置入开口器，协助麻醉医师进行喉罩的插入或气管插管，用湿润不滴水的无菌纱布条或者橡皮障遮挡口咽部，目的是防止备牙时碎屑掉入；固定管道，用硅胶开口器撑开口唇；为患儿贴眼膜；盖上小毯子；建立静脉通道并做好固定；协助麻醉医师在患儿额头贴上一次性无创脑电传感器并连接麻醉仪（图 7-2-7）。

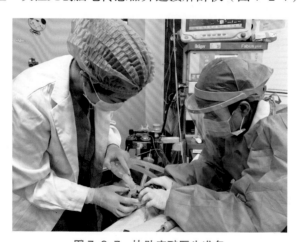

图 7-2-7　协助麻醉医生准备

麻醉护士根据医师手术的需要及时调整光源，使手术视野更清晰。

2. 四手护士的护理常规。

（1）亲切迎接患儿和家长，建立信任感。

（2）陪同患儿进入治疗室，介绍相关人员，用有趣的语言简单介绍治疗中会用到的特殊器械，消除患儿顾虑。

（3）核对患儿身份信息，核对是否按规定禁食禁饮，协助医师进行牙位安全核对和治疗知情同意书的签署；询问有无药物过敏史、金属过敏史、夜磨牙习惯等；明确术前评估和术中探查后的实际情况有差异存在，治疗方案也会随之调整，取得家长的理解；术中应在诊室外休息区域等待，便于及时沟通，签署相关资料（图7-2-8）。

（4）协助麻醉护士调整患儿体位，待进入麻醉状态后提醒家长保管好患儿的衣物，在候诊区等候。

（5）为患儿系上围巾，根据先补牙再拔牙原则，准备用物，调好备用材料。

（6）协助儿童口腔医师在电脑工作站调出全景牙片，以便治疗时随时查看。

（7）在治疗椅常用位置贴上防污膜，操作台清洁后铺上一次性治疗巾，准备强弱吸吸唾管，高速手机、低速弯手机并装好钻针，三用枪头就位，一次性治疗盘置于治疗台一侧，车针台置于右上角，将备用根管锉和调合针置于台上，四手护士和麻醉护士一起双人清点术前棉球和纱布块的数量（图7-2-9）。

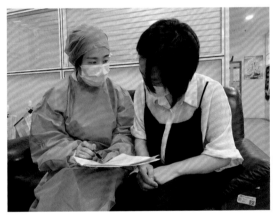

图 7-2-8　术前交流、签署知情同意书

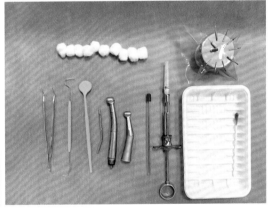

图 7-2-9　基础物品准备

（五）术中医护配合

1. 麻醉护士。术中全程配合医师充分暴露口内手术视野，调整光源位置、及时吸出口腔内分泌物和水，做好面部皮肤及口唇黏膜的保护；关注静脉通道是否通畅，穿刺部位有无红肿及渗漏；观察患儿口唇及面部颜色，观察患儿呼吸频率，倾听患儿呼吸音，协助麻醉医生关注血氧指标（图7-2-10）。

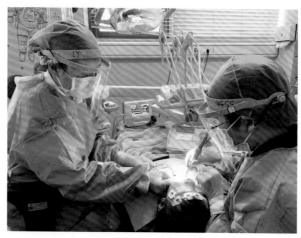

图 7-2-10 术中辅助

2.四手护士。全麻下术中器械护士医护配合如表 7-2-1 所示。

表 7-2-1 全麻下术中器械护士医护配合

医师操作流程	护士配合流程
局部麻醉	用凡士林棉签润滑口唇，防止在长时间口镜牵拉下干裂出血安装局部麻醉药到注射器上，传递至治疗台，碘伏棉签交予医师手上
橡皮障隔湿	根据牙位和牙冠具体情况按照常规流程安装橡皮障系统
去龋、备洞、开髓	用棉球及时清理器械残留物，或者更换转针
探查根管数量、拔髓	将拔髓针安装在髓针柄上置于治疗台，及时清理拔出的残髓或更换拔髓针
根管预备	将医师习惯用的根管锉针置于清洁台上，用侧方冲洗针抽吸冲洗液，备两套，交替使用，遵医嘱使用氯己定或次氯酸钠反复冲洗；最后用超声根管治疗仪荡洗根管
干燥根管	夹取适量吸潮纸尖或干燥棉捻置于治疗台
根管充填	准备黏固粉充填器、充填材料、干燥小棉球，将材料递于医师，干燥小棉球配合充填器用于清洁去除多余材料
垫底	准备光固化玻璃离子垫底材料和光固化机
树脂充填、戴入预成冠	准备光固化树脂材料和光固化机，树脂修整器
（1）前牙美容修复，牙体修整预备	准备合适的前牙树脂预成冠，虹膜剪修剪边缘，近远中角各开一孔，放入固体树脂交予医生；固化后协助医师剥离预成冠
（2）乳磨牙金属预成冠选择、牙体修整预备	遵医嘱拿取对应型号的预成冠递予医师试戴，准备挖器，必要时准备缩颈钳交予医师进行边缘修整塑形；型号确定后取下消毒干燥，调拌玻璃离子材料置于冠内，交予医生戴入；清洁器械残余材料
卸除橡皮障	递橡皮障夹钳于医师，取下橡皮障
调合	递咬合纸于医师
拔牙	准备碘伏棉签、局麻药物注射器、选择合适的拔牙钳或牙挺，无菌棉球备以止血用
止血	患儿仍处于无意识状态，需要医护人员压迫止血
检查口内有无残渣及棉球等异物	协助医师冲洗，清点棉球纱布数量

（六）术后护理

全麻口腔治疗术后护理如表 7-2-2 所示。

表 7-2-2　全麻口腔治疗术后护理

	麻醉护士	四手护士
患儿护理	1. 拔除静脉通道，按压止血 2. 轻轻撕掉眼贴膜，去掉电极片传感器等 3. 协助四手护士调整患儿至侧卧位 4. 固定治疗椅双侧扶手，预防坠椅发生 5. 陪护在患儿身边，盖好盖毯，待家长接走	1. 检查患儿口内有无遗漏的棉球等异物，清洁面部皮肤，取下围巾 2. 协同麻醉护士调整患儿至侧卧位 3. 固定治疗椅双侧扶手，预防坠椅发生
整理用物	1. 整理头枕、腰垫、小盖毯 2. 按垃圾分类原则丢弃一次性吸痰管、一次性输液器、一次性口镜等物品	1. 用 1 L 水冲洗吸唾管路，高速手机空转 20 s，取下手机及三用枪头，撕掉防污膜，用治疗巾包裹转移至回收处 2. 有污渍的器械用 1:100 生物酶溶液浸泡 10 min 后再送至供应室灭菌，感染性废物和锐器分类放置
清洁消毒	1. 七步洗手法洗手更换手套 2. 用消毒湿巾擦拭左侧操作台，麻醉仪管路等 3. 手卫生	1. 七步洗手法洗手更换手套 2. 用消毒湿巾擦拭治疗椅，灯罩、右侧治疗台等区域 3. 手卫生

（七）健康指导

1. 从手术结束到复苏阶段，需要让家属陪伴在旁，给予拥抱，用患儿喜欢的方式进行安抚，增强患儿的安全感。

2. 告知家长患儿在复苏过程中可能出现哭闹躁动，为术后正常反应，家长要注意保护患儿的安全，防止手足撞到硬物受伤甚至从椅位或复苏床上坠落，指导家属转移患儿注意力的方法，如用轻柔的语言进行安抚，说说治疗前美好的约定、各种小奖励等，以减少患儿的哭闹；必要时可以播放轻音乐或者动画片以转移患儿的注意力。

3. 治疗结束至回家途中尽量保持患儿侧卧位，以免有分泌物吐出引起窒息，当天应有专人看护，减少剧烈活动，避免外出。

4. 告知家长全麻下进行的根管治疗术后可能会出现不同程度的不适，如肿胀、咬合不适等，轻度会在 2 ~ 3 天消失，如有明显肿痛或肿痛持续加重则应及时复诊。

5. 全麻术中仍然会用到局麻药，治疗后 2 h 内尽量避免咀嚼，回家后无恶心呕吐症状可先喝温水，无呛咳再进食流质，慢慢地由软食过渡到普通饮食，24 h 内避免患侧咀嚼和进食硬物。

6. 全麻治疗需采用喉罩进行麻醉，个别患儿因喉部刺激会出现声音嘶哑、咽喉部不适等表现，多数在 1 天内可自行缓解；经鼻气管插管吸入麻醉的患儿需要告知家长保持患儿鼻黏膜湿润，常规做法就是使用室内加湿器，增加环境湿度，维持在 50% ~ 60% 为宜；如果鼻腔内有血性分泌物，可以用复方薄荷油滴鼻液滴鼻，保持鼻腔的湿润。

7.拔牙的患儿告知家长监督患儿不要反复吮吸拔牙创,以免破坏血凝块引起再次出血,24 h 内不刷牙。

8.术后24 h 给予电话回访,了解患儿有无全麻术后并发症如嗜睡、呕吐、乏力等症状,针对症状给予指导家庭护理措施,对有不适症状的患儿要再次进行追踪回访直至患儿无不适。

9.告知患儿家长 3 个月来院首次复查,医师根据患儿恢复情况预约再次复诊的时间。

综上,全麻下儿童口腔治疗操作中医护八手配合紧密默契,整个过程流畅紧凑,可提高患儿及家长的舒适度和满意度,切实解决了部分儿童患者不能在普通门诊解决的口腔问题,就诊体验得以优化。

(李顺艺 汪炜平)

第三节 儿童全麻下口腔治疗并发症护理

儿童全麻下口腔治疗术前检查和评估至关重要的原因在于围术期中可能伴有并发症的发生,这和患儿本身的身体因素密不可分。在围手术期中可能出现的并发症有通气不畅、误吸、喉痉挛、喉头水肿。

一、通气不畅

通气不畅可表现出通气过度或通气不足。

（一）通气过度

通气过度是指呼吸频率、深度或容量增加,大于新陈代谢需要,导致动脉血二氧化碳分压（$PaCO_2$）下降。

1.原因:通气过度的原因有很多,癔症、焦虑和"麻醉后谵妄"患儿可引起有意识或者半意识的通气过度,患儿呼吸急促也可能导致通气过度,呼吸急促的结果是增加肺容量,使患儿更难"深呼吸并安静下来"。不能做深呼吸会引起更多的焦虑,使问题恶化。理论上,浅快的呼吸可逆转。

2.临床表现:呼吸急促、呼吸深度和容量增加,不能做深呼吸,患儿焦虑程度明显。

3.处理及护理:通气过度的治疗关键是控制呼吸,可通过平静呼吸减少 CO_2 呼出,或通过辅助设备增加吸入气体 CO_2 的浓度,具体方法有:

（1）取舒适的卧位,进行缓慢的腹式呼吸或有意识地减慢呼吸频率和屏气,以减少 CO_2 的呼出纠正过度换气。

（2）利用不接气囊的面罩扣住患儿口鼻,增加呼吸无效腔,让呼出的 CO_2 再次回吸人体从而缓解症状。面罩吸氧能更迅速地纠正呼吸性碱中毒的症状,消除患儿紧张情绪。

（3）症状严重的患儿可辅以药物治疗。镇静剂：苯二氮䓬类药物（咪达唑仑、地西泮等）或异丙嗪肌内注射，具有镇静、抗焦虑的作用，去除过度换气的诱因。电解质：少数患儿发病时可出现血钾、血钙的轻度降低。静脉推注葡萄糖酸钙，可降低神经肌肉兴奋性，缓解手足抽搐；钾离子的补充，可以改善心肌缺血的症状。

（二）通气不足

通气不足是指不充足的通气，呼吸深度或频率减少，导致高碳酸血症和低氧血症。通气频率减慢大多首先通过肺部听诊和缺乏胸廓运动发现，随后通过 CO_2 图，最后通过血氧饱和度发现。随着氧合下降，发绀加重，皮肤颜色从粉红到发白再到发灰。

1. 原因：术中通气不足可能的原因有过度镇静（呼吸抑制是麻醉药的不良反应，特别是大剂量快速给药或联合用药时）、抑制呼吸运动、喉罩移位、手术操作压迫、舌后坠等。

2. 临床表现：潮气量降低、呼气末二氧化碳升高、呼吸波形改变、指氧饱和度降低。

3. 处理及护理：

（1）立即停止手术、分析通气不足的原因。

（2）同时开放气道，打开气道的方法有仰头举颏法、仰头抬颈法、双手抬颌法。

（3）加压给氧、待症状缓解后重置喉罩等。

二、误吸

误吸是指在口腔治疗过程中牙齿、治疗相关器械等脱落形成气道、食管异物。

1. 原因：使用镇静药损害气道保护性反射，虽然发生概率低，但如果儿童发生反流并且不能保护气道时可能会导致误吸。

2. 临床表现：异物进入到气道里面，在清醒状态下剧烈的咳嗽，同时可能伴有憋闷、呼吸困难、反常呼吸形态以及三凹征，即吸气时胸骨上窝、锁骨上窝、肋间隙出现明显的凹陷，严重的患儿由于血氧含量降低，可能会出现紫绀、昏迷等表现，从而危及患儿的生命安全。在全麻下由于麻醉药物的作用患儿会体现出呼吸频率、深度（呼末二氧化碳波形）异常以及血氧饱和度的指数下降。

3. 处理及护理：

（1）麻醉医师立即给患儿头低足高位，头偏向一侧，加大氧流量。

（2）有人工气道患儿，打足囊内压，麻醉护士先清理口腔，再清理气道；无人工气道者，取侧卧位，轻扣背部，利用吸引器吸出异物及呕吐物；在此过程中医师及护士密切观察生命体征及缺氧状况，误吸物未排除，患者出现发绀、呼吸心率加快等配合医师进行抢救。

（3）在症状缓解后做好家属及患儿的解释及心理护理。

三、喉痉挛

喉痉挛（Laryngospasm）指喉部肌肉反射性痉挛收缩，使声带内收，声门部分或完全关闭而导致患者出现不同程度的呼吸困难甚至完全性的呼吸道梗阻。喉痉挛是儿童麻醉中最常见的并发症之一，如果不能快速判断并处理，会在很短的时间内发展成为完全性气道梗阻，进而发生缺氧、高碳酸血症、心动过缓和心脏骤停等。

1. 原因：气道内操作，浅麻醉下吸痰、放置口咽或鼻咽通气道、气管插管或拔管对咽喉部产生的刺激；气道内血液、分泌物或呕吐、反流的胃内容物等刺激诱发所致。

2. 临床表现：部分性喉痉挛：吸气性喘鸣、三凹征，尽管部分性喉痉挛不属致命性发作，但是处理不当可迅速发展成完全性；完全性喉痉挛：完全性上呼吸道梗阻，吸气性喘鸣消失，无呼吸音，连接呼吸机上的呼吸囊不动，呼气末二氧化碳分压波形变直，吸气性哮鸣音不能听及，持续的梗阻不解除可能导致 SpO_2 下降、发绀及心动过缓，甚至危及生命。

3. 处理及护理：

（1）麻醉护士协助麻醉医师行面罩加压纯氧吸入，轻提下颌可缓解轻度喉痉挛，立即停止一切刺激和手术操作。

（2）四手护士立即呼叫他人协助处理。

（3）麻醉医师加深麻醉可缓解轻、中度喉痉挛，常用的方法为：静脉注射诱导剂量的 20% 或增加吸入麻醉药浓度，麻醉护士清除咽喉部分泌物，保持呼吸道通畅，对重度喉痉挛，紧急情况下麻醉医生可采用 16 号以上粗针行环甲膜穿刺给氧或行高频通气。对重度喉痉挛亦可应用琥珀胆碱 1.0 ~ 1.5 mg/kg 静脉注射或 4.0 mg/kg 肌内注射后行气管插管。

（4）为预防喉痉挛的发生，常规在术前、术后拔管前给予沙丁胺醇喷雾两次以上。

（5）患儿如术前咽喉部红肿、鼻内可见分泌物结痂等予推迟手术。

（6）术中负压吸引，尽量使吸唾管吸引纱布，减少对口腔黏膜的刺激。

（7）拔管前，建议加深麻醉。

四、喉头水肿

喉头水肿是由于各种原因引起的喉腔黏膜的肿胀或充血水肿，儿童的喉水肿常位于声下区，可导致呼吸困难，是急性上呼吸道梗阻常见原因之一，由于其发病急骤，短时间即可造成窒息、死亡，应高度重视并迅速有效抢救。

1. 原因：常见的有感染性喉水肿、变态反应导致喉水肿，还与遗传因素有关，也可能是由于受伤所致。在全身麻醉手术过程中，喉部松弛处的黏膜下有组织液浸润，药物或不适当的操作，多次创伤性插管均可能引起喉头水肿。

2. 临床表现：最先可能表现出荨麻疹、神经血管性水肿、呼吸困难、声音嘶哑、呼吸急促、胸闷、心率增快、口唇发绀等，严重者可能引起低氧血症，甚至窒息和死亡。

3. 处理及护理：发生喉头水肿的紧急处理包括吸氧，心电监护、卧位，静脉注射地塞米松、肾上腺素、异丙嗪等抗过敏药物。

（李顺艺　汪炜平）

第四节 儿童全麻下口腔治疗后复苏护理

患儿顺利通过手术并不意味着治疗结束，全麻下儿童口腔治疗除了术前评估和术中监护治疗，还有很重要的一个环节就是术后苏醒期的观察。手术结束后儿童口腔医师应告知术后注意事项并做好健康指导，患儿及家长将在麻醉医师的陪同下转入麻醉复苏室继续观察，因此医护人员有必要做好细致的术前沟通和患儿身体评估，在术中加强观察和护理的同时不能忽视苏醒期的护理，防止术后苏醒期并发症的发生。

一、麻醉复苏室简述

全麻术后早期恢复阶段，是患者术后病情多变时期，尤其是在拔除气管导管／喉罩后，更容易发生呼吸、循环等多种并发症，所以此阶段患者面临着较大的生命危险。因此，在此基础上口腔门诊镇静复苏室的功能是严密监控口腔门诊深度镇静镇痛治疗后患者的生命体征，使其快速恢复至正常或术前状态。麻醉复苏室（Post Anesthesia Care Unit，PACU）是对麻醉后患者进行严密观察和特殊监测，继续治疗至患者的生命体征恢复稳定的科室。麻醉恢复期的患者有独特的病理生理特点，护理人员加强这一阶段的观察可以减少麻醉及手术后相关并发症的发生率和死亡率。

二、PACU 的建立与配置

（一）PACU 的设置

1. 位置应在手术室内或紧邻实施镇静的治疗室，并与其在同一建筑平面，以减少患者转运时间。

2. 设立中心护士站并呈开放式，有利于观察患者。有条件者应该设立一个单独的房间，便于收治感染或免疫缺陷的患者。

3. PACU 的床位与手术间配比，一般比例为 1:1.5 ～ 1:3。

4. PACU 的使用面积不小于 30 m^2，每张床位使用面积不小于 10 m^2。

5. PACU 要求光线充足，设有空调调节装置，配有中央供氧及中心负压吸引和多个电源插座（图 7-4-1）。

6. PACU 病床应装有轮子，床边有升降护栏。

7. PACU 内应设有物品储存间和污物处理间。

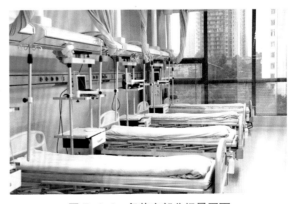

图 7-4-1 复苏室部分场景画面

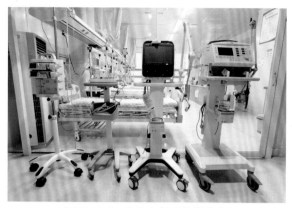

图 7-4-2　复苏室部分仪器设备

（二）硬件与人员配置

1. 监测设备：PACU 的监护装置基本同于 ICU（图 7-4-2）。每张监护床位必配置一台多功能监护仪，包括自动测定心电图（ECG）、脉搏血氧饱和度（SpO_2）、血压（BP）、呼气末二氧化碳（$PetCO_2$）等监测项目。

2. 急救设备：在 PACU 内应具备以下呼吸支持常用器械：吸氧管、面罩、口鼻咽通气管、各种型号气管导管、呼吸皮囊、高流量通气设备等，室内包括药品齐全的急救车、气道管理车（喉镜、气管切开包）、呼吸机、除颤仪、输液装置、静脉输注工作站等。要随时保持准备充足状态，以便在需要应用的时候随时可以拿取。

3. 人员设置：PACU 主要由麻醉医师和护士组成，护士与患者的比例为 1:2 ~ 1:3；对高危患者、既往有重大疾病史的患者、术中出现严重并发症的患者，护士与患者的比例为 1:1；专职麻醉医师一名。

三、全麻术后患儿的护理常规

患儿送达麻醉复苏室后，麻醉复苏室护士与麻醉医师一起对患儿进行评估，麻醉复苏室护士应了解患儿的以下情况：一般资料收集，如年龄、呼吸道、血压、心率，呼吸频率等；与手术相关问题，如施行何种手术、麻醉方式、术中使用的特殊药物、有无发生影响术后恢复的问题及合并症。

麻醉复苏室护士交接完患儿后立刻进行评估，包括生命体征的测量，检查呼吸道是否通畅，检查口腔情况，查看皮肤情况，并根据 Steward 评分法对患儿进行评估。为确保患儿复苏顺利，将从以下几个方面进行监护和护理。

（一）呼吸功能的监护

由于手术类型、麻醉方式及年龄等特点，呼吸道梗阻的发生率较高，因此，必须加强对呼吸的观察及护理。

1. 安置适当的卧位。对于麻醉尚未恢复者，除特殊医嘱外应头偏向一侧卧位，年幼儿可在肩颈部垫一小枕，以免因舌后坠而堵塞呼吸道，亦利于防止因呕吐物、血液及分泌物所致的误吸。患儿麻醉清醒后，可适当抬高床头 30° 利于呼吸和改善舒适度。

2. 安置鼻咽或口咽通气道的护理。对于安置口（鼻）咽通气道的患儿，入麻醉复苏室后应先检查通气道是否通畅、固定稳妥。

3. 及时有效地吸净分泌物。进行气管内吸引可刺激咳嗽，利于下呼吸道分泌物的排出；

进行鼻咽、口咽通气道内吸引，利于口腔、鼻腔、咽腔及通气道外端分泌物及血液的吸出。吸引前应先给吸氧，抽吸时动作轻柔、边吸边旋转，位置不宜过深，以防触及伤口、悬雍垂及咽后壁。婴幼儿对缺氧耐受差，吸引时间不超过 10 s。吸痰管径不应超过气管插管直径的一半，负压不宜过大，一般为 33 ~ 40 kPa。

4. 有效的氧气吸入。保持 SpO_2 > 95% 以上，并适时调节氧流量以保证血氧饱和度维持在正常范围。给氧的方法包括鼻导管和面罩给氧。

5. 密切观察呼吸情况。观察呼吸的频率、动度；听诊呼吸音是否清晰、对称、有无啰音；观察皮肤颜色是否红润；监测 SpO_2 是否 > 95%。应特别注意的是婴幼儿的呼吸频率较快，通常婴幼儿 30 ~ 60 次 /min，幼儿 24 ~ 40 次 /min，学龄前期 22 ~ 34 次 /min，学龄期 18 ~ 30 次 /min，并且婴幼儿以腹式呼吸为主，学龄儿童以胸腹式呼吸为主，7 ~ 8 岁后逐渐过渡到胸式呼吸。并注意观察手术与麻醉因素对呼吸所带来的不良影响。

（二）循环系统的监护

1. 密切监测患儿的收缩压、舒张压、脉压、心率、脉搏及心电图（ECG）等。当发现下列任意情况时应立处理：①收缩压下降大于 20 mmHg 或收缩压低于 80 mmHg；②脉搏高于 120 次 /min 或低于 60 次 /min，或心尖动与周围脉搏数不等；③ ECG 节律不齐，波形异常如 QRS 波畸形、T 波倒置。

2. 注意患儿血压监测　1 岁以上儿童血压计算公式：收缩压 =80 mmHg+ 年龄 ×2，舒张压 =2/3 收缩压。1 岁以下婴儿血压计算公式：收缩压 =70 mmHg+ 月龄 ×2，舒张压 =2/3 收缩压。

3. 观察术区渗血、出血的量、颜色及性状。

（三）泌尿系统的监护

1. 长时间手术患儿，术后如有尿潴留现象，可用诱导方法（如听流水声、热敷耻骨联合上缘等）协助排尿；失败后再给予导尿。

2. 按需补充足够水分，保证血容量。

3. 正确记录出入量，婴幼儿使用一次性尿布，便后对尿布进行称重以准确记录尿量。

（四）体温的监测

1. 密切监测体温的变化；体温升高的患儿应每 30 min 测体温一次，发现异常及时行物理降温，避免高热惊厥的发生。

2. 密切监测生命体征，加强口腔护理及其他基础护理。

3. 发热患儿行物理降温或药物降温。物理降温可行温水擦浴：①用 32~34 ℃温水擦浴，加速散热；②擦浴的方法是自上而下，由耳后、颈部开始，直至患儿皮肤微红；③不宜在短时间内将体温降得过低，以防引起虚脱；④注意补充液体，维持水电解质的平衡。

（五）伤口的护理

注意观察患儿口内填塞补料固定是否稳妥，有无脱落迹象；嘱托患儿避免抓挠。

（六）加强心理护理

由于术后环境的改变和身体的不适，患儿难免有心理应激反应和焦虑、恐惧心理，护士要对患儿进行细致的观察和分析，根据每个患儿的不同心理状态，采取灵活多样的心理护理措施。

（七）安全管理

1. 烦躁患儿应床旁守护、加床挡，以防翻身坠床。

2. 疼痛患儿适当镇痛，加强心理护理。

3. 不合作的、语言沟通不良的患儿可让一位家属按规定更换衣帽后陪护，并向家属讲明安全方面的注意事项。

四、镇静镇痛后患儿的常见并发症及护理

全身麻醉后偶有并发症的发生，严重者会影响患儿的复苏和愈后。因此在常规治疗和护理的基础上，还应对并发症进行识别和处理。下面简要介绍常见的并发症及处理措施。

（一）低氧血症

1. 原因：①舌或咽部组织发生后坠造成呼吸道梗阻，是低氧血症的最常见原因；②残留的麻醉药和肌松药抑制呼吸；③患儿术前存在呼吸系统方面的疾病，如哮喘患儿；④疼痛可产生屏气或残缺呼吸，引起肺泡萎缩。

2. 处理：①寻找原因，对症处理；②吸氧和正压通气是治疗的首选，立即给予呼吸气囊加压给氧，同时报告麻醉医师，密切观察患者呼吸变化和缺氧症状改善情况；③若因为肌张力恢复欠佳、咽软组织及舌后坠、呼吸道分泌物多而无力咳出造成呼吸道不畅等，立即手法开放气道及吸痰，清除呼吸道分泌物，必要时置口咽通气道，保证呼吸道通畅；呼吸气囊加压面罩给氧，面罩要包住口鼻。

（二）呼吸道梗阻

1. 原因：①全身麻醉神经肌肉阻滞恢复不完全导致误吸；②舌后坠、喉痉挛、喉头水肿以及由颈部手术伤口出血形成血肿导致局部压迫引起静脉和淋巴回流受阻造成严重水肿导致误吸；③呼吸道分泌物，血性或脓性分泌物阻塞气道。

2. 处理：①舌后坠：特别是肥胖或腺样体肥大患儿，容易出现舌根后坠，当出现舌后坠时，可通过头后仰并托下颌打开阻塞的气道，如无明显改善可放置鼻咽或口咽通气道，或使用面罩辅助通气；②喉痉挛：长时间的气管插管和分泌物以及缺氧容易刺激喉部产生喉痉挛，轻者去除刺激即可缓解，重者需采取面罩加压给氧来治疗；③可选用缓解支气管平滑肌痉挛药，如沙丁胺醇、氨茶碱、糖皮质激素等直至恢复；④以轻柔快捷动作执行吸痰操作，尽量降低不必要刺激源与强度；⑤发生喉头水肿的紧急处理，详见全麻并发症处理流程。

（三）心律失常

1. 原因：多为浅麻醉状态下，由缺氧、气管导管、口腔诊疗、眼球压迫、疼痛等刺激诱发。

2. 处理及护理：临床给予频发室性早搏患儿利多卡因静脉注射，室性早搏可完全消失或减少。因此，全麻术后患儿送入麻醉恢复室后，应给予心电监护，密切观察心电图变化情况，若发现异常应及时报告医师。同时遵医嘱及时给予处理，以稳定患儿病情，避免严重后果的发生。

（四）恶心呕吐

1. 原因：①吸入麻醉药在苏醒阶段的低浓度对气道及呕吐中枢的刺激引起咳嗽和恶心呕吐；②静脉镇痛药对大脑边缘系统的刺激引起中枢性恶心呕吐，阿片类药物（如芬太尼、吗啡、哌替啶）对大脑极后区的阿片受体作用引起恶心呕吐；③疼痛和内脏牵拉反射，胃肠道机械感受器受到刺激引起反射性呕吐；④体位改变导致前庭系统的刺激诱发呕吐；⑤低血压、低血糖、肠梗阻、缺氧、呼吸循环系统不稳定是造成术后恶心呕吐的重要诱因；⑥术后吸痰等物理刺激。

2. 处理及护理：①一旦发生呕吐，立即将头偏向一侧，让胃内容物从口角流出并用吸引器清除口咽部内容物以防止误吸，留院观察直至恢复；②对治疗前评估有可能发生恶心呕吐的患儿，建议在口腔治疗结束前预防性使用抑制呕吐的药物。

（五）苏醒期躁动

全麻苏醒期躁动（Emergence Agitation，EA）是指在全麻苏醒期所表现的兴奋、躁动、定向障碍，可出现肢体的无意识动作、哭喊等不适当行为，在麻醉复苏室约有8%的患者因各种不良刺激而发生 EA。EA 大多在麻醉苏醒期急性出现，儿童发生率较高。

1. 原因：①麻醉原因：麻醉药物，苏醒过速，肌松药的残留作用，疼痛；②非麻醉原因：手术后不适，患儿本身因素：如患儿的年龄，性格，术前焦虑等；③其他原因：低体温、膀胱充盈等。

2. 处理及护理：①在安静的环境中复苏，避免口头和物理性刺激；②麻醉结束后尽量避免给予患儿刺激，减少呼唤患儿次数；③术后在保证安全的前提下尽早和患儿家长接触，早期让孩子与家人在一起；④可使用安定类镇静药物，或小剂量芬太尼（1 ~ 2 μg/kg 鼻腔内给药或静脉注射），大多可减轻躁动；⑤保护患儿免受继发性损伤；⑥必要时使用缚束带，减少意外情况出现。

（六）术后疼痛

疼痛是手术后不可避免的伴随症状。它在儿童术后行为表现中起着重要的作用。手术当日，与疼痛相关的负面行为表现将影响约50%的手术患儿，而相关的负面行为可持续时间远长于伤口疼痛时间。

1. 原因：主要是由于术毕麻醉药物浓度降低及手术切口引起的疼痛。

2. 处理及护理：①认真倾听患儿的倾诉、理解患儿，做好心理护理；②应用患者疼痛评估量表，实施正确的疼痛评估；③及时、有效与麻醉师沟通、根据疼痛程度使用适宜的镇痛药物，对评分较低患儿可给予倾听轻缓音乐，播放患儿喜欢的动画，放松心情，观察疼痛有无缓解。

五、离院标准与术后随访

对门诊实施麻醉后离院的标准各医院尚不统一，这和各医机构的实际情况有关，也与实施的手术、麻醉方法不同有关，口腔门诊实施镇静镇痛下手术对患儿干扰不大，并发症发生率较低，呼吸道事件是主要不良事件的来源。

（一）离院标准

1. 由医师评估，护士辅助并提供临床数据，当达到离开麻醉苏醒室标准（改良 Aldrete 评分，表 7-4-1），其中任何一单项评分均不能 <1 分后方可离开复苏室。未能达到苏醒标准的患儿，必需继续留在复苏室观察，直到达到离室标准。

2. 全身麻醉口腔诊疗后直接回家的患儿，必须确认呼吸循环稳定，无明显疼痛及恶心呕吐，口腔诊疗区域无明显渗血，经麻醉医师确认改良 Aldrete 评分为 14 分方可离院，并在 24 h 内保持联系或有回访记录。

表 7-4-1　改良 Aldrete 评分标准

指标评分	意识水平	肢体活动	血流动力学稳定	呼吸稳定	血氧饱和度	术后疼痛	术后恶心呕吐
0	只对触觉刺激有反应	不能自主活动	血压波动 >基础平均动脉压值的30%	呼吸困难且咳嗽无力	吸氧时血氧饱和度<90%	持续严重疼痛	持续中重至重度恶心呕吐
1	轻微刺激即可唤醒	肢体活动减弱	血压波动在基础平均动脉压值的15%～30%	呼吸急促但咳嗽有力	需鼻导管吸氧	中至重度疼痛需用静脉止疼药物控制	短暂呕吐或干呕
2	清醒，定向力好	各肢体能完成指令运动	血压波动 <基础平均动脉压值的15%	可深呼吸	呼吸空气 $SpO_2 \geqslant 92\%$	无或轻微不适	无或轻度恶心，无呕吐

（二）诊疗后随访

患儿离院后 24 h 内需常规进行诊疗后随访，以电话随访为主。24 h 后如患儿病情需要，宜延长随访时间。及时了解患儿是否出现全身麻醉和口腔诊疗相关的并发症（如伤口疼痛、出血、感染、意识改变、恶心呕吐、头晕、全身麻醉后声嘶、呛咳、头痛等），并提供处理意见，情况严重者建议尽快到医院就诊，以免延误病情。

虽然患儿达到标准离院，但麻醉药物的残留作用依然存在，约半数患儿在术后 1 ～ 2 天内仍存在观察力、判断力和肌张力等方面的异常，宜向监护人交代相关注意事项：

1. 患儿在接受治疗后 24 h 内需有专人陪护。

2. 原则上 Aldrete 评分为 14 分，呛咳反应完全恢复，即可开始进食，进食顺序遵清水—流质食物—固体食物的顺序，逐渐加量。

3. 如有伤口疼痛可遵医嘱服用非甾体类抗炎药。

4. 如有任何不适应及时回医院或在当地医疗单位就诊。

5. 请监护人记住诊治医师回访电话。

总之，在实施镇静镇痛治疗后，患儿最终转入麻醉复苏室，本阶段的麻醉医师应把重点放在患儿的复苏和离院标准上，护理人员在常规护理的基础上，要特别注意苏醒期并发症的发生，对于出现有并发症反应的患儿应该冷静对待，并采取及时正确的方式处理，以确保患儿的安全性和团队高效运转。

（廖金容）

参考文献

1. Daniel E, Becker, Daniel A, et al. Management of complications during moderate and deep sedation: respiratory and cardiovascular considerations[J]. Anesth Prog, 2007, 54(2): 59–68.

2. 郁葱. 口腔门诊麻醉并发症及处理 [M]. 北京：人民卫生出版社，2019: 406.

3. 樊林，汪炜平. 认知干预对口腔治疗儿童七氟烷全身麻醉后苏醒期躁动的作用研究 [J]. 中国实用护理杂志，2016, 10(32): 2171–2174.

4. Street M, Philips NM, Mohebbi M, et al. Effect of anewly designed observation, response and discharge chart in the Post Anaesthesia Care Unit on patient outcomes: a quasi–experimental study in Australia[J]. BMJ Open, 2017, 7(12): e015149.

5. Prowse MA, Lyne PA. Clinical effectiveness in the post–anaesthesia care unit: how nursing knowledge contributes to achieving intended patient outcomes[J]. J Adv Nurs, 2000, 31: 1115–1124.

6. 中华医学会麻醉学分会. 中国麻醉学指南与专家共识 [M]. 北京：人民卫生出版社，2014.

7. 郭清厚，钟娆霞，莫玉林. 靶向预控护理在全麻手术患者复苏期躁动管理中的应用 [J]. 齐鲁护理杂志，2019, 25(6): 92–93.

8. 郑雪梅，徐靓. 人文关怀策略在麻醉复苏室中的应用 [J]. 中医药管理杂志，2020, 28(23): 231–232.

9. 中华口腔医学会镇静镇痛专业委员会. 儿童口腔门诊全身麻醉操作指南 [J]. 中华口腔医学杂志，2021, 56(3): 231–237.

第八章 静脉中深度镇静下牙及牙槽外科手术护理

第一节 概述

　　静脉镇静技术是通过人体外周浅表静脉将麻醉药物注入患者体内，以快速达到镇静镇痛效果且易于控制镇静深度的一种镇静方法。静脉镇静技术在口腔领域的发展晚于吸入镇静技术，于20世纪末在口腔领域开始逐渐发展。近年来随着医学、护理模式的转变，患者在治疗过程中的疼痛或恐惧感得到重视，镇静镇痛治疗成为舒适化口腔治疗主要的、安全的、专业的手段。对于中、重度牙科恐惧症患者，静脉镇静技术能为牙科恐惧症患者提供安全、舒适的治疗条件；静脉镇静下的牙及牙槽外科治疗安全、有效，同时提高了治疗的舒适性，在很大程度上减轻了牙科恐惧症患者的痛苦。

　　静脉中深度镇静下的牙及牙槽外科治疗主要包括：儿童多生牙拔除、唇及舌系带矫正、牙外伤、黏液腺囊肿切除等；成人主要是埋伏阻生牙拔除等。镇静镇痛治疗时正确的护理措施是牙科恐惧症患者手术治疗的安全、舒适保障。

第二节 静脉中深度镇静下牙及牙槽外科治疗常规护理

　　牙拔除术及牙槽外科手术是口腔颌面外科门诊最基本的治疗，在整个治疗过程中，护理人员应主动做好护理配合及就诊患者的护理工作。

一、牙及牙槽外科患者围手术期护理

（一）术前护理

　　1. 相关检查。为确保手术如期进行，麻醉护士在术前一日电话通知患者到院进行相关检查和评估。成人患者需常规进行血常规、免疫、出血凝血时间等实验室检查，如有需要老年患者还需完善相关心功能检查；儿童患者需常规进行血常规、免疫、出血凝血时间、

全血 C 反应蛋白（CRP）等实验室检查。

2. 相关评估。麻醉护士需协助麻醉医师对患者的全身情况、口腔情况、心理状况（包括监护人 / 家属）进行有效评估。评估内容包括：患者年龄、体重、既往病史、用药史、手术史、麻醉史、过敏史、家族史等，应特别注意儿童患者是否有上呼吸道感染等情况。评估完成后，麻醉护士需协助麻醉医师指导患者或监护人 / 家属签署静脉镇静知情同意书，提醒患者或监护人 / 家属手术日按预约时间就诊。

3. 心理护理。从手术预约、术前评估、术前准备、术后恢复、离院指导，到次日的电话回访，心理护理应贯穿整个围术期。在术前的交流过程中，麻醉护士需协助麻醉医师详细讲解静脉镇静的方法和流程，包括诱导期、麻醉中、复苏期可能出现的医疗风险和处理措施，可借助通俗易懂的言语、多媒体动画、科研统计数据、微博、微信公众号、讲解成功案例等帮助患者或监护人 / 家属理解，从而缓解患者或监护人 / 家属的焦虑和心理压力。针对儿童患者还可借助一些肢体动作（如下蹲与其平视对话、面带微笑、抚摸、拥抱等）、玩具、面罩道具等与其拉近距离，分散其注意力，取得其信任，减轻其陌生感、恐惧感，避免产生抗拒心理。微笑、耐心、专业地解答患者或监护人 / 家属的相关疑问，进行良好、有效的沟通才能真正缓解患者或监护人 / 家属的焦虑，真正得到他们的信任和配合，从而减轻一些术后不良反应。麻醉护士在进行离院指导和电话回访时，同样需要关注患者或监护人 / 家属的心理状态，耐心地讲解术后注意事项以及术后可能出现的相关问题和处理措施，并解答他们提出的相关疑问，以提高整个手术、麻醉的舒适性。

4. 禁食禁饮。在术前评估时，麻醉护士需向患者或监护人 / 家属强调患者禁食禁饮的要求，包括：成人患者手术日需禁食水 8 h；儿童患者需禁食母乳 4 h，禁食婴幼儿配方奶粉、面包、米饭等食物 6 h，禁食油炸、高脂肪的食物及肉类 8 h 以上。根据 2017 年美国麻醉医师学会（ASA）《健康患者择期手术前禁食及降低误吸风险的药物使用实践指南》，为避免儿童患者在治疗等待期间因口渴、饥饿而产生烦躁、焦虑等情绪，可在术前 2 h 饮用清饮料（主要包括清水、糖水、碳酸饮料、各种无渣果汁、术能等），儿童不超过 5 mL/kg，总量不超过 300 mL。手术日，麻醉护士需向患者或监护人 / 家属确认已正确禁食水后，再将患者送入手术间准备麻醉、手术。

5. 病历资料。麻醉护士及时归纳、整理好每一位患者的静脉镇静知情同意书、手术同意书、相关检查结果等。

（二）设备及各类用物的准备

1. 手术、麻醉设备：牙椅、负压吸引装置（图 8-1-1）、麻醉机（七氟烷吸入装置）连接螺纹管、心电监护仪连接电极片（图 8-1-2）、靶控输注泵（Target Controlled Infusion, TCI；图 8-1-3）等调至待用状态；备除颤仪、急救车（包括常规的急救药品、物品：简易呼吸器、视频喉镜、合适型号的气管导管等）。

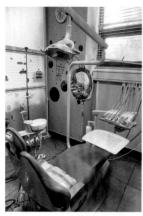

图 8-1-1　牙椅、负压吸引装置

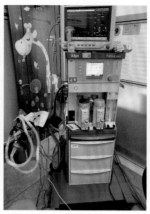

图 8-1-2　麻醉机、心电监护仪

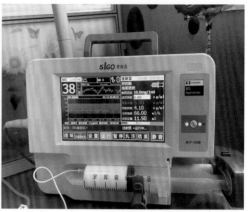

图 8-1-3　TCI 输注泵

2. 手术器械及用物：常规准备防污膜、盐酸利多卡因注射液、阿替卡因肾上腺素注射液（必兰）、必兰麻注射针筒及针头、一次性使用外科口腔器械盘（内含吸唾管、口镜、镊子、探针、棉球、棉卷、铺巾、围巾）、手术刀片、手术刀柄、持针器、缝线、线剪、纸杯等（图 8-1-4）。特殊准备拔牙钳、牙挺、根尖挺、三角挺、微创挺、刮匙等（多生牙、阻生牙拔除术）；蚊式钳、虹膜剪、4-0 可吸收缝线等（舌系带、唇系带矫正术）；高频电刀、4-0 可吸收缝合线等（黏液腺囊肿切除术）；止血钳、弓杠、钢丝等（牙外伤）。

3. 静脉镇静用物：盐酸奥布卡因凝胶、一次性输液器、合适型号（24G 或 22G）的一次性静脉留置针及透明敷贴、压脉带、皮肤消毒液、无菌棉签、250 mL 生理盐水、无菌盘（放置 10 mL 一次性注射器抽吸的按比例稀释的咪达唑仑注射液、50 mL 一次性注射器抽吸的丙泊酚注射液，并分别在一次性注射器针筒避开刻度处粘贴药品标签）、锐器盒、弯盘、垃圾桶、快速免洗手消毒液（图 8-1-5），根据需要备儿童输液固定板、胶布。

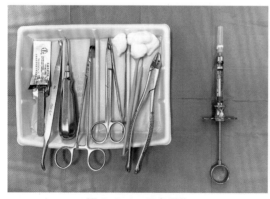

图 8-1-4　手术用物

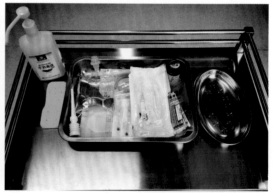

图 8-1-5　静脉镇静用物

（三）患者的准备

1. 儿童患者需在手术间外，由手术医师、麻醉医师、麻醉护士与其监护人共同完成信息核查后，方可进入手术间。年龄较小且哭闹的儿童患者可由其监护人陪同抱入手术间；

年龄较大的儿童患者一般由麻醉护士与其做好沟通后牵入手术间。

2. 进入手术间后，将患者舒适地安置在牙椅上并盖小棉被保暖；粘贴心电电极片，常规拇指或食指夹血氧饱和度探头，上臂绑血压计袖带，进行心率、脉搏、血氧饱和度、血压等生命体征的监测。

3. 再次为患者进行心理护理，耐心地讲解静脉输液以及术中、术后的相关注意事项，包括：静脉穿刺时，穿刺点可能会有轻微针刺感；因麻醉药物对组织的刺激作用，输液侧肢体可能出现轻微的局部疼痛；不要随意乱动，不要拔除输液管；术中如有不适，可举左手示意，不要说话影响手术医师的操作；术中不要吞任何东西，唾液会由麻醉护士及时吸出等。

4. 建立静脉通道。对于低龄或依从性、配合度不高的儿童患者，通常会通过全凭七氟烷吸入诱导达到一定的麻醉深度后再完成静脉通道的建立。在吸入诱导时需配合麻醉医师密切关注患者的生命体征。

（1）评估穿刺部位。穿刺部位应避开关节处，皮肤无瘢痕、炎症、硬结等。

（2）选择穿刺静脉。对于口腔门诊患者，可首选手背浅静脉，其次为贵要静脉、肘正中静脉、头静脉（图8-1-6）。扎止血带后选择粗直、弹性好、较充盈、易固定、避开关节处和静脉瓣（一般情况下，扎止血带时静脉出现凸结的部位）的静脉。

（3）穿刺部位局麻。在穿刺部位皮肤处涂抹盐酸奥布卡因凝胶做局部表皮麻醉，以缓解静脉穿刺时的疼痛感。

（4）连接输液装置。检查生理盐水无变色、沉淀、絮状物，瓶身无裂痕、漏气后开启瓶盖，棉签沾取皮肤消毒液后旋转棉签螺旋式（顺时针和逆时针）擦拭瓶塞至瓶颈2遍；打开一次性输液器包装后关闭流量调节器，将生理盐水与一次性输液器连接后倒挂在输液架上；一手反折莫非氏滴管下段输液管，另一手挤压莫非氏滴管，待莫非氏滴管内液面达2/3处时，松开反折的输液管并打开流量调节器排尽输液管内的空气至输液管与一次性静脉输液钢针连接处；摘掉一次性静脉输液钢针，连接一次性静脉留置针，待用。

（5）皮肤消毒。用棉签沾取皮肤消毒液，以穿刺点为中心旋转棉签稍用力顺时针螺旋式擦拭皮肤，皮肤消毒面积≥ 8 cm×8 cm；换另一支棉签沾取皮肤消毒液，以穿刺点为中心旋转棉签稍用力逆时针螺旋式擦拭皮肤一次，皮肤消毒面积同前，待干；准备透明敷贴。

（6）静脉穿刺。嘱患者紧握拳头，在静脉穿刺点上方6~8 cm处扎止血带，松紧适宜，能放进两指为宜；摘掉一次性留置针针帽，松动针芯，针尖向下，打开流量调节器再次排空气体至少量生理盐水滴出后，左手绷紧穿刺部位皮肤，右手持静脉留置针以15°～30°进针，见回血后降低角度至5°～10°再进针少许，退少许针芯后沿血管方向将一次性静脉

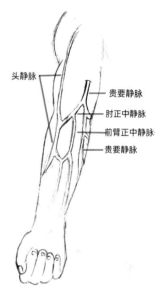

图 8-1-6　手臂静脉图

（图中标注：头静脉、贵要静脉、肘正中静脉、前臂正中静脉、贵要静脉）

留置针外套管全部送入血管；一手固定一次性静脉留置针针柄，一手撤出针芯并放入利器盒、松止血带；嘱患者松拳，打开流量调节器，观察是否通畅。

（7）固定留置针。以穿刺点为中心，用无菌透明敷贴无张力封闭式妥善固定静脉留置针；用胶布将输液管尾端"U"形固定在患者皮肤后，调节滴数。使用儿童输液固定板可在一定程度上预防儿童患者因好动而致留置针针头移位并药液渗出的现象，以提高儿童患者输液的安全性。

（四）静脉中深度镇静术中护理

1. 麻醉诱导。

（1）麻醉诱导前手术医师、麻醉医师、麻醉护士共同进行患者信息核对。

（2）麻醉护士消毒静脉留置针肝素帽后，关闭流量调节器，从肝素帽处遵医嘱缓慢推注麻醉诱导药，推注过程中应注意观察患者的生命体征变化及静脉穿刺部位皮肤情况。由于丙泊酚对组织刺激作用较强，且具有呼吸抑制作用，静脉注射过快或剂量过大可能出现明显疼痛、呼吸系统和循环系统抑制等麻醉并发症，因此在麻醉诱导时，麻醉护士应缓慢推注药液，同时密切观察患者面色、生命体征及 SpO_2 变化。药液推注完毕后，打开流量调节器，调节静脉输液滴数，并保持静脉通道通畅。

2. 患者进入睡眠状态后，麻醉护士协助手术医师使用开口器打开患者口腔、放置橡皮障；用吸唾管清除患者口腔内的分泌物。手术操作前，手术医师、麻醉医师、麻醉护士再次核对患者信息，清点手术所需用物。

3. 在手术过程中，麻醉护士须做好呼吸道管理，及时、有效地清除唾液和口咽部分泌物（图 8-1-7），以防呼吸道梗阻；帮助手术医师暴露手术视野，以便手术医师更好地开展手术；协助麻醉医师密切观察患者面色、生命体征及 SpO_2 变化。

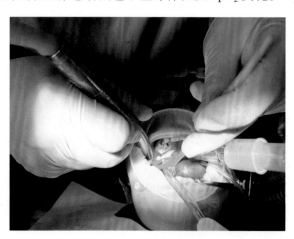

图 8-1-7　术中有效吸唾

4. 术中药物通过 TCI 输注，TCI 是指在输注静脉麻醉药时，以药代动力学和药效动力学原理为基础，通过调节目标和靶位（血浆或效应室）的药物浓度来维持适当的麻醉深度，以满足麻醉的一种静脉给药方法。输注过程，麻醉护士需观察患者有无输液反应，静脉穿刺部位有无红、肿、热、痛、渗出等表现。

5. 手术结束后，手术医师、麻醉医师、麻醉护士再次核对患者信息，手术医师与麻醉护士清点手术用物，确认无误后在《门诊麻醉管理单》上签字。

（五）术后护理

1. 患者的护理。

（1）麻醉恢复期间，患者的呼吸道护理非常重要，若患者 $SpO_2 > 95\%$、呼吸运动无异常时，麻醉护士应密切观察患者面色、生命体征及 SpO_2 变化和意识行为；若患者 $SpO_2 < 95\%$、呼吸运动明显减弱，麻醉护士应及时报告并协助麻醉医师提颌面罩加压给氧，必要时人工加压辅助呼吸。如经以上处理患者情况仍无改善，则立即做好气管插管准备。

（2）麻醉恢复期间，麻醉护士应及时观察患者伤口有无活动性出血，保持患者呼吸道通畅。若患者出现恶心、呕吐，应立即置患者于平卧位，头偏向一侧，利于呕吐物的排出，及时清除口腔分泌物后继续给予吸氧。

（3）麻醉恢复期间，患者尚未完全清醒，易因疼痛不适出现躁动。麻醉护士应保持室内安静，减少对患者的刺激，对患者进行适当的肢体约束，以防坠床。麻醉护士需保持患者的静脉通道通畅、有效，以保证意外情况下能快速给药。

（4）麻醉恢复期间，患者易出现寒战。麻醉护士应将室温控制在 25 ℃左右，并为患者加盖小棉被，做好保暖措施。

2. 术后评估。

待患者完全清醒后，麻醉医师根据 Aldrete 改良评分标准，当评分≥标准分，即认为达到麻醉后恢复标准。患者达到麻醉后恢复标准后，麻醉护士遵医嘱拔除静脉留置针；若患者无头晕、困倦感，可由监护人 / 家属陪伴离院。

静脉留置针的拔针技巧：①传统拔针法：麻醉护士在快速拔出静脉留置针针头的同时用棉签稍用力按压穿刺点上方，拔针后用棉签持续按压穿刺点上方 5 min 左右（按压时间可根据患者的凝血机制调整）。该拔针方法的不足是会使针尖两侧对血管壁产生切割力，血管损伤可释放致痛因子；血管内膜损伤，血小板聚集易形成血栓，出现血肿。②无痛拔针法：麻醉护士在拔针前嘱患者抬高输液侧前臂 45°~ 60°，然后轻柔、缓慢地揭开固定静脉留置针针柄的透明敷贴；麻醉护士左手拇指顺血管方向放在覆盖皮肤穿刺点和静脉穿刺点的透明敷贴上方，勿加压，右手快速拔针，左手立刻加压，同时按压皮肤和静脉的两个穿刺点（由于进针角度和针梗走行方向不同，需保证皮肤穿刺点和静脉穿刺点均得到有效按压）。③拔针的注意事项：拔针前，麻醉护士应向患者说明拔针时及拔针后的注意事项，做好心理护理，转移患者注意力，以减轻患者在拔针时的疼痛感；揭透明敷贴时，麻醉护士应一手固定静脉留置针针柄，以防静脉留置针脱出血管，一手轻柔、缓慢地揭开透明胶布，注意避免损伤患者皮肤；麻醉护士应在转移患者注意力的同时，快速拔针，快速按压；嘱患者按压时切忌边压边揉，凝血后勿急于用力活动穿刺部位血管，以防已凝血的静脉穿刺点再次出血，出现皮下血肿。

3. 术后指导。

麻醉护士应协助麻醉医师告知患者及家属术后注意事项，包括：家属应陪同患者回家，并24 h内密切观察；患者手术当日尽量减少户外活动，不能驾车，以防意外；手术后2 h可进食少量温凉流质饮食；留联系方式，如有疑问或不适，随时与医院联系，以便及时处理。

（六）设备及各类用物的处理

1. 手术器械用生物酶进行浸泡预处理，再用流动水冲洗后保湿存放，统一送消毒供应中心进行清洗、高压灭菌处理。

2. 一次性物品根据医疗废物处理原则分为感染性医疗废物和损伤性医疗废物，并分类放置、处理。

3. 患者离开手术间后，用消毒湿巾对心电监护仪、麻醉机、牙椅和相关仪器设备进行擦拭消毒。

二、静脉输液相关并发症

（一）静脉穿刺失败

1. 发生原因：麻醉护士紧张、操作不熟练，如进针角度、深度不合适；患者不配合或静脉细脆、弹性差、易滑动等。

2. 临床表现：穿刺后无回血，生理盐水滴液不畅，穿刺部位隆起，局部疼痛等。

3. 预防措施：培养麻醉护士良好的心理素质和熟练的穿刺技术水平，穿刺前做好血管的评估，选择条件较好的静脉；正确使用一次性静脉留置针，学习相关使用技巧和注意事项。

4. 处理方法：血管被刺破后，应立即将针头拔出，勿反复穿刺。

（二）静脉炎

1. 发生原因：输入药液刺激性较大，刺激血管内膜；静脉留置针导管规格、长度和材料选择不当，引起机械性刺激和损伤；操作过程中未严格遵守无菌操作原则造成污染致局部静脉感染等。

2. 临床表现：局部表现为沿穿刺静脉走向出现红、热、痛、水肿或条索状改变，有明显的束缚感；全身表现有畏寒、发热、乏力等。

3. 预防措施：穿刺前做好穿刺部位皮肤和静脉的评估，避开静脉瓣、关节部位、有瘢痕、炎症、硬结等处的静脉；尽量选择较细短的静脉留置针导管；密切观察穿刺部位是否有异常；严格执行无菌技术操作和手卫生等。

4. 处理方法：尽早拔除静脉留置针，通知医师对症处理；将患肢抬高、制动、局部对症处理，避免受压；观察局部及全身的变化。

（三）药物渗出

1. 发生原因：静脉留置针导管未固定妥善、在关节部位穿刺或因患者躁动致导管从血管内脱出；输入药液后局部刺激损伤血管内膜致静脉痉挛或反复穿刺对静脉造成机械性损伤；老年、糖尿病、动脉硬化等致血管硬化、管腔变窄而静脉内压增高；穿刺点上段有原穿刺点等。

2. 临床表现：皮肤发白、发凉，穿刺部位不同程度地肿胀、疼痛。

3. 预防措施：穿刺前做好穿刺部位评估，避开关节部位，避免相同部位反复穿刺；妥善固定静脉留置针导管，嘱患者不要过度活动输液侧肢体，必要时可适当约束肢体；密切观察穿刺部位是否有发红、水肿、皮肤紧绷、冰凉等渗出表现，尽早发现药物渗出的情况，以免引起严重后果；注意观察输液过程中是否有回血，确保导管在静脉腔内；输入药物速度要适当，勿使输液侧肢体受压等。

4. 处理方法：立即停止输液，可在静脉穿刺处用注射器回抽皮下的药液，然后拔除静脉留置针，拔针后局部按压，另选血管穿刺；可采用 33% 硫酸镁湿热敷；用 1 mL 无菌注射器抽吸解毒药作局部封闭，封闭范围大于发生渗漏处；持续观察与评估外渗部位皮肤颜色、温度、感觉、关节活动等。

（四）导管堵塞

1. 发生原因：多由于机械性阻塞所致。

2. 临床表现：滴速减慢或滴注停止，抽无回血。

3. 预防措施：检查患者体位和输液装置是否受压；正确固定静脉留置针导管，预防导管打折、移动或滑出。

4. 处理方法：分析堵塞原因，不能强行推注生理盐水或挤压莫非式滴管；确认导管堵塞时，应拔除静脉留置针，重新建立静脉通道。

（五）发热反应

1. 发生原因：因输入致热物质引起。多由于输液瓶 / 袋清洁灭菌不彻底，输入的溶液或药物制品不纯、消毒保存不良，输液器消毒不严格或被污染，输液过程中未能严格执行无菌操作等所致。

2. 临床表现：患者表现为发冷、寒战和高热。轻者体温在 38 ℃左右，停止输液后数小时可自行恢复正常；严重者起初寒战，继之高热，体温可达 41 ℃，并伴有头疼、恶心、呕吐、脉速等全身症状。

3. 预防措施：输液前认真检查药液质量，输液器包装及灭菌日期、有效期，严格无菌技术操作。

4. 处理方法：轻者可减慢输液速度或停止输液，通知麻醉医师对症处理，同时注意体温变化；对高热患者给予物理降温，密切观察生命体征，必要时遵医嘱给予抗过敏药物或激素治疗；反应严重者，应立即停止输液，并保留剩余溶液和输液器进行检测，查找反应原因。

（六）空气栓塞

1. 发生原因：发生空气栓塞是由于进入静脉的空气形成的气栓，随血流首先被带到右心房，然后进入右心室。如空气量少，则被右心室随血液压入肺动脉并分散到肺小动脉内。最后经毛细血管吸收，损害较小；如空气量大，空气在右心室内阻塞肺动脉入口，使血液不能进入肺内，气体交换发生障碍，引起机体严重缺氧而立即死亡。主要原因包括输液导管内空气未排尽，导管连接不紧，有漏气；加压输液、输血时无人守护，液体输完未及时更换药液或拔针。

2. 临床表现：患者感到不适或胸骨后疼痛，随之出现呼吸困难和严重发绀，有濒死感。听诊前区可闻及响亮的、持续的"水泡声"，心电图呈现心肌缺血和急性肺源性心脏病的改变。

3. 预防措施：输液前认真检查输液器的质量，排尽输液导管内的空气。输液过程中加强巡视，输液中及时更换输液瓶／袋或添加药物；输液完毕及时拔针；加压输液时应有专人在旁守护。

4. 处理方法：立即让患者取左侧卧位并头低脚高，以便气体能浮向右心室尖部，避开肺动脉入口，随着心脏舒缩，将空气混成泡沫，分次小量进入肺动脉内，逐渐被吸收；立即给予高流量氧气吸入，提高患者的血氧浓度，纠正缺氧状态；严密观察患者病情变化，如有异常及时对症处理。

（七）急性肺水肿

1. 发生原因：由于输液速度过快，短时间内输入过多液体，使循环血容量急剧增加，心脏负荷过重引起；患者原有心肺功能不良，尤多见于急性左心功能不全者。

2. 临床表现：患者突然出现呼吸困难、胸闷、咳嗽、咯粉红色泡沫样痰，严重时痰液可从口、鼻涌出，听诊肺部布满湿啰音，心率快且节律不齐。

3. 预防措施：在输液过程中，要密切观察患者情况，对老年人、儿童、心肺功能不良的患者尤需注意控制滴注速度不宜过快和输液量不宜过多。

4. 处理方法：①出现急性肺水肿症状，立即减慢或停止输液并通知麻醉医师，进行紧急处理。如病情允许可使患者端坐，双腿下垂，以减少下肢静脉回流，减轻心脏负担。必要时进行四肢轮扎。用橡胶止血带或血压计袖带适当加压四肢，以阻断静脉血流，但动脉血仍可通过。每 5 ~ 10 min 轮流放松一个肢体上的止血带，可有效地减少静脉回心血量。症状缓解后，逐渐解除止血带。②给予高流量氧气吸入，一般氧气流量为 6 ~ 8 L/min，以提高肺泡内氧分压，增加氧的弥散，改善低氧血症。最好用 50%~70% 酒精湿化后吸入，酒精能降低泡沫表面张力，从而改善肺部气体交换，缓解缺氧症状；③遵医嘱给予镇静剂、平喘、强心、利尿和扩血管药物。④安慰患者，解除患者的紧张情绪。

（八）过敏性休克

1. 发生原因：过敏性休克是外界某些抗原性物质进入易致敏的机体所致，引起过敏性休克的病因或诱因变化多端，以药物与生物制品常见。

2. 临床表现：过敏性休克的临床表现有两大特点，一是休克表现，即血压急剧下降到80/50 mmHg 以下，患者出现意识障碍；二是在休克出现之前或同时，常有一些与过敏相关的症状，典型症状有：①呼吸道梗阻，如喉头梗阻、胸闷、气急、呼吸困难、窒息、发绀等。②循环衰竭，如心悸、面色苍白、出汗、脉速而细、四肢湿冷、血压下降等。③神经系统症状，如头晕、乏力、眼花、神志淡漠或烦躁不安、大小便失禁、抽搐、昏迷等。④消化道症状，如恶心、呕吐、食管梗阻感、腹胀或腹泻等。⑤皮肤黏膜症状，如皮肤潮红、瘙痒、口唇、舌部及四肢末梢麻木感，继而出现各种皮疹。

3. 预防措施：术前详细询问患者有无过敏史，对既往有过敏性休克病史的高危患者应明确过敏原并且准备好预防过敏所需的药物。

4. 处理方法：一旦发生过敏性休克必须争分夺秒、迅速及时地就地急救。

（1）立即停药，患者就地平卧，进行抢救。

（2）立即皮下注射 0.1%盐酸肾上腺素 0.5~1 mL，患儿酌减，此药是抢救过敏性休克的首选药物，具有收缩血管、增加外周阻力，提升血压，兴奋心肌、增加心输出量及松弛支气管平滑肌的作用。如症状不缓解，可每隔 30 min 皮下或静脉注射给药 0.5 mL，直至脱离危险。如发生心脏骤停立即行胸外心脏按压术。

（3）维持呼吸：给予氧气吸入。呼吸受抑制时肌内注射尼可刹米（可拉明）或络贝林等呼吸兴奋剂。喉头水肿影响呼吸时，可行气管插管或气管切开术。

（4）抗过敏：根据医嘱，立即给予地塞米松 5~10 mg 静脉注射或氢化可的松 200~400 mg 加入 5%~10% 的葡萄糖液 500 mL，静脉滴注。应用抗组胺类药，如肌内注射异丙嗪（非那根）25~40 mg 或苯海拉明 20 mg。

（5）补充血容量：静脉滴注 10%葡萄糖溶液或平衡液扩充血容量。如血压下降不回升，可用低分子右旋糖酐，必要时可用多巴胺、阿拉明等升压药物。

（6）纠正酸中毒。

（7）密切观察患者体温、脉搏、呼吸、血压、尿量及其他病情变化，并做好病情动态记录。

三、静脉镇静相关并发症

（一）全身并发症

1. 低血压。静脉麻醉药物可使血压下降，其降低程度在有些患者中超过了 40%，对于年老体弱、心功能不全患者血压下降尤为明显。

护理要点：静脉注射麻醉药物时速度应缓慢，首选使用静脉推注泵，术中密切观察患者的生命体征，特别是血压的变化；麻醉维持期间为纠正低血压可以遵医嘱予以静脉快速输液，必要时给予多巴胺或者阿托品等药物静脉推注或静脉泵入。手术结束后缓慢唤醒患者，患者苏醒后在牙椅上平躺 10 ~ 15 min 后再慢慢随复位的牙椅坐起，防止体位性低血压的发生。

2. 短暂性呼吸暂停。静脉麻醉药物如丙泊酚等有明显的呼吸抑制作用，静脉注射时常发生呼吸暂停。

护理要点：用药期间保持患者呼吸道的通畅，予以患者持续低流量吸氧 2 L/min，术中严密监测呼吸和血氧饱和度的变化。在手术过程中四手护士应密切配合医师及时吸出患者口内多余的血性分泌物以免因误吸引起呼吸暂停。

3. 恶心、呕吐。由于术中静脉麻醉药物的使用，部分患者在术后出现恶心呕吐的症状。

护理要点：予以患者平卧位，头偏向一侧，防止因呕吐物堵塞气道引起窒息，必要时给予静脉推注止吐药物。

4. 变态反应。麻醉药物引起的变态反应主要是速发型超敏反应，在临床上出现较少，患者可出现胸部不适，面部及胸部瘙痒，皮肤出现潮红，荨麻疹等。症状严重的可能因喉头水肿出现呼吸困难、心悸、心动过速等。

护理要点：预防的关键是麻醉前询问患者有无麻醉药变态反应史，一旦发生变态反应立即采取措施，①使患者呈仰卧位，抬高下肢；②保持呼吸道通畅，给予吸氧；③快速建立静脉通道，遵医嘱给予药物治疗。常用药物有肾上腺素、抗组胺类药物、皮质激素类药物、呼吸系统药物、血管活性药物等。

（二）口腔局部并发症

1. 血肿。注射过程刺破血管，多见于上牙槽后神经阻滞麻醉和局部浸润麻醉。表现为局部血管损伤，组织内出血，局部迅速肿胀，皮肤或黏膜下出现紫红色瘀斑，无疼痛。

护理要点：掌握正确的注射方法，避免反复穿刺。如局部已出现血肿，立即停止注射，压迫止血，给予冰敷。为避免局部感染和血肿扩大，酌情给予抗生素、止血药；避免口服阿司匹林类药物。48 h 后局部热敷或理疗，促进血肿吸收消散。

2. 无意识自伤。由麻醉后局部感觉障碍所致。原因有麻醉尚未消退或尚未完全消退前进食，容易咬伤没有知觉的唇、舌或颊黏膜；温度感知障碍，过热食物或过冷食物可能导致烫伤或冻伤。

护理要点：告知患者麻醉消退后再行进食；咀嚼动作要缓慢、轻柔；勿食过冷和过热食物；若创伤已经发生，保持口腔清洁、预防创口感染；局部用药，减轻疼痛症状。

3. 面神经麻痹。常发生于下牙槽神经麻醉，因进针刺入近翼下颌韧带或针头没有接近骨面，越过下颌切迹，将麻药注射入腮腺内。表现为面部活动异常，注射侧眼睑不能闭合，口角下垂。

护理要点：注意进针部位、方向、深度和药物剂量。多数面神经麻痹是暂时的，轻者数日后即可恢复，严重的神经损伤恢复较慢，个别情况下甚至不能完全恢复。术后患者出现麻木症状不能自行恢复者，应给予营养神经的药物，促进神经功能恢复。

4. 感染。注射针或者麻醉药物污染，麻醉进针部位消毒不严或者注射针头穿过感染灶均可将感染带入深层组织，一般在注射后 1～5 天局部出现炎症，表现为红、肿、热、痛明显，严重者甚至有张口受限。

护理要点：严格遵守无菌原则及操作规程，注射区域严格消毒，一旦发生感染立即给予抗炎等对症处理。

总体来说，静脉镇静技术是相对安全的。随着人们生活水平的提高，人均寿命的延长，伴有全身疾病的人越来越多，口腔全身麻醉的应用也越来越广泛，静脉镇静下行牙及牙槽外科手术的患者也越来越多，静脉镇静下的口腔手术可消除患者的紧张心理，提高患者的手术依从性，提高患者的满意度。

（周　颖　汪炜平）

参考文献

1. 朱也森，姜红. 口腔麻醉学 [M]. 北京：科学出版社，2012: 632.

2. 王菲，赵阳阳，关明，等. 静脉给药镇静技术在 2582 例口腔外科门诊手术中的临床应用 [J]. 北京大学学报 (医学版), 2020, 52(1): 181–186.

3. 中华人民共和国国家卫生和计划生育委员会. 静脉治疗护理技术操作规 : WS/T 433—2013 [S]. 北京：中国标准出版社，2013: 6.

4. 郁葱. 口腔门诊麻醉并发症及处理 [M]. 北京：人民卫生出版社，2019: 406.

5. 庄心良，曾因明，陈伯銮. 现代麻醉学 [M]. 3 版 . 北京：人民卫生出版社，2005.

第九章　静脉中深度静脉下口腔种植护理

第一节　概述

无痛牙种植术属于静脉镇静范畴，其历史悠久，最早可以追溯到1656年。随着医学的不断发展，在20世纪80年代后期，人们对药代动力学和药效动力学有了崭新的认识，出现了越来越多的新型静脉麻醉药物以及新的静脉麻醉给药的方法和技术，使医疗服务更加人性化。

口腔种植手术主要包括口腔消毒、麻醉、切开、翻瓣、植入、缝合及修复等过程，属于门诊局麻手术，具有功能强、固位强、舒适、方便、无需调整假牙等优点。由于大多数人对口腔种植缺乏了解，在门诊手术治疗过程中极易产生恐惧、焦虑等不良情绪，也有一部分老年患者合并有高血压、糖尿病、心脏病等慢性基础性疾病，有可影响患者的口腔治疗效果同时也增加了手术过程中的风险。

经静脉麻醉条件下的口腔种植舒适化治疗最常用的方法是丙泊酚联合相关镇痛剂，消除患者恐惧和紧张，使者能够主动配合相关治疗，提高患者整体舒适度。整个舒适化治疗过程中持续心电监护，便于医师及时发现血压、心率等异常情况，保证患者术中生命体征平稳，保障手术治疗的安全性。静脉镇静的给药方式包括单次给药，间断给药和连续给药。整个镇静过程属于清醒镇静，是一种处于控制下的通过药物作用达到对患者意识的轻微抑制，以减少或消除其对治疗恐惧感的方法，在这种状态下，患者的各种保护性反射都存在，能独立保持呼吸道通畅，并能对医师施以的言语或肢体刺激做出适当回应。适宜人群包括牙科焦虑症患者，年龄较大合并有高血压、心脏病、糖尿病等慢性疾病患者，手术时间长，术式复杂，咽反射严重的患者。

第二节　静脉中深度镇静下口腔种植常规护理

一、术前准备

（一）医师、护士准备

1. 确定患者手术方案。医师接诊后先系统化评估患者口内情况，指导患者拍摄 CT 片确定牙齿种植修复方案。了解患者基本情况，包括吸烟史、夜磨牙情况、咬合关系、牙弓大小、牙齿排列、牙列缺失的原因以及缺失时间。

2. 患者身体基本情况评估。仔细询问患者的既往史，过敏史以及现病史，最重要的是了解患者是否患有高血压、糖尿病、心血管相关疾病，出血性疾病，是否感冒，妇女月经期及怀孕早晚期以及牙科焦虑症等。根据患者身体情况确定手术麻醉方案或者暂停手术。

3. 术前沟通。由于种植义齿修复费用相对于传统义齿修复费用要高，需要在术前和患者进行充分的沟通，让患者了解手术治疗方案以及术中术后可能出现的一些并发症，以及种植体及修复体质保承诺等。根据患者情况选经济范围内所能承受的合适的种植系统，在患者充分了解手术治疗方案，费用等问题之后指导患者签订口腔种植手术患者知情同意书。

4. 心理护理。针对患者对种植牙手术及麻醉表现出的焦虑，恐惧及紧张心理，护士首先用通俗易懂的话语向患者讲解手术的过程及各项检查的意义，倾听患者的心声，了解患者的情绪，观察出现不良情绪的原因，将种植牙手术的基本流程讲解给患者，提高患者对种植牙手术相关知识的了解。了解患者在进行种植牙手术前的心理状态，并予以患者精神鼓励，同时邀请恢复良好的患者现身说法，提高患者对手术的信心。

（二）患者准备

1. 术前检查。种植手术前进行血液相关检查的目的主要是排除手术的禁忌证，评估患者的全身健康状况。同时对于特殊感染的患者进行特殊处理，避免患者之间的交叉感染，降低种植的风险。术前常规检查血常规、凝血四项、乙肝两对半、HIV、梅毒，糖尿病患者术前 2 周控制糖化血红蛋白 ≤ 7%，术后 10 周内仍保证糖化血红蛋白 ≤ 7%。50 岁以上的中老年人建议做无创心功能监测，充分了解患者术前血压以及心血管相关疾病。

2. 保持口腔卫生。注意保持口腔卫生，术前一周内洁牙。手术前夜，应该保证充足的睡眠。手术当日，避免情绪过度紧张。手术前，禁止过度的运动、工作、饮酒、吸烟等。

3. 患者术前 30 min 遵医嘱口服消炎药。常用的有阿莫西林或者头孢类药物。

4. 着装要求。进入手术室更换手术拖鞋，佩戴一次性手术帽。

5. 口腔。用 0.12% 的氯己定含漱 2 ~ 3 次，每次含漱 30 ~ 60 s。

6. 面部。女性患者需要擦去粉脂、口红等，用碘伏或者 1.8% ~ 2.2% 的氯己定擦拭消毒 2 ~ 3 次。男性患者需剔除胡须，用碘伏或者 1.8% ~ 2.2% 的氯己定擦拭消毒面部 2 ~ 3 次。面部消毒的范围上界：眶上缘平线；下界：颈上线；侧界：两侧耳前线（图

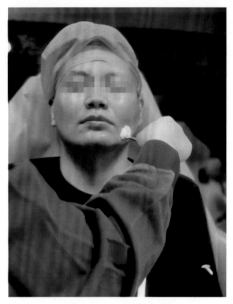

图 9-2-1　面部消毒

9-2-1）。

7. 饮食要求。因口腔种植手术镇静要求为中度镇静，为保证手术镇静效果，减少术后并发症的发生，常规要求患者术前 8 h 禁食，4 h 禁饮。

8. 生命体征监测。患者进入手术室，手术室护理人员将患者安置在牙椅上，连接心电监护仪及血氧饱和度探头，严密监测患者生命体征及血氧饱和度的变化。

9. 建立静脉通道。由于麻醉药品的注射可引起穿刺部位的局部疼痛，通常选用较粗较大的静脉进行留置针穿刺。穿刺过程中注意针头是否在血管内，局部无红肿，保证静脉的通畅。

（三）静脉麻醉前准备

1. 麻醉前评估。患者进入手术室前手术室护理人员协助麻醉医师询问患者年龄、身高，测量患者体重、血压、心率、体温。仔细了解患者的既往史，包括高血压、冠心病、糖尿病、慢阻肺、血液性疾病、内分泌疾病、青光眼、脊柱畸形等。对患者麻醉手术外伤史以及特殊用药及药物过敏史也要做详细的了解。

2. 麻醉前沟通。为患者实施种植静脉麻醉前，手术室护理人员协助麻醉医师告知患者实施静脉镇静可能发生的麻醉意外以及并发症，在患者充分了解相关知识后指导患者签订《麻醉知情同意书（门诊）》。同时护理人员态度热情，语言温和，耐心细致对患者进行心理疏导和宣教为患者答疑解惑，取得患者的理解和信任，克服紧张心理，愉快接受手术。

（四）环境准备

1. 口腔植牙中心手术室应宽敞明亮、设计规范、消毒严格。按照国际标准，种植牙手术室面积必须不能小于 12 m²，另外要配有专门的手术材料准备间、三通道（工作人员、患者及污物通道）、刷手池、空气消毒机。

2. 手术室室内通风消毒，手术室内净化常采用人机共存的空气消毒净化器。

3. 手术室除牙科治疗椅，还应具有便于术者及助手进行操作、摆放手术时需要使用的各种器械和平时存放相关器械设备的空间。

4. 手术牙椅应可调节，特别是头部，使患者处于舒适的体位，同时也要很好地暴露术区位置。手术灯使用种植专用手术灯。

5. 种植手术要有良好的吸唾装置，手术前检查吸唾装置的完好。

6. 手术室地面采用 500 mg/L 含氯消毒液拖地。

（五）物品准备

1. 种植手术普包内器械：弯镊 2 把、持针钳 1 把、牙龈分离器 2 把，牙刮匙 2 把、刀柄1把、手术剪1把、金属吸唾管1个、注射器1个、调药杯2个、弯盘1个（图9-2-2）。

2. 特殊器械：准备骨挤压器、上颌窦内提升工具盒、上颌窦外提升工具盒等。

3. 一次性手术物品：口镜2把、大洞巾1张、种植手术专用输水管1副、刀片1张（15号、12号）、碧蓝麻针剂及针头、手术手套2双、纱布1包。一次性手术衣2件，生理盐水2～3袋（图9-2-3）。

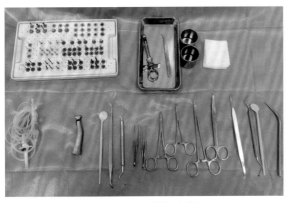
图9-2-2　普包内部

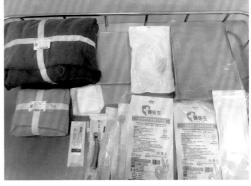
图9-2-3　铺台

4. 消毒物品：碘伏（消毒碧兰麻药），皮肤黏膜消毒剂（消毒患者面部）。

5. 种植设备及工具：种植机主机和蠕动泵、马达和手机、输水管、电源线、种植专用工具。工具要插在工具盒指定的位置，不要插错，以免手术时拿错。手术前检查种植机设备是否正常。确认种植工具、手术器械已消毒合格。

6. 种植术中材料：准备各系统的种植体要求查看其生产日期和失效期、消毒灭菌标志，需要做植骨的患者同时准备好骨粉骨膜。在操作前、操作中、操作后均要做好查对工作。

7. 急救车：门诊常用急救药品，开口器，舌钳，吸氧装置，简易呼吸器，插管装置（图9-2-4a、9-2-4b）。

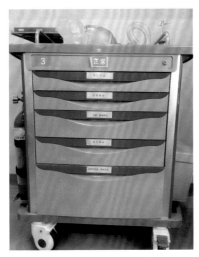
图9-2-4a　急救车

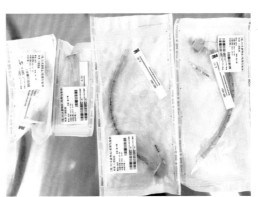
图9-2-4b　急救气道管理工具

8. 静脉镇静物品药品准备：各类麻醉药品，皮肤消毒液，压脉带，棉签，一次性使用输液器，一次性使用连接管，静脉留置针，输液敷贴，各种型号注射器。

9. 微量泵：在输入静脉镇静药物中应用微量注射泵，能够有效地处理超低速输液速度控制的问题。通过调节目标和靶位的药物浓度来维持适当的麻醉深度。微量注射泵促使药液准确均匀地进入体内，还可以处理速度太慢而导致的静脉回血（图 9-2-5）。

10. 监护仪：准备心电监护仪以及电极片，持续监测患者的生命体征，及时反映患者的瞬间电生理变化，帮助临床医师准确发现问题、处理问题，保证患者生命安全（图 9-2-6）。

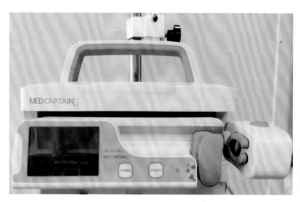

图 9-2-5　微量泵

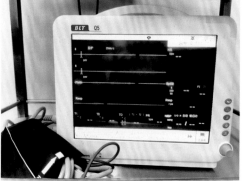

图 9-2-6　监护仪

二、术中护理

（一）医务人员配合

规定所有进入种植手术室的医务人员均需更换拖鞋，佩戴帽子口罩，手术医师和助手必须按外科手术的要求更换手术衣、戴无菌手套，使用防护眼镜或面罩。

（二）患者配合

患者戴一次性手术帽，更换手术拖鞋入手术室，患者口腔内用 0.12% 的氯己定含漱 2～3 次，根据医师要求调解体位完毕后，患者面部用碘伏或者 1.8%～2.2% 的氯己定擦拭消毒 2～3 次，然后铺无菌孔巾。

（三）护士配合

1. 人员配合。术中严格无菌操作控制人员流动，动作轻柔，保证手术环境安静舒适，手术人员要相对固定，熟悉手术流程及各种仪器设备的使用。做到"一轻，二勤，三少语"。一轻包括说话走路轻，给患者做操作时动作要轻柔。二勤包括眼勤手勤，术中医师需要什么能迅速提供什么，对于不需要的器械要及时收走。三少语即手术争取做到想医师所想，熟悉医师的手术思路，做到心中有数，操作熟练，配合默契，高效率地完成手术。提高医师和患者的满意度。

2. 术中护理配合。巡回护士消毒麻药、连接种植机、吸唾装置，根据术中情况及时调节种植机转速，术中及时辅助医师的需求调节患者体位，将牙椅光源对号，术中使用吸引器将患者口腔内血液、冲洗液清除，保证手术视野充分显露的同时避免误吸或者窒息。可使用 4 ℃的 0.9% 氯化钠溶液对术区冲洗降温。在种植窝预备完成后根据手术的实际情况打开所需种植体，并反复读出种植体品牌型号与手术医师核对确认后打开种植体，以减少种植体在空气中暴露的时间。巡回护士记录整个手术过程，填写植入型器械登记表，手术清点记录表，门诊手术安全核查单，门诊手术交接单。整个手术过程严格按照无菌操作原则，合理铺好无菌台，并规范、整齐有序地摆放种植器械。

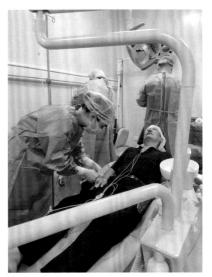

图 9-2-7　静脉麻醉场景

3. 生命体征监测。低流量双鼻孔吸氧行心电监护，密切关注患者各项指标，如脉搏、面色、呼吸灯情况，并进行详细记录等，注意力集中，积极配合医师的需求，患者若因麻药原因出现恶心呕吐等反应，应立即停止手术给予相应的处理。

4. 患者呼吸监测。静脉麻醉期间严密观察呼吸情况，呼吸频率、节律和幅度，听呼吸声了解呼吸道情况。如有鼾声或水泡声应高度怀疑有呼吸道梗阻，呼吸道梗阻常见的原因是舌后坠和咽喉部分泌物积聚。提拉下颌，及时吸除分泌物后可缓解。

5. 观察静脉通道。麻醉医师根据患者实际情况及手术医师的需要选择一种或者几种静脉麻醉药物，通过不同的给药方式进行静脉麻醉，使整个手术过程中医患双方都能够轻松配合。护士术中应及时查看患者静脉通道是否通畅，静脉穿刺部位有无红、肿、热、痛、渗出等表现，因为药物如不能完全地进入血管，血药浓度就达不到有效的水平，患者就会发生移动而影响手术（图 9-2-7）。

三、术后护理

1. 清点器械。手术完毕护士立即整理手术台，清点器械，保证手术器械无遗失无损坏。

2. 麻醉恢复期护理。手术完毕后，保持平卧位，患者苏醒后短时间内会处于半睡半醒的状态，未完全脱离危险期，所以患者平卧，并且头部偏向一侧，利于呕吐物排出；继续监测生命体征，继续给予吸氧保持呼吸道通畅，整理患者面部。麻醉恢复期间，患者尚未完全清醒，嘱患者在牙椅上休息 20 ~ 30 min。患者无不良反应且经麻醉医生评估后可由护士陪同离开手术室。遵医嘱由护士陪同拍摄 X 线片或者 CT，了解种植体在牙槽骨的位置。

3. 健康宣教。手术结束后嘱咐患者咬纱球 30 min 压迫止血，遵医嘱给患者进行抗炎治疗，预防感染；术后加强口腔卫生，术后 24 h 内禁止刷牙、漱口，术后第二天开始使用漱口水轻漱，每日 4 ~ 6 次，保持口腔清洁；手术当天使用冰袋冷敷创口，减轻肿胀感和疼痛感，术后24 h给予局部热敷，增加血液循环，促进炎症消退；术后当天进温热的流食；术后7～10天拆线。其次，告知患者术后定期复诊，并在日常生活中保持良好的口腔卫生，有规律地清洁牙齿。在每次复查时医护人员结合患者的恢复情况给予针对性指导，并指导患者掌握口腔自护方法，对于高龄、理解力差的患者，需手把手配合视频宣教指导患者正确刷牙、使用漱口水等，做好口腔自护。

4.静脉麻醉后注意事项。患者术后可能出现恶心呕吐等症状，呕吐物可进入气管导致误吸，引起吸入性肺炎等，所以患者术后应暂时禁饮禁食，患者需禁食1～2 h，随后可少量进流质食物。一般要求静脉麻醉术后的患者不要做精细的工作，比如开车，因为术后患者定向能力会较差。所以做完静脉全麻后，最好是在家属陪同护送下回家，以安全为主，切勿独自回家。留联系方式，如患者有任何疑问和不适，及时与医院取得联系，以便及时处理。

综上，静脉麻醉配合有效的护理措施为开展无痛种植牙手术提供了安全保障，能让患者在无痛舒适的情况下解决口腔问题，同时可以避免全麻插管术后的不适反应，使医疗服务更加人性化。

（郑　月）

第三节　口腔种植术并发症的护理

随着人们对口腔健康重视程度的提高，口腔种植的需求也在逐年增长。其中，中老年患者成为接受口腔种植的主力人群。整体来说，口腔种植术患者年龄跨度大，患者基础情况复杂，加之手术的复杂性往往会给患者带来术后并发症。本节主要围绕局部麻醉、静脉镇静下口腔种植术并发症的护理进行阐述。

一、概述

牙齿缺失是口腔科的常见病，主要为单牙缺失、多牙缺失和无牙颌等，不仅严重影响患者的咀嚼功能，还影响到患者的面部美观。近年来，随着口腔技术的不断提高，种植技术的日趋成熟，种植技术在牙齿缺失的患者修复中有着非常广泛的应用，就是人们所说的种植牙，它是一种通过植入骨组织对缺失牙齿进行基础支撑与加固的缺牙修复技术，通常需要手术的方式将人工材料的种植体植入组织来获取牙齿的固位支持。但由于种种原因，种植牙存在着较高的术后并发症的发生率。

二、局部麻醉下口腔种植术并发症及其护理

（一）植入体位置定位不精准

1.临床表现：一般患者没有任何症状，可通过术后 CT 来判断种植体位置是否准确。

2. 常见原因：手术医师经验缺乏，植入位置与理想位置有偏差；颊侧骨有吸收；配套材料损坏（如种植体折断等）。

3. 处理方式：评价是否还能进行将来的修复，如果能够保留，可进行植骨等手术进行挽救；如不能保留，则与患者预约择期手术时间。

4. 护理：术前给予患者健康宣教，近 5 年来种植牙的成活率在 85% 以上，10 年以上的种植牙存活率在 80% 以上，但由于选择的种植体材料和牙槽骨等因素的影响也会有失败重新做手术的可能，让患者有种植失败的思想准备。

（二）神经损伤

1. 临床表现：疼痛、牙龈红肿、下唇麻木，相应神经支配的区域感觉丧失、感觉迟钝、感觉异常。

2. 常见原因：操作不当压迫或伤及神经（如种植体压迫，针刺上神经），会引起患者的疼痛和麻木，感觉迟钝、异常、丧失。

3. 处理方式：术前预防性 CT 影像的测量是非常重要的环节，能够精密地测出与神经的距离，在操作中进行有意识的避免；还可以术中使用导板来引导手术，按照相应的距离长度选择相对应的钻，以保证在安全范围进行种植；术后 CT 判断种植体植入情况，先采取保留措施，可进行抗炎和激素治疗；种植体压迫神经太深，则应取出种植体择期再次进行种植手术。

4. 护理：如因种植体过深引起的神经损伤，应马上准备手术将种植体取出并更换合适长度的植体植入。同时指导患者尽早服用营养神经的药物（如维生素 B12、甲钴胺等），这些药物可以改善神经功能，使牙槽骨内的神经恢复，对于减轻患者的痛苦以及消除牙龈红肿和嘴唇麻木的症状有非常大的帮助。

（三）邻牙损伤

1. 临床表现：感觉邻牙疼痛。

2. 常见原因：植体过于靠近邻牙影响其血供或者骨切割时热损伤。

3. 处理方式：在预备阶段，应尽量避免与邻牙接触，或更改植入角度。

4. 护理：种植过程中器械接触到邻牙，引起牙震荡，出现疼痛不适症状。1~2 周后进行随访，不伴有牙体组织缺损的，基本可恢复正常；但个别损伤严重的牙齿，需要几个月的恢复时间。疼痛无法缓解时，应建议患者到牙体牙髓科进行治疗，并按医嘱给予抗生素药物。

（四）出血

1. 临床表现：手术操作过程中软组织出血量大，患者能感觉到血腥味。

2. 常见原因：大多数是凝血不良引起的软组织出血。

3. 处理方式：术前要进行凝血四项检查，了解患者的凝血功能。术中出血严重可使用止血剂或使用电凝进行止血。

4. 护理：术中缓解患者的紧张、焦虑，为患者播放轻柔、舒缓的音乐，使患者能够保持轻松状态，同时需对患者生理以及心理状态进行观察，并结合具体情况给予针对性的心理疏导，并给予患者支持和鼓励，减轻其不安、焦虑情绪，促进治疗顺利开展。术后对治疗的成功予以肯定，使患者和家属能够消除顾虑，对患者提出的问题耐心解答，告知其术后注意事项。

（五）上颌窦内提穿孔

1. 临床表现：鼻塞、嗅觉障碍，流脓鼻涕。

2. 常见原因：黏膜状况及手术操作，穿孔的黏膜出现收缩导致植骨材料无法与上颌窦壁融合。

3. 处理方式：采用分离穿孔周围黏膜使黏膜自行折叠闭合穿孔、胶原膜覆盖穿孔、骨板骨片覆盖穿孔、可吸收缝线缝合穿孔等方法，根据不同穿孔位置、大小等采用不同的处理方法。

4. 护理：穿孔导致术后上颌窦感染，增加骨移植材料进入上颌窦腔的风险。配合医师使用适量骨粉膜进行植骨封闭穿孔，使用直径较大长度较短的种植体植入或者择期另外选择部位进行种植。

（六）误吸误吞

1. 临床表现：种植体进入食管可能会因为卡在食管，导致吞咽困难或胃肠穿孔引发的血气胸而引起疼痛；进入气道，患者通常会产生剧烈的呛咳、憋气甚至阻塞气道后的紫绀。

2. 常见原因：医务人员术中疏忽致使相关器械或种植体滑脱；患者不当体位会导致滑脱位置更深。

3. 处理方式：胸片、CT 检查，在支气管镜和消化道镜镜下取出或者在消化道里面也可自行排出。

4. 护理：落入消化道的异物无法取出，应留院观察，观察期间多食韭菜、芹菜等粗纤维和具有润滑作用的食物，嘱患者多休息少剧烈活动，直至排出体外。坠入气道者，首先使用哈氏急救法，若情况危急立即行环甲膜穿刺，解除紫绀。

（七）种植体周围炎

1. 临床表现：伴有感染症状，疼痛。种植体周软组织有明显炎症（红、肿、探针出血和或溢脓）。

2. 常见原因：种植体周围炎是黏膜炎的延续和发展，造成种植体周围的软组织炎症和嵴顶骨吸收，严重的会导致种植体脱落。

3. 处理方式：非手术治疗手段类似牙周炎，主要有机械清创、化学药物治疗、抗生素治疗、激光治疗和光动力疗法。

4. 护理：建议患者使用软毛平头牙刷，减少牙刷对种植体和牙周组织的损害，刷牙也可以有效地清除牙面菌斑。对于吸烟患者，为降低周围炎发生率，引导患者戒烟，定期接受牙周洁治。

三、静脉镇静下口腔种植术并发症及其护理

静脉镇静下口腔种植术麻醉，药物经静脉注入，通过血液循环作用于中枢神经系统而产生全身麻醉的效果，使患者暂时失去知觉，意识消失，全身肌肉松弛，达到无痛状态，便于进行手术治疗。静脉麻醉药为非挥发性麻醉药，与吸入麻醉相比，其麻醉深度不易掌握，排出较慢。故麻醉后的监护极为重要，以防并发症的发生。

（一）呼吸抑制

1. 临床表现：静脉麻醉药均有不同程度的呼吸抑制，表现为呼吸频率减慢，潮气量减低，约占麻醉并发症的 70%。

2. 常见原因：动脉氧分压降低，二氧化碳分压升高。

3. 处理方式：避免注射速度过快，剂量过大，可吸氧改善缺氧状态。

4. 护理：嘱患者平躺，密切监测生命体征，保持呼吸道通畅，防止舌后坠，呼吸道粘液堵塞呼吸道，备好急救设备用品，及时发现，及时处理。

（二）低血压

1. 临床表现：静脉麻醉药可使血压下降，对于年老体弱、心功能不全患者血压下降尤为明显。

2. 常见原因：大多数的静脉麻醉对循环都是抑制的，交感神经受到抑制，血管扩张，同时压迫静脉导致回流受阻，极易引起低血压。

3. 处理方式：静脉注射麻醉药物时速度应减慢，术中严密观察患者血压变化，麻醉维持期纠正低血压。

4. 护理：更换体位，侧坐或半坐，减轻静脉的压迫，静脉快速补液，并给予 10 ~ 15 mg 肾上腺素。手术完成后应慢慢唤醒患者，并嘱患者在牙椅上平躺 10 ~ 15 min 再慢慢坐起，防止体位性低血压的发生。

（三）抽搐、惊厥

1. 临床表现：为惊厥、角弓反张、手脚不自主运动，血压、脉搏、体温、血氧饱和度等生命体征正常。

2. 常见原因：偶见于静脉使用丙泊酚患者。丙泊酚有致惊厥和抗惊厥的双重作用，与剂量相关，诱发惊厥的机制尚不清楚。

3. 处理方式：一旦发生惊厥应立即停止用药。丙泊酚致惊厥罕见，但一旦发生，情况就十分危急，故在使用时一定要小剂量给药。

4. 护理：充分吸氧，观察生命体征，可在使用麻醉药之前用少量地西泮。

（四）恶心、呕吐

1. 临床表现：部分患者出现恶心，呕吐的临床表现。进一步发展可造成脱水、电解质紊乱和吸入性肺炎等严重并发症，甚至会危及患者的生命。

2. 常见原因：麻醉药物的副作用、心理应激反应、体位不适等。

3. 处理方式：密切观察患者生命体征，给与补充电解质。

4. 护理：严格记录呕吐的时间和量、颜色等，并遵医嘱给予止吐药，如胃复安 10~20 mg 静脉注射。嘱患者放松心情、深呼吸，以减轻紧张度。

（五）静脉炎

1. 临床表现：局部表现为沿穿刺静脉走向红、肿、热、痛或条索状改变，有明显的束缚感。

2. 常见原因：与药物的浓度、酸碱度、渗透压，患者个体对药物的敏感性有关，药物对静脉壁有刺激也可致注射部位疼痛发生静脉炎。

3. 处理方式：尽早拔除静脉针，通知医师对症处理。

4. 护理：抬高患肢，局部用毛巾或 50% 的硫酸镁湿敷，至红肿、疼痛消失。

（六）毒性反应

1. 临床表现：出现眩晕、多语、烦躁不安等症状。

2. 常见原因：单位时间内麻醉药物浓度超过机体耐受剂量就有可能发生毒性反应。

3. 处理方式：立即停药，吸氧，对症处理。一般情况下，中毒症状可迅速缓解。

4. 护理：保持安静、保暖，监测生命体征，静脉输液，遵医嘱处理。

（七）过敏反应

1. 临床表现：皮肤瘙痒，荨麻疹，哮喘，呼吸困难，严重者可引起过敏性休克。

2. 常见原因：过敏反应是一种严重的系统变态反应性疾病，以严重的循环紊乱为突出征象，可迅速导致过敏性休克。

3. 处理方式：术前应详细询问病史，特异体质或者过敏史患者尽量选择局部麻醉，需要全麻时应由麻醉医师评估之后再进行。

4. 护理：发生过敏反应应立即停药，给予高流量吸氧，地塞米松、葡萄糖酸钙静推，并按照医嘱，对症处理。

综上所述，口腔种植已广泛运用于口腔临床牙列缺失的修复，但由于种种原因，种植牙存在着较高的术后并发症发生率。这往往会对医护人员的技术与服务提出更高的要求。为进一步保障患者的安全和提升就医体验，围术期的护理非常重要。术前的良好沟通是基础、术中的严密配合是关键，术后的健康回访与指导是核心。做好围术期的整体护理和前期预防将会有效降低术后并发症的发生。

（熊　鹰）

参考文献

1. 徐正耘，段丽琼，周洁，等 . 口腔种植手术的配合和护理 [J]. 口腔颌面外科杂志，2010，20(6): 435-437.

2. 张楠楠，高玉琴，王洋 . 口腔即刻种植即刻修复义齿手术的配合及护理体会 [J]. 中国医科大学学报，2017, 46(1): 91-93.

3. 陈红艳，周伟颜，余俊英，等 . 老年患者口腔种植义齿修复的护理配合 [J]. 护理学杂志，2014, 29(8): 46.

4. 李宝如，邓飞龙，罗智斌，等 . 上颌窦提升同期种植体植入手术的护理配合 [J]. 中山大学学报 (医学科学版), 2004, 25(z1): 348-349.

5. 王宇，张玲，张叶，等 . STA 系统在种植手术中的应用及护理配合 [J]. 护士进修杂志，2013(23): 2172-2173.

第十章　无痛口腔洁治术护理

第一节　概述

跟随现代医疗的步伐，舒适化医疗的概念应运而生，也是临床医疗适应现代医学模式变革的必然产物。舒适化医疗的核心概念是让患者在生理与心理舒适的状态下进行医学检查和治疗，在保障医疗安全的基础上追求医疗的舒适化与人性化，其最终目标是使患者在整个就医过程中感受到舒适化。舒适化医疗已在医学各个专业成功开展，口腔医疗也是其中之一。

一、舒适的概念

1. 生理舒适：患者身体的感觉。外部影响因素包括环境中的温度、湿度、卫生、光线及噪声等，内部因素是疾病本身。
2. 心理舒适：患者心理的感觉，是高层次的需求。
3. 社会舒适：包括人际关系、家庭、职业、学校及经济等多个层面的舒适。
4. 精神舒适：宗教、信仰及信念方面带来的舒适。

二、舒适化口腔医疗

2006 年，重庆医科大学附属口腔医院率先提出"舒适化口腔医疗"理念，从改善就诊环境、屏蔽治疗噪声、开展无痛治疗等方面进行了一系列的改进，取得了良好效果。舒适化医疗的基础是无痛治疗，而"舒适化口腔治疗"始于无痛，其核心也是无痛。

三、舒适护理

作为舒适化医疗的重要组成部分，舒适护理的概念于 1995 年首先由美国学者柯卡芭（Kolcaba）提出，他认为舒适护理是整体护理模式和新型护理模式的整合，是作为整体护理的过程和追求的结果。舒适护理的具体服务模式于 1998 年由中国台湾学者萧丰富提出，他认为护理活动最终目标的设定是为患者创造舒适的最佳状态，使患者在生理、心理、社会和精神方面均处于良好状态，以达到多方面舒适，促进疾病康复，尽快适应社会。

四、舒适化牙周洁治术

指将"舒适化口腔医疗"理念与舒适护理模式相结合应用于牙周洁治术患者，使患者在牙周洁治过程中处于身心最佳状态、消除不适和疼痛、减少并发症、给予安慰、缓解焦虑，从而提高患者治疗的耐受性和依从性，促进疾病康复，增强患者口腔保健意识，提高医疗服务质量。

第二节　舒适化口腔洁治常用方法

口腔诊疗（洁治术）过程中，存在多元性的舒适化处理方案。根据患者实际情况，合理地选择行为管理、心理疗法或药物疼痛缓解方式，可有效提高患者舒适感。对患者疼痛、焦虑和依从性程度的准确判断，有助于为患者提供适当的舒适化护理方案。

一、非药物镇静与疼痛管理方法

（一）心理诱导法

1. 告知—示范—操作法（Tell-Show-Do，TSD）。医师通过"告知—示范—操作"，有条理地教会患者在口腔科诊疗时什么是正确的，可以配合医师更好完成治疗的行为。患者在接收了有关某种体验、某种技术或某种设备的信息后，其对未知事物的恐惧或预测的疼痛会减弱或消失，促成口腔治疗的实现。

2. 行为塑造和正强化法。行为塑造法常和 TSD 法结合使用，而正强化是一种对正确行为进行加强的操作，增加这种正确行为再次发生的可能性。

3. 榜样作用法（观摩交流）。通过榜样的作用，使患者了解治疗过程，增强治疗信心，消除恐惧，促使其接受治疗。

4. 环境感化法（分散注意力）。应用恰当的装修设计，柔和的光线，轻松的图案制服，舒缓的背景音乐，适当陈设一些绿植及令人愉悦的香氛等，从视觉、感觉、听觉、嗅觉多感官着手，尽量让患者保持轻松、愉悦的状态，以积极的心态接受治疗。

（二）认知行为疗法

认知行为疗法即告知患者正确的知识，减少疾病对患者造成的负面影响，增强其自信心和自控能力，是当前最有影响力的心理治疗和心理辅导方法之一。该方法可引起患者的认知、情感和应对方式的变化，改变患者对日常疼痛的估计，尤其是降低患者对疼痛的畏惧，在一定程度上减轻患者的焦虑程度，降低其疼痛水平，提高其自信心；将这一治疗方法与其他治疗方法相结合，也能收到较好的治疗效果。

（三）音乐疗法

音乐疗法是利用音乐中的曲调、节律、和声刺激大脑皮质，降低患者疼痛的阈值，同时对中枢神经有直接抑制作用，通过内啡肽等物质的释放，有助于减轻疼痛，从而促进人体内部的机能稳定，使患者呼吸平稳，血压、心率稳定，减少紧张和焦虑情绪，有效改善医院就诊环境，提高患者就诊率及其对就诊环境的满意度。

（四）虚拟现实

虚拟现实（Virtual Reality，VR）技术是一种新兴的由仿真技术与计算机图形学、人机接口技术、多媒体技术、传感技术、网络技术等多种技术汇集而成的前沿技术。VR 能生成逼真的视、听、触觉，有着特定活动范围的虚拟环境（Virtual Environment，VE），用户可以借助特定的设备和平台，来实现与虚拟环境中对象的多种直观而又自然的实时感知交互，从而享受几乎等同于真实环境的体验。VR 是一种具有交互性、感知性及沉浸感并可有效为患者提供认知与分心的新兴技术，为临床上牙科焦虑与疼痛的治疗管理提供了新的方法。

二、口服药物镇静技术

口腔镇静药种类繁多，恰当的药物选择取决于治疗时间的长短、疼痛的强弱和患者的焦虑程度。基于口腔门诊镇静的特点，国内临床较常用的口服镇静药物主要是咪达唑仑、水合氯醛等。其中口服剂型咪达唑仑是近 20 年来世界范围内在儿童口腔门诊中最常用的口服镇静药物。

三、黏膜下给药镇痛技术

将穿透力强的局麻药用于黏膜表面，使其透过黏膜而阻滞位于黏膜下的神经末梢，产生麻醉效果。口腔黏膜这些组织因没有类似皮肤的角质层保护，表面麻醉起效时间短且效果较好。局部麻醉产品常以溶液、凝胶、乳膏的形式出现。常用药物包括：复方利多卡因乳膏、奥布卡因凝胶等。

四、笑气吸入镇静技术

清醒镇静技术主要是采用笑气氧气的混合气体吸入达到清醒镇静，国外已广泛应用于口腔科治疗，是最安全舒适的口腔科用麻醉方式之一。在整个治疗过程中保持清醒，放松、舒适，对语言指令有反应，张口合作，配合治疗，起效和恢复迅速，在适量用药和操作正确的情况下几乎没有任何副作用，安全性大，避免医源性心理创伤，降低医师压力，节约时间，提高效率。

第三节 无痛口腔洁治术护理

一、概述

2020 年的调查显示，我国 90% 以上的成年人有不同程度的牙周病。口腔疾病中的牙周疾病包括两大类，即牙龈炎和牙周炎。龈缘附近牙面上堆积的牙菌斑是慢性龈炎的始动因子，牙结石、食物嵌塞、不良修复体等均可促进菌斑积聚，引起或加重龈缘炎而形成牙周炎。牙龈病的病变可逆转，一旦病因被除去，炎症可以完全消退，牙龈组织恢复正常。对于牙龈敏感的患者建议使用笑气吸入镇静法行舒适化龈上洁治术，以增加患者的舒适度和治疗依从性。

二、舒适化龈上洁治术护理

龈上洁治术（Supragingival Scaling）是指用洁治器械去除龈上牙石、菌斑和色素，并抛光牙面，以延迟菌斑和牙石再沉积。牙菌斑和牙石是牙周病最主要的局部刺激因素，洁治术是去除龈上菌斑和牙石的最有效方法。通过龈上洁治术，消除了菌斑和牙石的刺激，可使牙龈炎症完全消退或明显减轻。对口腔治疗焦虑、恐惧的患者，口腔科治疗时咽部敏感的患者及某些不愿或不能采用局部麻醉方式获得止痛效果的患者，通常采用笑气吸入镇静法加优质护理做龈上洁治术以达到舒适化治疗。

（一）笑气吸入镇静法做舒适化龈上洁治术的适应证及禁忌证

1. 适应证：对口腔治疗焦虑、恐惧的牙龈炎、牙周炎患者；预防性口腔治疗和口腔健康保健；口腔内科其他治疗（修复、正畸、口腔外科手术及种植手术）前的准备；口腔科治疗时咽部敏感的患者。

2. 禁忌证：呼吸系统疾病，如哮喘、支气管炎、慢性肺病等患者；严重的药物依赖及精神异常患者；怀孕最初 3 个月患者；耳鼻喉等器官的疾病，如感冒、鼻窦炎、中耳疾患、鼓膜移植等；极度恐惧或无法配合治疗患者；严重低血压患者；血液疾病患者或凝血机制障碍患者；传染病，如结核、乙肝抗原阳性、HIV 患者（带菌喷雾会污染环境）；安装旧式心脏起搏器的患者禁用超声洁牙机（干扰起搏器工作）；糖尿病患者在洁牙前需要控制血糖至安全范围，以免出现感染，伤口不易愈合；种植体表面、烤瓷牙、树脂修复体、脱矿牙釉质表面或者暴露的牙本质，不宜使用超声洁牙；其他严重的全身系统性疾病未得到有效控制的患者不能使用超声洁牙。

（二）诊前接待

1. 心理护理。微笑服务，热情接待患者，了解其家族史、牙周病史、血液病史等，介绍牙周保健相关知识及治疗程序，鼓励其说出自己的顾虑，如对疼痛是否敏感，对于这一类患者介绍舒适化洁治术的效果和流程，并向其介绍同类治疗取得良好效果的病例，解除患者思想负担，增加信心，以良好的状态接受舒适化龈上洁治术治疗。

2. 保持候诊室和诊疗室的环境清洁卫生。保持空气清洁：每天工作期间使用空气消毒机；每天用 0.5% 含氯消毒剂拖地 3 次。减少气雾污染：治疗前嘱患者先用 0.12% 氯己定含漱 1 min，减少因超声治疗产生的气雾对诊疗室空气的污染。

3. 舒适化龈上洁治术的设备和人员准备。

（1）主要是口腔科专业的笑气镇痛镇静设备。这类设备虽然原理与呼吸机类似，但因其专业用于口腔科镇静，所以两者有很大不同。笑气吸入设备由专业厂家生产，一般包括气瓶、流量计、安全阀系统和鼻罩、废气处理系统等。也可以不用气瓶，而采用管道模式，适合诊室内多台牙椅同时使用。

（2）监护设备，用于监测心率、呼吸、血氧饱和度和血压等生命体征。

（3）急救设备，口腔诊室常规配备的急救设备和药品。

（4）专业人员，操作者应接受过专业培训，充分了解笑气氧气混合气体清醒镇静的知识，熟练掌握操作过程。

（三）舒适化龈上洁治术围术期的护理及操作流程

1. 术前护理及操作流程。

（1）全口超声洁治前物品准备（图 10-3-1）。

常规用物：一次性检查口腔包（口镜、探针、镊子和手套等）、超声洁牙机头、洁牙机头钥匙、洁牙机刀头、三用枪、防护面罩、防护膜、口杯、吸唾管、围兜、医用帽。

材料和药品：凡士林、漱口水（0.12% 氯己定）、棉签、3% 过氧化氢、1% 碘伏、碘甘油、1∶100 含氯消毒液、一次性牙刷、刷牙指导模型。

喷砂用物：喷砂头、喷砂枪、喷砂粉。

抛光用物：抛光膏、双碟、抛光刷或抛光杯、低速牙科手机。

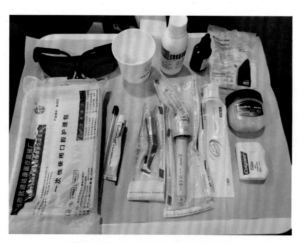

图 10-3-1　超声洁治物品准备

（2）常规口腔检查及评估。先核对患者病历及姓名，再安排患者躺于综合牙椅上，用棉签蘸取适量凡士林润滑口角，防止口镜牵拉造成患者不适。直接用肉眼或通过口镜观察牙石在牙面上的覆盖面积，并结合使用探针，以探查龈下牙石情况。牙龈的检查，包括牙龈的色、形、质，龈缘位置（正常位于釉牙骨质界冠方 2~3 mm），检查时观察有无牙龈萎缩，或龈缘因肿胀，增生而向冠方移动，形成龈袋（假性牙周炎），牙龈出血指数，用牙周探针探入龈沟或袋内，取出探针 30 s 后，观察有无牙龈出血及出血量。用牙周探针进行牙周袋探诊，用镊子检查牙齿松动度，检查牙𬌗面及咬合功能。治疗前访视，ASA 分级，评估患者全身情况及牙科治疗恐惧情况，制订镇静镇痛计划。

（3）术前有效沟通。解答患者及陪护的疑问，告知患者口腔检查后的情况，询问患者身体情况、牙齿治疗史并建议洁治术的方式。告知患者舒适化洁治术的整个流程、治疗过程中可能发生的情况和可能会有的感受，与患者充分交流，教会患者如何使用鼻罩，如何表达对治疗的反应及要求。让患者了解此项治疗需要的大概时间、预计术后的效果及费用，以取得患者配合。指导患者治疗过程中不要用口呼吸，避免误吞和呛咳。洁治过程中不能讲话和转动身体，以免造成口腔软组织损伤。

（4）签署知情同意书（或笑气吸入镇静口科治疗同意书）。指导患者仔细阅读治疗知情同意书，并指出重点了解内容，如可能产生的不适反应和风险。

（5）医护人员的防护（标准防护）洁牙操作五戴。穿戴好口罩、帽子、手套、护目镜/面罩和防护服（图 10-3-2），做好自我防护，并在牙椅扶手、按键及灯把处等贴防污膜。

（6）患者防护一次性物品的使用。为患者戴上护目镜、洁牙围巾等。协助患者使用漱口水（0.12% 氯己定）进行含漱 1 min，消毒口腔软组织，降低感染，减少洁治时水喷雾的细菌数量。然后在患者的嘴唇上涂一

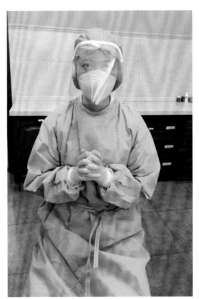

图 10-3-2　医护人员的防护

些凡士林，保护口唇，防止口角牵拉引起的不适。将椅位调整成治疗位，调好头托，摆好患者体位。

（7）再次检查诊室物品并检查笑气装置。检查气体压力情况及余气量，检查设备管路连接、气体压力等，开启排气装置，如排风扇、专业废气回收装置或管道负压吸引装置等，做好舒适化龈上洁治术准备（图 10-3-3）。

2. 术中护理及操作流程。

（1）选择合适的鼻罩，确保佩戴舒适且不漏气，并与给气排气管道紧密连接。打开氧气流量控制阀门，询问患者有无感到气体进入，调节笑气氧气浓度从初始浓度笑气 10% ~ 20% 开始，根据患者反应增加 5% ~ 10% 笑气浓度，大多数患者在笑气 30% 即可出现镇静反应。表现为恐惧感减轻或消失，有欣快感；患者自觉口唇及手脚，甚至全身发

麻；有飘忽感，患者感觉肢体变轻或发沉；反应迟钝，呼之回应缓慢，目光游离；面部潮红等。在治疗过程中根据患者反应随时对笑气浓度做调整，镇静程度维持在轻度到中度，以达到最佳镇静镇痛状态。

（2）配合使用心电监护（图 10-3-4），持续监测患者的呼吸、心率、血氧饱和度和意识水平等生命体征，并准确记录，避免患者过度镇静。

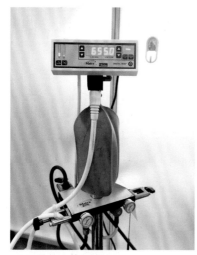 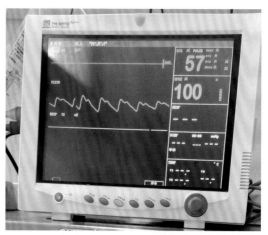

图 10-3-3　笑气镇痛镇静设备　　　　　　图 10-3-4　心电监护设备

（3）进行全口超声洁治：协助患者先用漱口水（0.12% 氯己定）含漱清洁口腔，开机后根据牙结石的厚度调节洁牙机的频率、功率及合适的水雾，踩脚踏开关控制。注意操作体位，然后踩脚踏开关进行洁治，左手握持口镜牵拉口角，保持术野清晰（图 10-3-5、10-3-6），及时吸唾，有顺序地分区洁治，避免遗漏。右手以握笔式握持洁牙手机手柄，使洁牙手机工作端的侧缘平行于牙面或小于 15° 角，短时间接触牙石的下方，利用超声振动击碎并振落牙石。适时使用三用枪冲洗治疗区域。在病历中记录下时间及患者吸入笑气和氧气的比例。护士指导患者在治疗过程中用鼻子进行呼吸，以免呛咳，治疗过程中应持

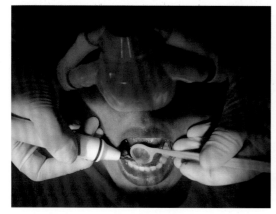 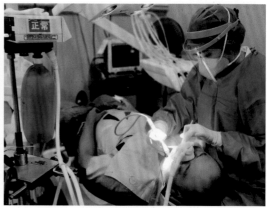

图 10-3-5　笑气镇静镇痛龈上洁治术　　　　图 10-3-6　笑气镇静镇痛洁治场景

续鼓励并安抚患者情绪。

（4）抛光：安装抛光刷或抛光杯于慢机弯机头上，然后取适量抛光膏于每一颗牙面，保持牙面湿润，抛光时轻压低速手机，使机头连接的抛光刷或抛光橡皮杯缘略伸入龈下，抛光牙面，清除残留色素及细小牙石。

（5）冲洗、上药：先使用三用枪对口腔进行冲洗，然后用 3% 过氧化氢和 0.12% 氯己定冲洗液进行交替冲洗牙龈袋，并用吸唾管及时吸去口腔内的液体、唾液及碎屑，冲洗完后再嘱患者漱口。洁治术后根据患者情况给予牙周袋内上药，一般使用碘甘油，也可以使用碘酚，上药前用棉球把牙面的水渍吸净。

（6）必要时用喷砂枪做全口喷砂。

3. 术后护理及操作流程。

（1）氧气置换：治疗结束后，配合医师给予患者 3 ~ 5 min 的 100% 氧气，能够帮助残余笑气迅速排出体内，以免出现扩散性缺氧。并在病历中记录。

（2）关闭笑气：取掉患者鼻罩，关闭吸入镇静装置，将患者恢复到端坐位置。如果有需要，测量患者的术后血压。

（3）面部护理：给患者镜子和湿纸巾，指导患者查看洁治后口腔情况，并为患者擦净口角及面部。

（4）诊室休息：治疗结束后，患者应在诊室休息 20 ~ 30 min，待患者面色恢复且所有与镇静治疗相关的迹象都已消除，达到离院标准时方可离开。

（5）病历记录：在患者病历里记录离院时间，并描述患者对吸入镇静的反应、恢复阶段是否平稳顺利以及患者离开医院时的行为举止。

（6）健康宣教：向患者及其陪护提供书面和口头的口腔及镇静治疗的术后注意事项。并告知口腔诊室的电话号码，以便患者及其陪护有需要时能够联系到医师。

（7）整理用物：对所有口腔器械进行预处理，将所有物品、药剂、设备收好。确保所有的针头已移除，所有医疗废物都妥善处置。

（四）注意事项

1. 使用笑气洁治术前应询问患者既往病史及服药状况，如心血管疾病、血液性疾病、糖尿病及活动性传染病等。在病情稳定的情况下再考虑进行洁治操作，并咨询内科医生。

2. 需要在工作人员的监测下使用笑气，不能让患者独处。

3. 使用笑气后注意观察患者反应，持续进行生命体征的监测，有异常情况及时与麻醉医师沟通。

4. 嘱患者在治疗过程中有不适举左手示意，避免刮治器或冲洗针划伤黏膜。

5. 嘱患者在治疗过程中不能用手移动鼻面罩，不能移动心电监护连接线接头。

6. 确认冲洗空针针头安装紧密，防止针头脱落掉入口中引起误吞。

7. 喷砂、抛光主要用于去除大量的色素沉着，不能代替常规洁治。

8. 告知患者治疗结束后需要休息 30 min，避免头晕跌倒。

（五）操作要点

1. 根据洁治区域选择支点，支点选择口内或口外，支点位置尽量靠近被洁治的部位，临近牙齿的切端（或颌面），避免放到颊侧或舌侧。

2. 洁牙时洁牙手机工作端的角度，侧缘平行于牙面或小于15°，以免对牙面造成损伤。

3. 勿使工作尖与牙面垂直接触，不可施重压，原则上根据口腔内牙石情况选择合适的工作尖。G1：全方位去除龈上牙石；G2：去除龈上大块的牙石；G3：针尖细薄，用于龈下结石的洁治和牙周的冲洗；G4：用于龈上及邻牙间隙的洁治。

4. 洁治操作动作短而轻，轻触牙石，保持手和器械整体移动，并注意保护牙龈、黏膜等软组织。操作下颌后牙舌侧时防止损伤舌部黏膜。

5. 注意吸唾管的放置角度和位置，协助吸唾，以免损伤黏膜，并关注其通畅功能。

6. 洁治后使用探针仔细检查有无遗漏的牙石，再次清除干净牙石。

（六）健康宣教

1. 告知洁治术后患者短期内可能出现牙齿（及牙龈）敏感不适，因为去除牙石后牙根暴露，应避免冷、热等刺激。一般持续时间较短，随着时间的延长症状会好转，建议使用脱敏牙膏。如果加重应随时就诊。

2. 洁治术后可能感觉牙缝变大或牙齿变长，有食物嵌塞现象，因为牙石比较多的牙龈炎患者，去除牙石牙龈消肿退缩后感觉牙齿有缝隙，需要使用牙线清洁。

3. 洁治术后24 h内牙龈会有轻微渗血，属正常现象，如果出血较多或出血时间较长，需要及时到院检查并处理。术后当天勿饮热水或进食过热食物。

4. 龈上洁治术后上药的患者嘱其30 min内勿漱口、饮水或进食，以保证药物疗效。

5. 短期内避免进食着色性食物和饮料。

6. 强调口腔保健需要每年定期洁牙的重要性。

（七）常见问题及护理对策

1. 常见的过度镇静的体征或表现，头痛、躁动不安、恶心、对刺激反应迟钝、回答问题语速变慢、言语不清、目光固定、张口缓慢或困难等，一旦出现应降低笑气浓度或暂停诊疗。

2. 术前告知患者操作时若有不适，请举左手示意。如有不适休息片刻再继续操作。

3. 吸唾过程中应采用间断吸唾的方法，避免造成黏膜损伤。

4. 调节灯光时，避免直射患者眼睛使患者感到不适。

5. 治疗过程中如有喷溅现象，应及时清洁患者面部并做解释。

（八）标准化回访

1. 根据患者洁牙情况，24 h至72 h以内给患者电话回访，询问舒适化龈上洁治术后是否不适，如有无疼痛、出血和肿胀，牙龈敏感症状或相关症状是否缓解，给予专业解释。

2. 询问患者刷牙的方式，并告知正确的刷牙方法。

3.针对患者的情况作出必要的解释，告知相关处理方式，给予心理安抚。

4.告知患者术后注意事项，并做口腔健康宣教。

5.询问患者对本次诊疗全程是否满意，并请患者提出意见和建议。

6.患者如需复诊，提醒复诊时间。

三、舒适化喷砂洁治术护理

（一）喷砂洁治术的定义

喷砂洁治术是使用高压气流，把碳酸氢钠粉喷射到牙齿表面，清除牙齿表面的附着物，临床上的主要作用是去除色素及菌斑。喷砂洁治术适合在去除牙石后，牙面菌斑、色素沉积较多的患者。针对长期吸烟的患者，每三个月到半年可以做一次喷砂洁治术。针对牙龈敏感患者的诉求常使用笑气吸入镇静法配合优质护理服务做舒适化喷砂洁治术。

（二）舒适化喷砂洁治术的适应证及禁忌证

1.适应证：在去除牙石后，牙面菌斑、色素沉积（如烟斑、茶渍等）较多患者。

2.禁忌证：有呼吸道疾病患者；口腔内有伤口及其他异常患者；口腔黏膜发生炎症或溃疡患者；病理性深牙周袋或者黏膜损伤患者；消化道器官有严重溃疡患者；肝功能不全患者；心、肺功能紊乱或不全者；过敏体质患者；血液透析患者。

（三）舒适化喷砂洁治术的护理及操作流程

1.术前护理及操作流程。

（1）舒适化全口喷砂洁治前物品准备（图10-3-7）。

常规用物：一次性检查口腔包（口镜、探针、镊子和手套等）、三用枪、防护面罩、防护膜、口杯、吸唾管、围兜、医用帽。

材料和药品：凡士林、漱口水、棉签、3%双氧水、1%碘伏、碘甘油、1:100含氯消毒液、一次性牙刷、刷牙指导模型。

喷砂用物：喷砂头、喷砂枪、喷砂粉、无菌纱布。

抛光用物：抛光膏、双碟、抛光刷或抛光杯、低速牙科手机。

（2）口腔检查、术前有效沟通、签署知情同意书（治疗或笑气吸入镇静口腔科治疗同意书）、医护人员的防护、患者的防护等流程细节同舒适化龈上洁治术。

2.术中护理及操作流程。

（1）笑气吸入，心电监护。

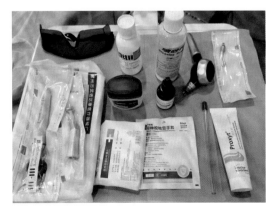

图10-3-7　喷砂洁牙用物准备

（2）全口进行喷砂洁治。先将适量的喷砂粉倒入喷砂枪中，打开开关调节好砂量及水量，使用口镜、棉卷及纱布等保护患者牙龈及面部黏膜，注意喷砂的角度和移动的速度，及时用吸唾管吸净患者口中的唾液，使用强吸粉雾。操作时与患者适当地沟通。

（3）抛光。告知患者抛光膏有特殊气味，或使牙龈发痒等，以取得患者的理解和配合。轻压低速，清除残留色素及细小牙石，抛光牙面，橡皮杯缘略进入龈下，保持湿润。抛光结束，协助患者漱口及清洁面部。

（4）冲洗上药。洁治术后根据患者情况给予牙周袋内上药，一般使用碘甘油，也可以使用碘酚（上药前用棉球把牙面的水渍吸净）。

3. 术后的护理及操作流程，同舒适化龈上洁治术。

4. 操作要点。

（1）喷砂洁治术操作需要按照口腔的各个区域有序操作，使用口镜、棉卷及纱布等保护患者牙龈和黏膜。

（2）喷砂机手柄喷嘴距离牙面 3 ~ 5 mm，与牙面呈 10° ~ 60° 且喷嘴口朝向冠缘，禁止朝向牙龈，从牙根向牙冠方向喷；喷砂操作时注意角度，前牙为 60°，后牙 80°，咬颌面 90°（图 10-3-8）。

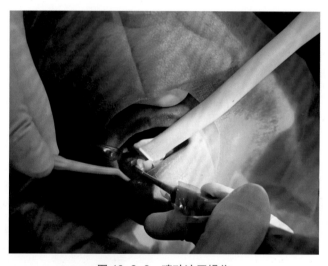

图 10-3-8　喷砂洁牙操作

（3）不断移动洁治操作手臂带动手腕，禁止长时间停留在某一点。

（4）护士需配合使用强吸管，减少空气悬浮物而污染空气。

（四）健康宣教

1. 告知患者喷砂后短时间内尽量不进食含有色素的食物，如咖啡、浓茶等，尽量少吸烟。

2. 喷砂后牙龈如有红肿，一般 3 天内可自行消退。

3. 每年可以做喷砂洁治术 1 ~ 2 次。

（五）常见问题及护理对策

1. 术前告知患者操作时若有不适，请举左手示意。

2. 嘱患者术中避免用口呼吸，应用鼻呼吸，以免呛咳。

3. 吸唾过程中应采用间断吸唾的方法，避免造成黏膜损伤。

4. 调节灯光时，避免直射患者眼睛使患者感到不适。

5. 治疗过程中如有喷溅现象，应及时清洁患者面部。

四、舒适化龈下刮治术护理

龈下刮治术（Subgingival Scaling）是用龈下刮治器刮除位于牙周袋内根面上的牙石和菌斑。龈下牙石的一部分可能嵌入表层牙骨质内，加之牙周袋内菌斑产生的内毒素可被牙骨质表层吸收，因此在做龈下刮治时，必须同时刮除牙根表面感染的病变牙骨质，并使部分嵌入牙骨质内的牙石也能得以清除，使刮治后的根面光滑而平整，即根面平整术。口腔门诊常使用笑气吸入镇静法配合注射局麻药的镇静法做龈下刮治术，不仅可减少患者的焦虑和恐惧，还能减少患者的疼痛感，增加舒适度和配合度，有助于推广定期复查牙周情况和牙齿保健。

（一）舒适化龈下刮治术的适应证及禁忌证

1. 适应证：慢性牙周炎；侵袭性牙周炎；牙周病的伴发病变。

2. 禁忌证：严重心血管疾病、严重心功能不全患者；持续服用抗凝药，暂不能停药患者；糖尿病，血糖过高患者；血液疾病、血小板减少、凝血功能障碍患者；血压过高患者；处于孕期前、后 3 个月患者；感染性疾病处于活动期患者。

（二）舒适化龈下刮治术的护理及操作流程

1. 术前护理及操作流程。

（1）用物准备：一次性口腔器械盘，防污膜，一次性纸杯，无菌棉球，强力吸引管，吸引管，乳胶手套，隔离衣、防护面罩 2 个（医护），防护眼镜（患者），防护口罩，三用枪，牙周刻度探针，3% 双氧水，氯己定含漱液，表麻药（盐酸奥布卡因凝胶），局麻药（阿替卡因肾上腺素注射液——碧兰麻），超声洁牙机头、洁牙针，手用龈下刮治器一套（5/6，7/8，11/12，13/14），侧方冲洗空针，必要时准备喷砂用品，笑气、氧气装置，心电监护仪（图 10-3-9）。

（2）身份核查：询问病史，核对患者身份。

（3）口腔检查：检查患者牙周袋的情况，

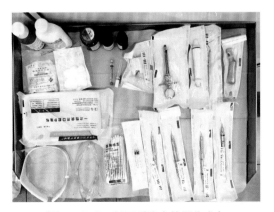

图 10-3-9　龈下刮治术的用物准备

先用棉签蘸取适量凡士林润滑口角，防止口镜牵拉造成患者不适。使用四手传递手法将牙周刻度探针传递给医师，将牙周袋检查情况记录在电子表格中。牙周袋深度，每个牙记录6个位点：颊侧近中、中央、远中，舌侧或颚侧近中、中央、远中，探诊顺序为从右颊侧至左颊侧，再左舌侧、颚侧至右舌侧、颚侧。牙齿松动度：用Ⅰ、Ⅱ、Ⅲ度表示。牙周出血、根分叉病变、牙周溢脓、牙龈退缩的情况也需要分别记录在表格相应位置。

（4）术前有效沟通：告知患者口腔检查后的情况，需要龈下刮治的部位、牙数，治疗需要的时间、周期及费用，使患者了解舒适化洁治术的整个流程和注意事项，解释洁治过程中可能出现的不适，如酸、痛、涨、牙龈出血等，以取得患者配合。询问患者是否吃早饭、药物过敏史、基础疾病，如心血管疾病，高血压，糖尿病（心脏病患者不能用含肾上腺素的麻药）等。指导患者治疗过程中不要用口呼吸，避免误吞和呛咳。洁治过程中不能讲话和转动身体，以免造成口腔软组织损伤。

（5）签署知情同意书。

（6）医护人员的防护（标准防护）。五戴：穿戴好口罩、帽子、手套、护目镜/面罩和防护服，做好自我防护，并在牙椅扶手、按键及灯把处等贴防污膜。

（7）患者的防护。一次性物品的使用，为患者戴上护目镜、洁牙围巾等。协助患者使用漱口水（0.12%氯己定）进行含漱1 min，消毒口腔软组织，降低感染，减少洁治时水喷雾的细菌数量。然后在患者的嘴唇上涂一些凡士林，保护口唇，防止口角牵拉引起的不适。将椅位调整成治疗位，调好头托，摆好患者体位。

2. 术中护理及操作流程。

（1）麻醉准备：吸取局麻药（阿替卡因肾上腺素注射液——碧兰麻）备用，安慰患者，表面麻醉药（盐酸奥布卡因凝胶）涂牙龈。

（2）龈上洁治：配合用超声洁牙机去除龈上牙石、色素、菌斑，色素较多的情况配合使用喷砂。

（3）龈下刮治：协助医师注射麻药（图10-3-10），选择并更换龈下洁牙针，根据患者情况配合进行全口或者半口刮治。将吸引管放在后磨牙区舌侧协助吸唾，避免放入过深刺激咽部。强力吸引管用于吸引超声喷溅的水雾，禁止接触黏膜，以免损伤黏膜。适时用三用枪吹净口镜上水珠，保证医师治疗时视野清晰。刮治后磨牙区时用吸引器吸唾的同时向外牵拉口角，保证治疗区清晰。

（4）根面平整：遵医嘱准备不同型号手用刮治器，选择适合型号刮治器递予医师。5/6号刮治器用于前牙区，7/8号刮治器用于后牙颊舌侧，11/12号刮治器用于后牙近中，13/14刮治器用于后牙远中。刮治完成后，传递探针给医师，协助检查龈下牙石是否已清理到位。

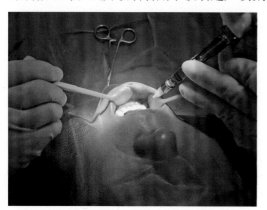

图 10-3-10 协助医生注射麻药

（5）抛光：告知患者抛光膏有特殊气味，或使牙龈发痒等，以取得患者的理解和配合。轻压低速，清除残留色素及细小牙石，抛光牙面，橡皮杯缘略进入龈下，保持湿润。抛光结束，协助患者漱口及清洁面部。

（6）冲洗、上药：冲洗液一般选择3%双氧水和复方氯己定交替冲洗，先用侧方冲洗空针吸取3%双氧水递予医师，再吸取氯己定，冲洗时协助吸唾，冲洗完成后用清水漱口。上药药品一般选择碘酚或者甲硝唑棒，用无菌棉球拭干牙龈表面多余水分，牵拉口角协助医生上药，嘱患者半小时内尽量不要漱口。

3. 术后护理及操作流程，同舒适化龈上洁治术。

4. 注意事项。

（1）使用局麻药前，询问患者是否吃早饭和既往病史。

（2）护士协助医师使用表麻膏和注射局麻药前，嘱患者放松，注射中和完成后注意观察用药后是否有不良反应。如有对疼痛有反应、焦虑情绪等，要及时与患者沟通并告知医师。

（3）嘱患者整个治疗过程中用鼻呼吸，避免用口呼吸，防止呛水和保证笑气有效吸入。

（4）嘱患者在治疗过程中有不适举左手示意，避免刮治器或冲洗针划伤黏膜。

（5）术中多用生理盐水冲洗吸引管道，防止血凝块堵塞管道，保证管道通畅。

（6）确认冲洗空针针头安装紧密，防止针头脱落掉入口中引起误吞。

（7）传递和擦拭刮治器的过程中，注意预防针刺伤。

（三）健康宣教

1. 告知患者治疗结束后需要休息30 min，避免头晕跌倒。

2. 治疗后1～3天唾液中带血丝为正常现象，如出现大块血凝块或活动性出血，请用棉球压迫出血点，及时复诊。

3. 治疗后因炎症得到控制，牙龈肿胀消退可能出现牙间隙，前牙牙间隙可能影响美观，后牙可能出现食物嵌塞现象，需要使用牙线清洁。

4. 术后因牙根暴露，可能出现牙过敏现象，如症状明显，可行脱敏治疗或自行使用专业脱敏牙膏逐渐脱敏。

5. 龈下刮治对维护牙周健康至关重要，需要遵医嘱定期复查复治。

6. 口腔卫生的维护对牙周健康十分重要，每次刷牙3～5 min，正确使用牙刷、牙线、牙间隙刷、冲牙器等清洁工具。

7. 治疗后上药的患者嘱其30 min内忌饮水或漱口。

（四）常见问题及护理对策

1. 头昏、全身乏力。原因是治疗、麻醉时间长。龈下刮治的时间在30～60 min，相对于其他治疗时间偏长，治疗结束后患者可能出现头晕，走路不稳的情况。

2. 出血。原因是牙龈组织肿胀，牙龈炎症。轻度牙周炎患者在早期症状不明显，有明显症状时大多是中度或者重度，在刮治过程中会有出血情况，部分患者在治疗上药后也有渗血。如患者牙龈持续出血，将情况及时反馈给医师，协助止血，必要时用碘仿纱条和止血海绵止血，止血后观察出血情况是否好转，嘱患者离院后如出现大量出血情况需及时复诊。

3. 疼痛。牙龈炎症中，牙周组织多有增生。在进行深部刮治时会刮除感染牙骨质和肉芽组织，治疗结束后麻醉效果逐渐消失，部分患者会有疼痛感觉。为患者开漱口液，促进牙周组织恢复，避免刺激性食物，减轻疼痛感，必要时遵医嘱给予患者止痛药、消炎药。

4. 牙敏感。常见于牙龈萎缩，根面平整术后。牙周炎患者大多牙龈组织有不同程度的萎缩，牙颈部甚至牙根暴露，在去除牙石后牙颈部或牙根直接与外界接触，牙颈部以下牙体组织无牙釉质保护会产生敏感现象。针对牙敏感患者可以进行牙脱敏治疗，嘱患者用脱敏牙膏刷牙一周以上，情况严重的患者需要长期使用脱敏牙膏。

（五）标准化回访

1. 一般牙周病患者在术后第 2 日回访，根据患者牙周情况，牙周情况严重患者第 3 ~ 7 日需要进行二次回访。

2. 询问患者舒适化洁治术后是否不适，如有无疼痛、出血和肿胀，询问患者有无牙龈的敏感和牙齿松动情况，或出现相关症状后是否缓解。

3. 询问患者刷牙的方式，并告知正确的刷牙方法。

4. 针对患者的情况作出必要的解释，告知相关处理方式，给予心理安抚。

5. 告知患者术后注意事项，并做口腔健康宣教。

6. 询问患者对本次诊疗全程是否满意，并请患者提出意见和建议。

7. 根据医嘱和电话回访情况，提醒患者复诊时间。

由于牙周组织特殊的解剖结构和其承担的重要咀嚼、发音和美学功能，牙周炎及其相关疾病本身与治疗时伴发的疼痛和不适，影响着患者的生活质量和就医依从性，常延误治疗时机，恶化疾病预后。无痛治疗是能给牙周患者带来巨大安慰和信心的技术，是口腔医学由生物医学转向心理—社会医学复合模式的得力帮手和重要组成部分。

伴随着心理诱导、直接药物辅助和吸入式镇静技术的临床综合应用，护理的作用越来越重要。如何协调医师操作、管理患者情绪已成为临床牙周诊疗的"调停者"，势必成为口腔护理的重要发展方向和关键核心能力。通过创新无痛牙周护理这一医疗服务模式，增进医护患三者之间的理解和信任，营造良好的医疗氛围，提高人民群众看病就医的获得感是护理工作者的重要使命。

（刘科星）

参考文献

1. 邓锋, 郁葱. "舒适化口腔医疗"理念与规范化管理 [J]. 重庆医学, 2012, 41(26): 2681–2682.

2. Kolcaba KY . The art of comfort care[J]. Image J Nurs Sch, 2010, 27(4): 287–289.

3. 萧丰富. 萧氏舒适护理模式 [M]. 台北 : 华杏出版社, 1998: 5.

4. 王改宇. 口腔门诊施行舒适护理服务的意义探究 [J]. 全科口腔医学电子杂志, 2016(3): 79.

5. 周敏, 马青华. 舒适护理临床应用研究进展 [J]. 全科护理, 2012, 10(34): 3242.

6. 王超, 赖仁发. 缓解正畸疼痛方法的研究进展 [J]. 口腔疾病防治, 2018, 26(2): 133–136.

7. 陈静, 王璟, 赖文莉. 认知行为疗法在口腔治疗中的应用 [J]. 国际口腔医学杂志, 2011, 38(4): 488–491.

8. 刘月芳, 尹作姣. 音乐辅助疗法与口腔疾病 [J]. 临床口腔医学杂志, 2016, 32(11): 694–696.

9. 赵佛容. 口腔护理学 [M]. 2 版. 上海 : 复旦大学出版社, 2009.

10. 赵佛容. 口腔护理学 [M]. 3 版. 上海 : 复旦大学出版社, 2020.

11. 李秀娥, 王春丽. 实用口腔护理技术 [M]. 北京 : 人民卫生出版社, 2016.

12. 高玉琴. 口腔护理操作流程 [M]. 沈阳 : 辽宁科学技术出版社, 2014.

13. 中华口腔医学会. 临床技术操作规范 : 口腔医学分册 [M]. 北京 : 人民卫生出版社, 2017.

第十一章　口腔特需门诊优质护理

　　口腔特需就诊服务是指医院在保证基本医疗需求的基础上，为满足患者的特殊医疗需求而开展的不同形式的特需医疗服务。口腔特需就诊患者其心理特点以及对医疗服务的要求与普通门诊患者有所不同，要求医护人员必须高质量、高水平、全面、全新地服务。因此，护理管理者及实践者应善于分析患者的心理状态，提供最优质、最完美的服务。

第一节　概述

一、优质护理服务的概念

　　优质护理服务是指以患者为中心，强化基础护理，全面落实护理责任制，深化护理专业内涵，整体提升护理服务水平。"以患者为中心"是指在思想观念和医疗行为上，处处为患者着想，一切活动都要把患者放在首位；紧紧围绕患者的需求，提高服务质量，控制服务成本，制定方便措施，简化工作流程，为患者提供"优质、高效、低耗、满意、放心"的医疗服务。

二、口腔特需门诊的特点

　　以重庆医科大学附属口腔医院为例，口腔特需门诊是集口腔所有专业为一体的综合诊疗平台，甄选全院拥有博士或硕士学位、临床经验丰富的副高级以上职称专家轮流坐诊，诊疗套间环境幽雅、

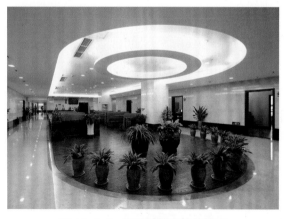

图 11-1-1　口腔特需门诊候诊区

私密性高，候诊区温馨舒适，提供电视、WIFI、咖啡、茶水、报纸杂志等，为爱牙人士提供全方位高品质的口腔诊疗星级服务（图 11-1-1）。

三、口腔特需门诊优质护理模式

口腔特需门诊实行一站式就诊服务，全预约模式，专家亲自诊疗，科学的转诊会诊体系，为患者制订最优诊疗方案；一室一患诊疗设置，专业的四手操作技术（图 11-1-2），完善的候诊及回访服务，为患者提供舒适温馨的诊疗体验。

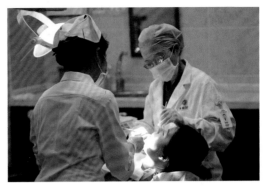

图 11-1-2　专业的四手操作技术

第二节　口腔特需门诊优质护理

一、口腔特需门诊优质护理配合流程

"注重细节、换位思考"是口腔特需门诊优质护理服务的核心内容，重庆医科大学附属口腔医院口腔特需门诊积极探索优质护理服务，采取了一系列切实有效的优质护理服务措施，完善优质护理配合流程（表 11-2-1），为医师、患者提供更加精细化的服务。

表 11-2-1　口腔特需门诊优质护理配合流程

流程	步骤	服务要点
患者预约服务	医患匹配	适当地根据患者的需求安排相应的医师
	号源安排	根据患者的不同情况安排合适的号段
	时间定制	掌握每项治疗所需时间，精准预约
诊疗前的准备	就诊提醒	提前一天电话或短信（微信）提醒患者就诊
	环境准备	分诊台、候诊及诊疗区域安全、整洁、明亮、舒适
	用物准备	检查设备功能是否完好，备齐患者治疗所需物品材料
	护理人员准备	着装规范，淡妆、微笑、挂牌上岗，按照院感要求做好个人防护
诊疗中的配合	医护配合	标准的四手操作技术，规范的器械传递技术及吸唾技术
	患者关怀	操作中动作轻柔、主动关心患者，重视患者的感受
诊疗后的处理	协助整理患者	协助患者清理面部，取下胸巾，牙椅复位，引领患者下椅位
	术后宣教	通过各种健康宣教方式向患者详细交代注意事项
	缴费预约	协助患者缴费、打印病历、预约下次就诊时间
	患者回访	责任护士对患者进行电话或短信回访，并记录回访情况

二、口腔特需门诊优质护理配合

（一）患者预约服务

1. 医患匹配。根据患者的诉求，在预约时除了要考虑对症安排外，在相同专业的医师里，要根据患者的诉求做相应的安排，比如患者更在乎医师的资历，可推荐高年资医师，如果患者更看重医师的沟通能力，则安排医患沟通技巧较丰富的医师。这个就要求分诊前台有一定的心理学知识，掌握患者特点，熟悉科室坐诊专家的各方面特长。做到医患匹配，患者的就医体验就会更好。

2. 号源安排。在患者的时间安排上，比如老年人事务较少，比较守时，可以安排在较早的号源；如果患者事务较繁忙，可以安排在靠后的号源，灵活安排就诊；患者若有多个治疗需求，那么也安排在较早的号源，便于安排转诊，使就诊秩序更加顺畅。

3. 时间定制。口腔各个治疗项目的时间有一定区别，如根管治疗中的预备和换药，颌面外科治疗中的智齿拔除和拆线。每名医师的治疗习惯和治疗时长不一，在做预约笔记时，要熟悉掌握每项治疗可能需要的时间，精准地预约时段，有利于医疗资源的合理分配。当然，这需要分诊前台有扎实的口腔专业知识，并对每名医师的诊疗习惯有充分了解。

（二）诊疗前的准备

1. 就诊提醒。提前一天电话或短信（微信）向预约好的患者确认就诊时间，并详细告知医院地址、可乘坐的交通路线、就诊的楼层及诊室等。

2. 环境准备。护士每天提前 10 min 到岗，保证候诊及诊疗区域安全、整洁、安静、明亮、舒适（图 11-2-1）。分诊台环境整洁，物品摆放整齐，分诊需要的物品放在随手可拿放的区域；候诊区设施设备和环境安全，检查候诊区座椅、开启候诊区空调、检查环境卫生、整理书报架、准备茶水等，重点排查安全隐患，是否有电器故障、地板湿滑等问题，保证患者候诊环境安全。诊室每天早上开窗通风，空气机消毒按时消毒诊室环境，消毒湿巾擦拭消毒工作台面，环境整洁干净，诊疗物品摆放有序。

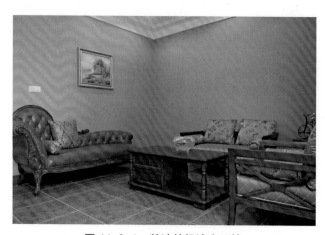

图 11-2-1　整洁的候诊室环境

3. 用物准备。开诊前检查牙椅、各种设备功能是否完好，电量是否充足，避免在医师、患者面前出现状况（图11-2-2）。提前准备好患者的档案、病历资料（牙片）、就诊卡、知情同意书及治疗所需的器械、材料和药品。所有的一次性物品及消毒器械一定要在有效期内使用。治疗前双氧水含漱，可以有效地减少操作中气溶胶对空气的污染；为患者佩戴防护镜，遮挡强光保护眼睛，还可为患者准备蓝牙音响，治疗中播放轻音乐，缓解紧张情绪。

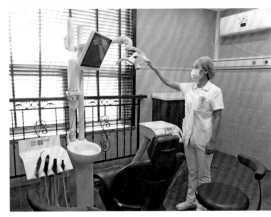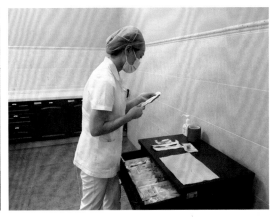

图 11-2-2　诊疗前用物准备

4. 护理人员准备。护士着装统一规范，淡妆、微笑上岗，操作前严格执行手卫生，按照院感要求做好个人防护。

（三）治疗中的护理配合

1. 口腔四手操作技术。是指医护双手同时在口腔治疗中完成各种操作，护士平稳而迅速地为医师传递各种器械、材料及其他用品，从而提高工作效率和医疗护理质量。

2. 四手操作技术的要点。

（1）正确的坐姿标准。最小的弯曲度、最少的疲劳、获得最大的视野，背部伸直、双脚放在踏板上，左手支撑在座椅靠背上（图11-2-3）。座位比医师高10~15 cm，护士视野开阔，利于观察患者口内情况、治疗工具传递及病人唾液的吸取。

（2）规范的器械传递技术。器械传递是指在口腔治疗过程中，护士将器械传递给医师时，医师能快速接过器械，而不需要更换手指位置就能够使用器械。常用的器械握持方法有掌握法、执笔法、掌拇指法、改良握笔法，传递方法有单手传递法和双手传递法（图11-2-4）。握持器械的部位及方法应该正确，禁止在患者头面部传递器械，以确保患者安全，传递器械要准确无误，防止器械污染，器械传递尽可能靠近患者口腔，方便医师使用。

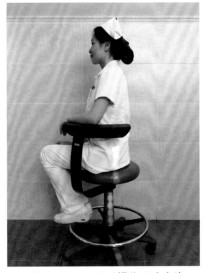

图 11-2-3　四手操作正确坐姿

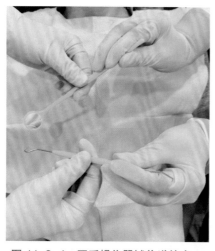

图 11-2-4　四手操作器械传递技术

（3）正确的吸唾技术。吸唾可以保持工作区无水、无唾、无碎屑，为医师提供清晰干燥的操作区域。用来牵拉、推开口内软组织，避免高速手机及锐器的损伤，确保口腔内的操作空间，为医师提供最佳的操作视野。排除水雾、粉尘等给患者带来的不适，保证患者的安全舒适。吸唾使患者长时间保持仰卧位，缩短整体治疗时间，提高医师的工作效率。维持诊室空气清洁，预防医护患潜在感染。护士应该用右手进行吸唾，左手进行器械的传递，吸唾器应先于口镜、手机就位，不接触软腭，不超过前腭弓以免引起咽反射，吸唾器头尽量接近被治疗的牙齿。护士在使用强吸和弱吸管的时候要注意位置方向和角度，勿让强吸的管口与口腔黏膜接触以防损伤（图 11-2-5）。

3. 操作中的患者关怀。患者躺上牙椅后，护士主动询问患者椅位是否舒适，颈部及腰部可以垫一软枕，让患者颈部及腰部长时间保持放松状态，询问室内温度是否合适，随时调节空调温度，避免空调出风口对着患者，还可为患者准备消毒毛毯。操作时医师、护士动作应轻柔，随时观察患者的面部表情及手部动作，在可能会出现疼痛的地方要提前告知、安抚患者，减轻患者的紧张焦虑情绪。对咽反射比较重、操作中可能会频繁地起身吐水的患者要有耐心。注意沟通技巧，尽量用通俗的、患者能够理解的术语，多用鼓励的语言，避免对患者过度批评指责。如果治疗时间比较长，应该在患者的唇部涂少许凡士林保护患者的口唇，操作过程中要有间歇时间让患者活动颞下颌关节，避免长时间张口，出现关节症状。

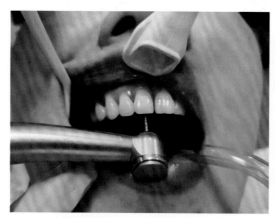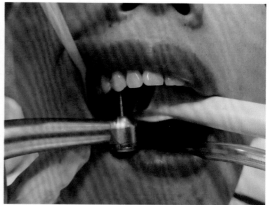

图 11-2-5　四手操作吸唾技术

（四）诊疗后的处理

1. 协助患者整理。治疗结束后，患者面部可能会有一些取模材料等，主动给患者提供镜子和湿纸巾，协助患者清理面部，取下胸巾，推开牙椅治疗台，将牙椅复位，为了避免体位性低血压，嘱患者尽量保持坐位 1~2 min 后再离开牙椅，并指导患者整理自己的仪容仪表。

2. 术后健康宣教。治疗结束后给患者详细交代注意事项，给患者提供健康宣教单，患者也可扫描健康宣教二维码获取治疗须知。主动告知患者预约、咨询电话，有任何问题可以随时电话咨询（图 11-2-6）。

3. 缴费预约复诊。指导患者缴费，告知患者有多种缴费渠道，手机扫码支付、自助缴费机、人工窗口等均可缴费（图 11-2-7），同时预约下次复诊时间，给患者发送预约短信及人工预约单。

4. 电话或短信回访。责任护士对患者进行电话或短信回访，并记录回访情况，患者出现疼痛时还应追踪回访，责任护士要熟悉患者的病情，体现对患者的关心，提高患者的满意度和就医体验。

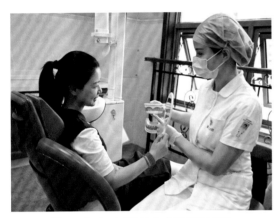

图 11-2-6　四手护士术后健康宣教

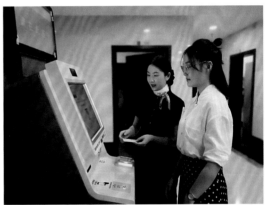

图 11-2-7　分诊前台指导患者缴费、预约复诊

第三节　口腔特需门诊患者沟通技巧及案例分析

一、电话沟通技巧与方法

口腔特需门诊常采用微信和电话人工预约相结合的精准化预约模式，患者预约时间的安排上更讲求人性化、定制化，有利于医疗资源的合理分配，提升患者的就诊体验。

（一）电话沟通的原则

1. 迅速地接听。尽量在铃响 3 声内接听电话，在工作忙碌的情况下，可以先行接听，把患者的信息登记下来，告知患者我们会尽快回复，尽量不要漏接电话。

2. 多做预约笔记。通过电话声音沟通具有不准确性，此外电话沟通不易留下证据，沟通时间较短（3～5 min），所以我们在沟通中注意多做笔记，现场接待时要再次确认电话沟通的内容。

3. 掌握沟通节奏。在沟通过程中主动引导患者交流，争取在较短的时间内获取有效的主诉信息，提高接听效率。

4. 养成复述的习惯。医患双方有时表达方式会不一致，我们应养成复述的习惯，确认患者需求，避免因理解不当，造成安排上的失误。

（二）电话沟通的话术

1. 明朗的声音。接听电话的第一声很重要，注意声音应该清晰、悦耳，拨打和接听电话时，要随时记得自报家门，这样显得更加专业。如"你好，这里是重庆医科大学附属口腔医院"，在打电话过程中保持积极的态度，不要做无关的事情。

2. 良好的心情。心情会反映在说话的语调、语气当中，虽然别人看不到你，但会潜意识地根据语调来判断你的态度。电话沟通过程中（语调、语音、语速、发言的亲切度）良好地沟通技巧会给患者带来更好的信任度，产生更好的沟通效果，其次才是沟通的具体内容，所以我们在接听电话时一定要带着饱满的情绪去对话。

3. 沟通的技巧。在接听电话时，要确认对方身份，了解其来电的目的，学会倾听，注意理解。挂电话要有礼貌，一般挂电话都是由打电话过来的那一方提出。

（三）电话沟通的细节

1. 电话机旁应准备记事本和笔（或是在电脑的表格里记录）。

2. 先整理电话内容，再拨打电话。

3. 等对方挂断电话后再放下电话，避免患者未说完话就挂断电话。

二、候诊服务技巧与方法

（一）服务话术

为了给患者留下热情、专业的服务印象，服务话术的表达非常关键，它可以让患者体会到你乐于服务的精神面貌。

1. "您好、请、谢谢、麻烦、不客气、应该的"等礼貌用语随时挂在嘴边，这些话看起来简单，但它们随时放在交流中，会让患者如沐春风，无形中增加患者对医务工作者的好感度。

2. 不要直呼患者大名，可称呼患者为先生、女士、老师等，复诊患者主动称呼患者的姓氏，也能增加患者的亲近感。

3. 对患者表示关怀，"请问有什么需要帮助""有不清楚的随时问我"，使患者感到朋友般的关心，就医紧张心情得到放松。

4. 如果对患者询问的问题不太确定，可回答"您的问题我查询后给您答复""这个问题您可以询问相关的工作人员，可以得到更专业的回复"等，切忌直接回答不知道。

5. 沟通中不要过于强势，打断或者否定患者，耐心地倾听，给出合理的建议。指出患者的误区，但也要给予充分的理解，这样更容易被患者接受。

（二）诊间沟通技巧

一般来说患者的情绪比较紧张，需要术前充分沟通，术中适时安抚，使诊疗节奏更加顺畅。

1. 对于初诊的患者，分诊前台前应简明扼要地询问病史，初步了解患者本次就诊的临床症状与目的要求，掌握患者的心理状态，多向初诊患者介绍诊疗项目、科室设备、医生资质，建立信任感。

2. 复诊患者多沟通就诊体验，诊疗细节，获取患者的就医感受，以更好地改善服务细节。

3. 如果时间充足，可与患者进行进一步的术前沟通，深入了解患者的需求，做好治疗前的宣教，使患者感受到被关注的温暖，如果在沟通过程中发现患者对治疗费用、时间或院感等特别关注，要提前把信息传递到诊室，接诊时就要格外注意这些方面的细节。做好就诊的引导和交接。

三、医患案例分享

科室每天遇到的患者不同，发生的状况也层出不穷，需要科室建立医患预警机制，把患者反映的问题都登记下来，定期进行分享讨论，不断地总结反思，形成处理经验。以下将日常工作中经常遇到的三类患者的案例进行分析。

（一）费用敏感型案例

1. 患者特点：中老年人居多；无法认同治疗价值；在其他医疗机构接受过类似治疗。

2. 原因分析：在治疗前未与患者沟通治疗费用，患者之前做过相似治疗，缴费时心理落差较大，一些看起来相似的诊疗项目，其难易程度可能不同；患者对没有进行实质性治疗的检查，不能认同价值。

3. 经验总结：诊疗费用一直是医患之间的常见冲突点，对诊疗费用不满是大部分患者投诉的主要或者潜在原因。前台在沟通时应特别注意，不了解患者病情不草率估价，估价范围宜高不宜低；诊室护士在诊疗前要提前沟通费用情况，多次就诊如种植、正畸等费用较高的项目，做一个费用明细，供患者选择参考；对于口腔检查、根管治疗和拔牙等没有药费和材料费的治疗，患者往往不能认可医生的技术费用，在治疗前应注意沟通这些治疗的实际价值，赢得患者的认可。分诊前台也好，诊室护士也好，一定要配合医师做好诊疗费用解释工作，把解释工作做到前面。

（二）时间敏感型案例

1. 患者特点：时间紧张（路程远、请假难）；本身比较守时；缺乏规则意识；对就诊顺序特别在意。

2. 原因分析：候诊时间比预期长；就诊时间相对较短；医患沟通比较生硬；就诊顺序让患者产生误会。

3. 经验总结：合理安排就诊顺序，及时沟通候诊情况，充分沟通治疗流程。有些时候患者对治疗的具体流程缺乏了解，认为自己的治疗时间很短，希望医师加号或插队，这都会影响诊疗节奏，所以分诊前台和诊室护士应与患者进行充分沟通，告知患者不要因为催赶时间而影响诊疗效果。

（三）沟通敏感型案例

1. 患者特点：有一定的社会地位；本身从事服务工作；服务期待高。

2. 原因分析：与患者交流时未做到来有迎声，主动沟通；沟通中缺乏眼神交流，使患者感到被冷落；为患者服务时，未主动说明服务内容。

3. 经验总结：很多特需门诊的患者，本身十分重视接待礼仪，加上本身牙痛导致心情焦虑，十分容易对沟通的细节不满意。分诊前台和诊室护士对待患者一定要来有迎声，如"现在手上的事务正忙，请您稍等"，用语言安慰患者，如"您的不适，我能理解"，切忌沟通中出现不耐烦的表情和语气，不要冷落患者。

优质护理服务贯穿患者从预约到诊疗结束全过程，要求护理人员不仅要有过硬的专业技能，更要进行有效的医患沟通。护理人员需要不断强化优质服务意识和优质服务理念，重视对患者的情绪管理和人文关怀，加强主动服务、定制服务、感动服务和人性化服务，使患者的就医全过程更安全、更舒适、更顺畅，全方位提升患者的就医体验，这样才能使医患关系更加和谐，全面提升护理质量和诊疗效率。

（王烈菊　徐　黎）

参考文献

1. 廖莹，文学锦，黎雪兰，等. 口腔专科医院门诊前台客服优质护理服务实践 [J]. 护士进修杂志，2017, 32(20): 1854–1856.

2. 廖莹，文学锦，郑玉萍. 口腔专科医院门诊患者优质护理服务管理实践 [J]. 护理学报，2015, 22(12): 17–19.

3. 王凤英，徐珊珊，宗晓艳. 口腔专科医院门诊优质护理服务探讨 [J]. 护士进修杂志，2015, 30(23): 2154–2156.

4. 赵佛容. 口腔护理学 [M]. 2 版. 上海：复旦大学出版社，2009.

5. 赵佛容，李秀娥. 口腔门诊护理基础 [M]. 北京：人民卫生出版社，2018.

6. 赵佛容，李秀娥. 口腔护理基本知识与技能 [M]. 北京：人民卫生出版社，2018.

第十二章　口腔门诊椅旁急救与护理配合

第一节　概述

口腔门诊具有患者年龄跨度大、特殊人群（如老人、儿童、孕妇等）多等特点。特别是随着人民生活水平提高，患者对医疗中的疼痛控制期望值也越来越高，给医院及口腔门诊的核心竞争力提升提出了更高的要求。虽然舒适化口腔医疗已在口腔门诊广泛开展，但各种潜在的医疗风险仍不能忽视。

医疗风险是指存在于整个医疗服务过程中，可能会导致损害或伤残事件的不确定风险，以及可能发生的一切不安全事情。对医疗风险，患者担心、医护人员担心、医疗机构也担心。降低医疗风险的目的在于保证患者安全；提升患者的就医体验和满意度；减少医患纠纷。其方法应该是系统性、多方面（制度、管理、技术、服务等）的共同作用结果。舒适化口腔医疗降低医疗风险的优势在于其技术本身的特点和人文关怀的体现。

医疗风险的突出表现在于口腔门诊突发事件的发生，然而一旦发生而又没有妥善的处理措施，就会对医护人员甚至医疗机构造成严重影响。美国一份调查显示：在4309名医务人员受访者中，96.6%的人都承认在过去十年内碰到过发生在口腔门诊的突发事件。在1973—2012年发生在美国南加州大学口腔医学院口腔门诊的突发事件调查中，虽然大多数发生于患者在牙椅上接受治疗时，但患者不在治疗期间也有可能发生。而在另一项美国口腔医学院的调研中显示：20%的突发事件发生在非患者身上（例如，教师、学生、陪同人员）。2015年北京大学口腔医学院发表论文对2013年2—11月间5120例就诊于北京大学口腔医学院急诊科初诊成年患者的临床资料进行回顾性研究显示：随着年龄增长，合并全身系统疾病数目以及ASA分级都在增加，随之的突发事件发生概率也会相应增加。

治疗前对患者进行适当的身体状况评估，以及恰当地使用抗疼痛和焦虑技术，可以避免很多突发事件和死亡事件。不幸的是，即使是最严格的预防准备措施也不能够避免死亡的发生。在美国每年有10%的突发性死亡是突然发生在本认为身体健康的青年人身上。死亡原因大多是心律失常，通常是心室颤动。预防措施并不能完全阻止这种情况发生，因此，从事口腔医疗的医护人员需要为此做好准备。而护理人员在抢救操作中高效、有序地配合医师也是急救能否成功的关键。

然而，口腔门诊与大临床的结构布局差异较大，由于口腔医护人员长期对于口腔治疗的专研，对于患者的急救也相对成了短板。针对口腔系统的应急处理流程、药品与物品配置等目前全国尚无统一标准。本章将系统阐述门诊急救的药物与物品配置、急救团队构建与分工、基本生命支持的流程和急救复苏中的风险防控。

第二节　急救用物与药品配置

在临床工作中面对突发医疗紧急状况时医护人员应当做到有序抢救。这就需要对急救用物和药品进行日常有效的管理与维护，做到有备无患。当紧急状况发生时每延长 1 min 施救，患者存活率会下降 10%，而在心脏骤停后 4 ~ 6 min，会造成患者脑和其他人体重要器官组织的不可逆损害。一项对心肺复苏结果的 Meta 分析结果表明：患者抢救的成功与否，不在于患者发生急症的时间和医院等级高低，而在于是否抓住了抢救的时效性。日常的有效管理，决定了在紧急状况时抢救的效率。因此，口腔门诊做好常用急救用物和药品的配备与管理尤为重要。

一、常用急救用物和药品的保养和维护

应制定急救用物和药品的配备与管理制度并定期培训。一般管理人员由护士担任，护士长做好监督抽查，做到 "一专" "二及时" "三无" "四定"。

1. "一专"：专人定岗管理，对急救用物和药品实施定期检查和维护，并在专用登记本上做好相关记录。

2. "二及时"：及时检查，及时补充。除常规定期检查外，当抢救使用过后要及时地补充，做到随时处于备用状态以免下次使用时出现基数不足而影响后期抢救。

3. "三无"：无过期、无变质、无失效用物及药品，避免急救用物与药品成摆设。在抢救时也要再次做到"三查八对"，避免意外发生。

4. "四定"：定种类、定位放置、定量保管、定期消毒。常用的用物与药品根据要求配备，种类要固定不能随意增减，当需要增减时要向全体医护人员通报并做好相应培训；抢救车要固定摆放，如无特殊原因不能随意更换位置，避免在抢救时因找不到用物而耽搁时间；所有的抢救用物和药品应做好定量（定基数）保管，并将基数记录在检查登记本上方便查对和使用；对于可重复使用的抢救用物，需要做到定期消毒，防止医院感染的发生。

二、常用急救用物

1. 除颤仪。美国心脏协会（American Heart Association，AHA）2005 年的心肺复苏指南提出所有医疗场所都应配备自动体外除颤器（Automated External Defibrillator，AED），

早期行体外除颤是基本生命支持（Basic Life Support，BLS）中重要的一环。自 1998 年 1 月，AHA 的 BLS 课程包括了关于 AED 使用的部分。有些州（佛罗里达州，华盛顿州，伊利诺伊州）已规定口腔门诊必须配备 AED。早期使用 AED 行体外除颤已被证明能有效提高复苏的成功率。早期除颤可有效逆转致死性室颤和心动过速，恢复重要脏器的灌注。

AHA 指南研究表明：每隔一分钟除颤患者生存率下降 7% ~ 8%，因此要尽早尽快除颤。当能够立即取得除颤仪时，应尽快给患者除颤。当没有其他人协助时，应由一人开始心肺复苏，他人尽快取得除颤仪。目前我国口腔医疗机构配备除颤仪的相对较少，民营口腔医疗机构更是少之又少。因此，有必要加强除颤仪的使用培训和配备。

2. 监护仪。医疗监护仪是一种以测量和控制患者生理参数，并可与已知设定值进行比较，如果出现超标，可发出警报的装置或系统。它可 24 h 连续监护患者的生理参数，检出变化趋势，指出临危情况，为医师应急处理和进行治疗提供依据，使并发症减到最少，达到缓解并消除病情的目的。监护仪的用途除测量和监护生理参数外，还包括监视和处理用药及手术前后的状况。

随着我国医疗器械市场的稳步增长，医疗监护仪也从过去主要用于危重病人的监护，发展到目前普通病房的监护，甚至基层医疗单位和社区医疗单位也提出了应用的需求。监护仪可提供患者的收缩压、舒张压、心率和指氧饱和度等信息。对于急症发生时，医师可参照其相关数据对患者病情进行有效地判断。

3. 供氧设备。医用的氧源和储存装置有：制氧机、钢瓶储氧罐、便携式氧气罐、氧气枕、储氧袋等。医用连续供氧一般用单个移动钢瓶储氧罐或者多个串联的中心供氧装置，转运患者时采用氧气枕供氧。

当发生突发状况患者有缺氧表现和血氧饱和度不稳定时，护士应当遵医嘱立即给予患者吸氧，以改善缺氧状态。当患者丧失意识或通气不充分时，应使用正压给氧。当效果不佳时，可选用高浓度的氧气通过储氧面罩给窒息的患者供氧通气。在急救中氧气可迅速纠正紧急情况的低氧血症。低氧血症可导致厌氧代谢和代谢性酸中毒，这往往会影响急救药物在抢救病人时的药效。这些紧急情况包括急性心血管系统、呼吸系统和中枢神经系统紊乱。低氧血症患者通过吸氧可有效提高动脉血氧分压，从而提高周围组织的氧合。由氧合血红蛋白的解离曲线可知，适度增加氧浓度可显著改变低氧血症患者血红蛋白饱和度。

4. 急救车配备物品。为了使用更加高效，急救物品配备往往集中放置在急救车内。目前国内急救车的类型和大小不一，常用急救车物品配备见表 12-2-1。

表 12-2-1 常用急救车物品配备

名称		数量	名称		数量
静脉输液包	输液器	2	开口器械	舌钳	1
	注射器 20 mL	2		开口器	1
	棉签	1	手电筒		1
	敷贴	2	体温计		1
	压脉带	1	血压计		1

续表

名称		数量	名称	数量
静脉推注包	注射器 50 mL	2	听诊器	1
	头皮针	2	氧气枕	1
	棉签	1	鼻氧管	2
	敷贴	2	简易呼吸器	1
	压脉带	1	碘伏	1
肌内注射包	注射器 5 mL	2	CPR 板	1
	棉签	1	便携式氧气罐	1
	纱布	2	签字笔	1

三、常用急救药品

急救药品通常是强效且作用迅速的药物。正确地使用急救药品在任何急救中都是非常重要和必备的。口腔门诊医护人员对常用急救药品应知道如何使用，如名称、用途、用法、剂量、给药方法等。当紧急抢救时护士应保持沉着、冷静，按要求与医师做好口头医嘱复述核对工作，并保留抢救用药安瓿做好查对工作及记录。

1. 氧气。化学式 O_2，相对分子质量 32，无色无味气体，氧元素最常见的单质形态。熔点 $-218.4℃$，沸点 $-183℃$。难溶于水，1 L 水中溶解约 30 mL 氧气。在空气中氧气约占 21%。液氧为天蓝色液体。固氧为蓝色晶体。常温下不是很活泼，与许多物质都不易产生作用。但在高温下则很活跃，能与多种元素直接化合。氧在自然界中分布最广，占地壳质量的 48.6%，是丰富度最高的元素。动物呼吸、燃烧和一切氧化过程（包括有机物）都会消耗氧气。它也是人类生命延续的必不可少的要素，因此也是任何急救中最重要的，更是最基本的配备。当发生紧急状况时保证患者的供氧和维持血氧饱和度是急救成功与否的关键。

2. 肾上腺素。肾上腺素是应急包中最重要的注射剂。直接作用于肾上腺素能 $α$、$β$ 受体，产生强烈快速而短暂的兴奋——$α$ 和 $β$ 型效应，对心脏 $β1$ 受体的兴奋，可使心肌收缩力增强，心率加快，心肌耗氧量增加。同时作用于血管平滑肌 $β2$ 受体，使血管扩张，降低周围血管阻力而减低舒张压。兴奋 $β2$ 受体可松弛支气管平滑肌，扩张支气管，解除支气管痉挛。对 $α$ 受体兴奋，可使皮肤、黏膜血管及内脏小血管收缩。临床主要用于心脏骤停、支气管哮喘、过敏性休克，也可治疗荨麻疹、枯草热及鼻黏膜或齿龈出血

为了有效地治疗危及生命的症状和急性过敏反应，口腔医师必须在判断到紧急情况后立即给予肾上腺素。可皮下注射肾上腺素（1∶1 000 稀释，0.3 ~ 0.5 mg），更为严重的紧急情况可肌内注射肾上腺素（1∶1 000 稀释，0.4 ~ 0.6 mg）。由于肾上腺素有强大的支气管扩张作用，因此也可用于急性哮喘在 $β2$ 受体激动剂使用后仍不缓解的治疗。

3. 抗组胺药。组胺受体阻滞剂可与组织中释放出来的组胺竞争效应细胞上的 H1 受体，从而有效减轻轻度或延迟性过敏反应。抗组胺药对荨麻疹、过敏性鼻炎等疗效较好，但对支气管哮喘疗效差，对过敏性休克无效。可能与人过敏性休克的发病还有其他多种介

质参与有关。

为急救箱选择一种特殊的抗组胺药，需要考虑到大多数就诊于口腔门诊的患者是行走正常的健康人群，并且希望离开口腔门诊时不需要陪护（可能开车回去）。但是，许多抗组胺药都有一个潜在的副作用：大脑皮质抑制（镇静）。因此，在病人离开口腔门诊时必须有人陪护。

4. 硝酸甘油。硝酸甘油有许多种制剂，如长效缓释口服片、黏膜制剂、喷雾剂、硝酸甘油膜和静脉注射液等，比较适合作为口腔诊所的是舌下含片和喷雾剂。硝酸甘油是硝酸酯类的代表药，用于治疗心绞痛已有一百多年的历史，由于其具有起效快、疗效肯定、使用方便、经济等优点，至今仍是防治心绞痛最常用的药物。硝酸甘油的基本作用是松弛平滑肌，其对血管平滑肌的作用最显著。其可舒张全身静脉血管，减少回心血量，降低心脏前负荷，心肌耗氧量减少，也可舒张动脉，降低心脏射血阻力，从而降低左室内压和心室壁张力，降低心肌耗氧量。

正常情况下患者应该在 1~2 min 内得到缓解；如果不适症状不能缓解，口腔医师必须考虑心绞痛发展为心肌梗死的可能。硝酸甘油的副作用包括暂时的搏动性头痛、面部潮红，以及一定程度的低血压，特别是如果患者处于直立位置时。因为有致低血压的作用，所以硝酸甘油对低血压病人是禁用的，但是在处理急性高血压发作时也可起到一定程度的效果。因为片剂硝酸甘油是一种不稳定的药物，一旦打开了，有效期就会变短。在初次使用之后通常必须在 12 周之内更换掉。

5. 支气管扩张剂。选择性 β2 受体激动剂如沙丁胺醇或奥西那林可用于哮喘发作的急性支气管痉挛，可松弛支气管平滑肌和抑制过敏反应释放的过敏物质。沙丁胺醇相比其他支气管扩张剂有较少的心血管相关的不利影响，因此在临床上应用较为广泛。

在口腔治疗开始前，哮喘患者有支气管痉挛的高风险（例如患者有牙科恐惧症）。应该要求患者服用支气管扩张药。支气管扩张药必须确实按指导使用，建议每 4 ~ 6 h 吸入 1 ~ 2 次沙丁胺醇。吸入性肾上腺素应该每小时吸入 1 ~ 2 次。在使用吸入性药物后而不能终止紧急事件发作的情况下，其他支气管扩张剂（例如肾上腺素，氨茶碱以及异丙肾上腺素）必须通过肌注或皮下注射使用。

6. 葡萄糖。临床上准备葡萄糖以备患者空腹或者胰岛素与碳水化合物失衡导致的低血糖症。如果患者意识清醒，可口服如橙汁、巧克力或可乐饮料等快速恢复循环血糖。如果患者无意识或口腔科医师怀疑患者有急性低血糖，不应口服葡萄糖，防止发生气道梗阻。

7. 阿司匹林。阿司匹林已经成为在住院前可疑心肌梗死的情况下，推荐使用的抗血栓形成药物。作为抗血小板药物，阿司匹林在治疗急性冠脉综合征病人时效果最好。在血小板的生存期（8 ~ 10 天），阿司匹林不可逆的乙酰化血小板环氧化酶，转移所有环氧化酶的活性。阿司匹林阻止了凝聚性血栓 A2 的产生，并且也是一个间接的抗血小板形成药物。阿司匹林还有重要的非血小板功能，即抑制血管内皮环氧化酶的活性，并且因此减少了抗凝集性的前列腺环素的形成。阿司匹林的抗血小板作用可大幅度降低由血栓引起的心肌死亡。若患者表现为胸痛，提示心肌局部缺血逐渐到心肌梗死的过程，此时应及时嚼服阿司匹林。

12 岁以下儿童使用阿司匹林可能引起瑞夷综合征（Reye's Syndrome），高尿酸血症，长期使用可引起肝损害。妊娠期妇女避免使用。饮酒者服用治疗量阿司匹林，会引起自发性前房出血，所以创伤性前房出血患者不宜用阿司匹林。剖腹产或流产患者禁用阿司匹林；阿司匹林使 6- 磷酸葡萄糖脱氢酶缺陷的溶血性贫血患者的溶血恶化；新生儿、幼儿和老年人似对阿司匹林影响出血特别敏感。治疗剂量能使 2 岁以下儿童发生代谢性酸中毒、发热、过度换气及大脑症状。

8. 芳香胺。芳香胺是口腔门诊中常用的呼吸刺激剂，口腔医师发现患者出现血管减压神经性晕厥，可用芳香胺放在患者鼻子下方刺激呼吸，确定患者气道通畅后行氧疗支持。芳香胺气味不佳但能刺激上呼吸道黏膜、刺激呼吸和延髓中的血管运动中枢。这种作用能增强呼吸和升高血压。吸入芳香胺后上肢和下肢常发生运动，这些运动将进一步加速血液流动和升高血压，特别是对于被置于合适体位的患者更为明显。对慢性阻塞性肺病或者哮喘的患者使用芳香胺时应当谨慎，它对上呼吸道黏膜的刺激作用可能引起支气管痉挛。

9. 硫酸阿托品。硫酸阿托品为抗胆碱能药，与 M 胆碱受体结合，对抗乙酰胆碱和其他拟胆碱药的毒蕈碱样作用。主要解除平滑肌的痉挛、抑制腺体分泌、解除迷走神经对心脏的抑制，使心跳加快、散大瞳孔，升高眼压；兴奋呼吸中枢。阿托品对 M 受体阻断作用选择性极高，大剂量也能阻断神经节 N1 受体。药理作用广泛。

临床用于抢救感染中毒性休克，解除有机磷农药中毒，阿斯综合征和内脏绞痛，也可用于麻醉前给药、散瞳或治疗角膜炎、虹膜炎等。与吗啡合用治疗肝、肾绞痛。使用过量会造成阿托品中毒，解救主要作对症处理，如用小剂量的苯巴比妥使之镇静，并做人工呼吸和给氧等。必要时，外周症状可用新斯的明对抗。

10. 盐酸多巴胺。盐酸多巴胺为白色或类白色有光泽的结晶；无臭，味微苦；露置空气中及遇光色渐变深。多巴胺是去甲肾上腺素生物合成的前体，为中枢性递质之一，具有兴奋 β 受体、α 受体和多巴胺受体的作用，兴奋心脏 β 受体可增加心肌收缩力，增加心输出量。兴奋多巴胺受体和 α 体受体使肾、肠系膜、冠脉及脑血管扩张、血流量增加。对周围血管有轻度收缩作用，升高动脉血压。本药的突出作用为使肾血流量增加，肾小球滤过率增加，从而促使尿量增加，尿钠排泄也增加。临床用于各种类型的休克，尤其适用于休克伴有心收缩力减弱，肾功能不全者。

副作用一般较轻，偶见恶心、呕吐、低血压或高血压。剂量过大或滴注太快可出现心动过速和心律失常等，有时诱发心绞痛。

11. 地塞米松。又名氟美松，是一种人工合成的皮质类固醇，可用于治疗多种症状。与其他糖皮质激素一样，具有抗炎、抗内毒素、抑制免疫、抗休克及增强应激反应等药理作用，故广泛应用于各科治疗多种疾病，如自身免疫性疾病，过敏，炎症，哮喘及皮肤科、眼科疾病。也包含风湿性疾病，某些皮肤病、严重过敏、哮喘、慢性阻塞性肺病、义膜性喉炎、脑水肿，也可与抗生素合并用于结核病患者，地塞米松磷酸钠注射剂更是抢救垂危患者不可缺少的急救药品。

近十几年来，临床医师应用地塞米松磷酸钠治疗和预防各类中西药引起的药物过敏及治疗病毒性感冒引起的发烧等症。对肾上腺素皮质激素类药物过敏、严重的精神病史、活动性胃、十二指肠溃疡、新近胃肠吻合术后、较重的骨质疏松、明显的糖尿病、严重的高血压患者应谨慎使用。

12. 氨茶碱。氨茶碱为茶碱与乙二胺复盐，其药理作用主要来自茶碱，乙二胺使其水溶性增强。对呼吸道平滑肌有直接松弛作用。其作用机理比较复杂，过去认为通过抑制磷酸二酯酶，使细胞内环磷酸腺苷（cAMP）含量提高所致。

氨茶碱药物对支气管平滑肌的松弛作用是最强的，可使支气管扩张，肺活量增加，作用较为持久，尤其是对痉挛状态的支气管效果显著，另外氨茶碱还有扩张冠状动脉，增加心肌供血，加强心脏收缩力的作用。对急性心肌梗死伴有血压显著降低的患者禁用。

13. 胺碘酮。属Ⅲ类抗心律失常药。具有轻度非竞争性的 α 及 β 肾上腺素受体阻滞剂，且具轻度Ⅰ及Ⅳ类抗心律失常药性质。主要电生理效应是延长各部心肌组织的动作电位及有效不应期，有利于消除折返激动。抑制心房及心肌传导纤维的快钠离子内流，减慢传导速度。降低窦房结自律性。对静息膜电位及动作电位高度无影响。对房室旁路前向传导的抑制大于逆向。

适用于房性早搏、室性早搏、短暂房性心动过速、反复发作性室上性心动过速，对持续性心房颤动或扑动疗效较差，不及奎尼丁。对心房颤动复律后维持窦性心律的效果不佳。静脉注射适用于阵发性室上性心动过速，尤其对伴有预激综合征者效果更佳。也用于经利多卡因治疗无效的室性心动过速患者。由于复极过度延长，心电图有 Q-T 间期延长及 T 波改变。静注有轻度负性肌力作用，但通常不抑制左室功能。对冠状动脉及周围血管有直接扩张作用。可影响甲状腺素代谢。

四、急救药物给药途径

急救药物常规给药途径包括：黏膜吸收、口服、肌内注射、静脉注射，加速药物进入血管系统的起效时间是非常重要的。静脉途径起效快，但需要熟练的静脉穿刺。肌内注射（无论是股外侧或三角肌）吸收速度较慢，但对于口腔医师来说较易操作。紧急情况时应当在第一时间建立静脉通道，在抢救患者时意义重大，也是抢救患者的生命通道。所有这些给药途径使药物起效都需要有效的循环支持。

前述的常见急救药物应配备在急救车中，常规用法见表 12-2-2。

表 12-2-2 常见急救药物常规用法汇总

序号	常见指征	药物名称	作用机制	常规用法
1	呼吸心脏骤停	肾上腺素	α 和 β 受体激动剂	1:1 000 稀释；皮下或舌下给药；成人 0.3 mg；儿童 0.15 mg
2	轻微过敏反应	抗组胺药（扑尔敏）	抗组胺	50 mg 肌注；25 ~ 50 mg 口服，每 3~4 h 一次

续表

序号	常见指征	药物名称	作用机制	常规用法
3	心绞痛	硝酸甘油	扩张血管	舌下含片：每5 min 1～3片；喷剂：每5 min 1～3喷
4	支气管痉挛（轻度哮喘）	支气管扩张剂（如沙丁胺醇）	选择性β2受体激动剂	每隔1～2 min喷2～3次，最多3次
5	支气管痉挛（重度哮喘）	肾上腺素	α和β受体激动剂（支气管扩张剂）	1:1 000稀释，皮下、肌肉或舌下给药；成人0.3 mg；儿童0.15 mg
6	低血糖	葡萄糖	抗低血糖药	如果患者意识清醒可口服
7	心肌梗死	阿司匹林	抗血小板	165～325 mg嚼服
8	晕厥	芳香胺	呼吸刺激剂	鼻下4～6 cm吸入
9	各种内脏绞痛	硫酸阿托品	与乙酰胆碱竞争M胆碱受体	皮下、肌内或静脉注射。成人常用量：每次0.3～0.5 mg，一日0.5～3 mg；极量：一次2 mg
10	心肌梗死	盐酸多巴胺	兴奋β受体、α受体和多巴胺受体	静脉注射：开始时每分钟按体重1~5 μg/kg，10分钟内以每分钟1~4 μg/kg速度递增，以达到最大疗效
11	抗炎抗内毒素	地塞米松	减少环氧合酶2(COX-2)的表达抑制前列腺素产生	静滴（地塞米松磷酸钠注射液），每次2～20 mg
12	支气管哮喘	氨茶碱	抑制磷酸二酯酶	静脉注射：一次0.125～0.25 g，一日0.5～1g，每次0.125～0.25 g用50%葡萄糖注射液稀释至20～40 mL，注射时间不得短于10 min
13	抗心律失常	胺碘酮	抑制心房及心肌传导纤维的快钠离子内流	用于顽固性室速、室颤。用法：首次300 mg（iv），后期每3~5 min追加一次（150 mg），共计追加两次（无胺碘酮时利多卡因可等同使用）

第三节　急救团队构建与分工

口腔门诊的急救与大临床的急救有着不同的环境和要求。国内口腔医疗除公立口腔专科医院和综合医院口腔科外的民营口腔门诊均属于院外急救的范畴。不论是院外急救还是院内急救，在专业急救人员到达之前，医务人员都应当及时有效地展开急救。早期诊断、电话呼救、相关用物准备，有效的基础生命支持将增加抢救的成功率。实现这一目标需要口腔医疗工作人员做好充分的准备并加强平时训练。由于口腔医护人员更多的时候是在与口腔"打交道"，对于突发的急救显得有些力不从心，因此，本节强调以团队为主导，围绕一个核心、两种模式开展急救工作。

一、急救团队的构建

面对突如其来的急症，以团队的模式开展工作不仅能快速反应更能有条不紊地展开工作和提升急救效率，从而保证安全！期间始终围绕一个核心（单位：医疗机构）进行，而医师、护士、患者和家属是重要组成部分。医师是急救的执行和决策者，护士是配合者，患者和家属是参与者，缺一不可。核心是急救的载体也是急救的平台，所有工作将在其上展开。

"两种模式"包含日常模式和应急模式。日常模式是平常的管理与维护，有效的管理与维护是急救时效率提升的动力所在。应急模式则是在急症发生时的急救模式，其流程与操作源于日常的准备和演练。应急模式的流程应当在日常模式中设定好，定期设定主题并做好分段模拟演练。在日常演练中查找问题和查漏补缺，最终建立默契的配合程度是关键。在日常模式中采用"一岗式"负责，而在应急模式中往往采取"团队多岗式"进行。

二、应急模式团队分工与配合

在应急模式下采取团队式分工配合能更为有效地开展急救和风险防控。在急症发生时，团队分工包括四个岗位，分别是：急救主持、急救助手、用物准备和协调安排。

1. 急救主持。所谓急救主持也是主操作，在口腔门诊和临床上往往是第一发现者（医师/护士/急救负责人）。急救主持担任原则：医护同时在场时，由医师担任；高、低年资医师同时在场时，由高年资医师担任。当急症发生时，应及时呼救、在第一时间启动应急预案、组织有效抢救。如果正在进行治疗应当立即停止一切操作；仔细清理口鼻的异物（纱条、纱球、棉球、治疗材料、义齿等活动性物品）防止后期急救时异物掉入气道；如果口内有出血应做简单处理，如需压迫止血应放置较大一点的纱布，防止后期脱落；再放平牙椅让患者脑部供血充分。如遇患者呼吸、心跳停止应当立即进行心肺脑复苏（Cardiac Pulmonary Cerebral Resuscitation，CPCR）。及时通知负责人打开绿色救援通道，保证后续救援的顺畅。

2. 急救助手。又称副操作，往往由护士担任。在口腔门诊急救时一般由主治医师的"四手护士"担任。当急救开启应急预案启动时，应立即监测生命体征四项、测血糖。遵医嘱给予患者吸氧、立即建立静脉通道，保证生命通道的畅通。建立静脉通道时注意选择七号以上的流速针头进行穿刺（选择粗、直的静脉），有其他人员协调时可同时建立。有条件的可选择留置针进行穿刺和通道建立。并与急救主操作同时进行，协助主操作者进行抢救。当进行 CPCR 时与主操作进行轮换。

3. 用物准备。一般是第一个听到呼救的人，应当第一时间拨打 120 或者向友邻单位求救，同时需要准备相关急救用物和药品：抢救车、简易呼吸器、心电监护仪、除颤仪等。当急救预案开启时，应快速反应和积极准备急救所需相关用物至急救现场，避免来回重复奔跑。用物准备到位后应及时告知急救主持，如需除颤应立即协助进行。如遇患者呼吸、心脏骤停应立即协助进行操作。原因不明的情况下尽量避免搬动患者，如需搬动应采取标准的多人平行转运法进行转运，避免二次伤害和并发症发生。在牙椅上抢救时，应当在椅背下垫凳子以支撑 CPCR 按压的反弹力。写好抢救记录，在抢救过程中用笔和纸记好，并于 6 h 以内按规定写好抢救记录。参与抢救的医护人员共同核对并签名。

4. 协调安排。一般由单位管理者或者负责人担任，当接到患者需要抢救信息时应当立即开启绿色救援通道。第一时间向家属通报情况，安排并陪同家属在休息室等候。做好家属心理护理和情绪安抚工作，再次详细了解患者的既往病史和现病史并做好记录。以积极的行动与平和的心态面对，避免公关危机的发生。

团队的高效协同抢救来源于日常的培训与管理。日常做到有备无患，应急模式下做到"来之能战、战之能胜"。同时做好病例记录，它是后期抢救证明的关键所在。及时地安抚家属和有效的沟通是避免公关危机发生的有效措施。

第四节　基础生命支持

一、定义

基础生命支持（Basic Life Support，BLS）和心肺复苏质量是心脏骤停后抢救的基础，成人 BLS 包括即刻识别突然发生的心脏骤停、尽早 CPCR、迅速使用体外自动除颤器（AED）除颤。BLS 又称现场急救或初期复苏处理，是指专业或非专业人员进行徒手抢救，包括三个主要步骤：即开放气道、人工呼吸和胸外心脏按压。主要目标是向心、脑及全身重要脏器供氧，延长机体耐受临床死亡的时间。目前临床执行的基础生命支持急救指南是由美国心脏协会（AHA）制定的《2015 年 AHA 心肺复苏及心血管急救指南》，它是基于国际证据评估流程，由来自 39 个国家的 250 位证据审查专家共同参与完成的。

心肺复苏是心肺脑复苏（CPCR）的简称，指当人的呼吸心跳停止后，通过外界对心前区的有效压力和人工通气，使患者循环被动恢复的过程。心搏骤停一旦发生，如得不到即刻及时地抢救复苏，4 ~ 6 min 后会造成患者脑和其他人体重要器官组织的不可逆的损害，因此心搏骤停后的 CPCR 必须在现场立即进行。

二、成人基础生命支持流程

现代心肺复苏突出一个"早"字：尽早发现、尽早诊断、尽早抢救、尽早脑保护，是复苏成功的关键。成人基础生命支持中包括几个主要环节：A（Airway，畅通气道）、B（Breathing，正压人工通气）、C（Circulation，人工维持循环）。当心源性心跳、呼吸骤停时，采用 C（Circulation）—A（Airway）—B（Breathing）顺序进行抢救复苏。而窒息性（或）新生儿心跳、呼吸骤停时，采用 A（Airway)—B（Breathing）—C（Circulation）顺序进行抢救复苏。口腔门诊的心脏骤停往往由心源性引起。

（一）成人心脏骤停的心肺复苏

1. 确认现场环境安全。

2. 判断病人意识及呼吸、心跳，确定无意识及呼吸、心跳停止，立即呼救。

（1）拍病人双肩，呼叫患者、呼叫声响亮，判断"患者无意识"。

（2）迅速解开病人上衣、腰带。

（3）俯身，左耳靠近患者口鼻，通过扫描胸廓起伏评估呼吸 5 ~ 10 s 病人无反应，同时判断颈动脉搏动，口述"1001、1002、1003、1004、1005、1006、1007、1008、1009、1010"，专业医护人员可判定 7 s。确定无意识及呼吸、心跳停止，立即呼救并通知其他人准备抢救。

3. 开始胸外按压。

（1）立即进行胸外按压 30 次，抢救者的食指中指沿肋下缘，向上滑行至剑突，将一手掌根部按在病人胸骨下 1/3 处，双乳头连线与胸骨交界处，另一手平行重叠于此手背上，十指交叉，手指不触及胸壁。

（2）最好呈跪姿，双肘关节伸直，借臂、肩和上半身体重的力量垂直向下按压。

（3）按压频率 100 ~ 120 次 /min，按压与放松比例 1∶1。

（4）按压幅度 5 ~ 6 cm，而后迅速放松，反复进行，放松时手掌根部不能离开胸壁。

4. 清理口、鼻腔，开放气道，正压通气 2 次（口对口人工呼吸或用简易呼吸器均可）。

（1）第一周期按压 30 次之后，检查并清理口腔，确定"口腔无异物，无活动性假牙"。

（2）开放气道，推荐压额抬颏法。要点：一手的小鱼际（手掌外侧缘）部位置于患者的前额，另一手食指、中指置于下颌骨下缘，将下颌骨上提，使下颌骨角与耳垂的连线和地面垂直。

（3）单人操作时，进行口对口人工呼吸。要点：压前额的手的拇指、食指捏紧双侧鼻孔，另一只手的食指和拇指置于下颏，保持气道开放。操作者的口包绕病人口部形成封闭腔，用力吹气，吹气时间约 1 s，吹气量 500 ~ 600 mL（成人）。注意不要漏气，吹气后口唇离开并松开捏鼻的手指，使气体呼出。同时侧转头呼吸新鲜空气，再进行第二次吹气。

（4）简易呼吸器进行正压通气。要点：中指、无名指、小指分别置于下颌骨下缘及下颌角，食指、大拇指压住面罩边缘，采用 CE 手法包绕病人口部形成封闭腔，用力吹气，吹气量 500 ~ 600 mL（成人），用眼睛余光观察病人胸廓是否抬起。

5. 除颤。当除颤仪到场后应立即判定是否需要除颤，如需除颤应尽快进行。在未准备好除颤仪前操作者心肺复苏不能停止。除颤后应立即开始心肺复苏。再进行 2 min 的心肺复苏后，判断呼吸、心率情况。

6. 抢救用药。在抢救过程中应当及时地给予药物，促进复苏的成功。具体用药流程和要点参照本章第二节内容。

7. 判断抢救成功与否。有效 5 个周期为一循环，判断颈动脉搏动是否恢复，判断呼吸是否恢复，判断时间 5~10 s。若复苏成功一般患者会有体动、呻吟。如抢救成功应帮助患者整理衣物，将患者侧卧，进行进一步高级生命支持。如未成功应重复以上操作。

（二）孕妇心脏骤停心肺复苏

孕妇的心肺复苏与正常成人的区别主要在于其膨大的子宫压迫上下腔静脉，受压的腔静脉会影响血液循环。所以在心肺复苏时应先将其子宫推向左边，再做心肺复苏。其余流程和成人心肺复苏相同。

（三）儿童心脏骤停心肺复苏

如果是儿童心脏骤停，在旁边没人的情况下，要先进行单人 2 min 心肺复苏后才可离开去求救。回到患儿身边后继续心肺复苏，并尽早除颤。

儿童与成人心肺复苏的区别：①按压比例：一名施救者采用 30∶2 的按压法（30 次按压和 2 次人工呼吸的复苏周期），两名施救者采用 15∶2 加轮换法；②按压深度：5 cm；③按压位置：胸骨下半部（可单手按压）。

（四）婴幼儿心脏骤停心肺复苏

因婴幼儿耐氧程度低，一旦发生心脏骤停需立即进行心肺复苏。如果是新生儿应采取 A—B—C 的急救顺序，心源性心脏骤停采用 C—A—B 的顺序。在旁边没人的情况下，要先进行单人 2 min 心肺复苏后才可离开去求救。回到患儿身边后继续进行心肺复苏，并尽早除颤。

婴幼儿与成人心肺复苏的区别：①按压比例：一名施救者采用 30∶2 的按压法，两名施救者采用 15∶2 加轮换法；②按压深度：4 cm；③按压位置：两乳头连线中点下紧贴处；④按压方法：一名施救者时将两根手指放按压位置进行按压；有两名施救者时由其中一名施救者双手环抱住婴幼儿，利用双手拇指放于按压位置进行按压。

综上，不论是哪类人群，面对心脏骤停时应立即开启心肺复苏，抓住时效性是关键。团队的协同参与和高质量的心肺复苏是抢救成功的保证。

第五节　急救复苏中的风险防控

风险是指在医疗过程中可能发生医疗目的以外的危险因素，存在但不一定会造成不良后果，而广义则指发生医疗目的以外的事情。包括医患双方对疾病和诊断治疗方式认知的不同，医患双方未进行充分沟通，患者及家属对治疗结果期望过高，当主观愿望与现实产生差距时，采取过激行为引发的风险；部分患者及家属缺少道德与诚信，无理取闹造成的风险。

在急救过程中由于事件的突发性和时间的紧迫性等特点，导致医护人员会面临诸多的医疗风险。以下简要介绍常见急救复苏中的风险与防控。

一、抢救时间把控不及时

1. 风险分析：急症发生时给予医护人员反应的时间有限，一旦心搏骤停发生，如得不到即刻及时地抢救复苏，4 ~ 6 min 后会造成患者脑和其他重要器官组织的不可逆损害。由于医护人员经验不足或者预案时间反应过长导致错过最佳抢救时机，而后往往会产生急救并发症或急救复苏的不成功。

2. 风险防控：在日常训练和应急抢救过程中应当树立牢固的时间观念，时间就是生命。当急症发生时应当做到争分夺秒，及时开启应急预案进入抢救流程，快速开启团队急救模式避免单兵作战。思路清晰，准确把握操作时间节点及时地进行复苏。

二、人员配置和抢救用物准备不全

1. 风险分析：由于机构本身的人员配置或预案的设立不全，导致抢救时人员不足从而导致急救无法正常开展。日常抢救用物储备不到位或因管理维护不到位导致急救用物的短缺和不可用。此等情况往往会导致急救无法开展，产生的后果较为严重。

2. 风险防控：按要求配备急救相关人员，急救往往由医师和护理人员共同完成。除人员数量外，相关操作资质要求也需要严格把关。规范管理流程确保制度的落实，做好急救用物日常维护与管理，定岗管理和抽查监督，保证完整性和时效性。定期定主题制订应急预案并做好分段模拟演练，及时查漏补缺，建立默契的团队配合。

三、操作技术不当

1. 风险分析：急救知识的缺乏和培训的不到位，导致急救时操作人员力不从心或者错误操作，或是压力过大引起不知所措的盲目操作而影响抢救的时效性和对症救治的准确性，往往会造成严重的并发症或者患者的意外死亡。

2. 风险防控：规范准入制度，加强医护人员的业务素养。对实施急救的人员选择定标立项，急救医师和护士应当选择具有相关从业资历且具有从业经历的人员担任，并且经过专门的急救培训。加强日常的培训，从急救理论、操作技术、常用设备和常规用药等方面进行全方位系统的培训。提升专业知识、专业技能和心理素质。

四、医疗文书（病例）记录不当

1. 风险分析：医疗文书（病例）是医疗从业的记录体现，也是医患双方的行为认证，更是法庭上诉讼双方的法律证据。其作用体现了它的重要性。抢救的经验不足或者不规范的书写会导致记录不当，从而导致真正的医疗行为难以得到充分的体现。作为法律证据时难以提供反馈和证明，往往会导致败诉的结果。

2. 风险防控：急救 6 h 内应当按要求书写并完成病例。由于口腔门诊的特殊性，在急救过程中应当安排专人负责过程的记录。在整个急救过程中应当保留使用的药品安瓿和其他用物包装，以便事后查对。急救完成后由医护人员共同参与用物核对和完成相关医疗文书（病例）的书写，并注意书写的时效性与相关要求。

五、医疗公关危机

1. 风险分析：种种原因影响医患关系导致医疗纠纷的发生，特别是恶性医疗纠纷不断增加。聚众占据医疗机构或医疗办公场所，寻衅滋事，严重干扰正常医疗秩序；侮辱、威胁、围攻、殴打医务人员或非法限制医务人员人身自由，严重影响医务人员的正常工作；甚至出现打、砸、抢、烧等严重违法行为，使得医疗机构和医护人员权益受到严重威胁。尤其是在急症突发事件中，公关危机发生的概率更高。面对突发的紧急抢救，患者及家属的情绪波动较大，加之医护人员在整个过程中的技术操作不到位、缺乏法律意识、管理不严等原因均会导致医疗公关危机的发生。

2. 风险防控：日常工作中应加强管理，严格落实规章制度；定期进行法律法规的培训，强化法律意识；面对紧急抢救，应做到心态平稳、团队协助、及时施救；重视抢救环境的肃静，陪同家属及相关人员应安排到休息区，给施救的医护人员以良好的施救环境以提升抢救效率；对待患者及家属应严格执行知情同意制度，及时地心理安抚和病情通报。应采取紧急行动、积极处置、形象重塑、加强改进等措施，使医疗纠纷得到及时、妥善的处理。如遇非法侵害和恶性滋事，应及时报警以获得法律维权。

医疗风险是医护人员不希望发生但又不得不面对的，日常的严格管理和积极的处置是应对的保障。加强理论学习、推进技术提升、强化安全意识、及时法律维权是解决风险的重要方法，最大限度地保障患者的权益及维护医院的形象是最终的目的。

（樊　林）

参考文献

1. Anders PL, Comeau RL, Hatton M, et al. The nature and frequency of medical emergencies among patients in a dental school setting[J]. J Dent Educ, 2010, 74(4): 392-396.

2. 陈红涛, 姬爱平. 5 120 例口腔急诊患者情况分析 [J]. 口腔医学研究, 2014, 11: 1066–1068.

3. Arsati F, Montalli VA, Flório FM, et al. Brazilian dentists' attitudes about medical emergencies during dental treatment[J]. J Dent Educ, 2010, 74(6): 661-666.

4. Chapman PJ. Medical emergencies in dental practice and choice of emergency drugs and equipment: a survey of Australian dentists[J]. Aust Dent J, 1997, 42(2): 103-108.

5. Marshall KF. Medical emergencies: essential piece of kit[J]. Br Dent J, 2014, 216(9): 488.

6. Jevon P. Updated guidance on medical emergencies and resuscitation in the dental practice[J]. Br Dent J, 2012, 212(1): 41-43.

7. Dym H, Barzani G, Mohan N. Emergency drugs for the dental office[J]. Dent Clin North Am, 2016, 60(2): 287-294.

8. Kumarswami S, Tiwari A, Parmar M, et al. Evaluation of preparedness for medical emergencies at dental offices: a survey[J]. J Int Soc Prev Community Dent, 2015, 5(1): 47-51.

9. Malamed SF. Medical emergencies in the dental surgery. Part 1: Preparation of the office and basic management[J]. J Ir Dent Assoc, 2015, 61(6): 302-308.

10. Stanley F, Daniel L. Medical emergencies in the dental office, seventh edition[M]. Los Angeles: Elsevier, 2015: 1-7.

11. Resuscitation Council UK. Medical emergencies andresuscitation-standards for clinical practice andtraining for dental practitioners and dental careprofessionals in general dental practice[M]. London: Resuscitation Council UK, 2011.12. Jevon P. Buccolam(®) (buccal midazolam): a review of its use for the treatment of prolonged acute convulsive seizures in the dental practice[J]. Br Dent J, 2012, 213(2): 81-82.

13. Gadipelly S, Neshangi S. Changing guidelines of cardiopulmonary resuscitation and basic life support for general dental practitioners and oral and maxillofacial surgeons[J]. J Maxillofac Oral Surg, 2015, 14(2): 182-187.

14. 中国加速康复外科专家组. 中国加速康复外科围手术期管理专家共识 (2016)[J]. 中华外科杂志, 2016, 54(6): 413–416.

15. Kleinman ME, Brennan EE, Goldberger ZD, et al. Part 5: Adult Basic Life Support and Cardiopulmonary Resuscitation Quality: 2015 American Heart Association Guidelines Update for Cardiopulmonary Resuscitation and Emergency Cardiovascular Care[J]. Circulation, 2015, 132(18 Suppl 2): S414-S435.

16. Fernández Lozano I, Urkía C, Lopez Mesa JB, et al. European Resuscitation Council Guidelines for Resuscitation 2015: Key Points[J]. Rev Esp Cardiol (Engl Ed), 2016, 69(6): 588-594.

17. 王艺, 万朝敏. 中国 0 至 5 岁儿童病因不明的急性发热诊断处理指南 (标准版)[J]. 中国循证儿科杂志, 2008, 4(6): 449–457.

第三篇
护理管理

第十三章　口腔医院护理质量管理

医院护理质量管理是口腔门诊镇静镇痛护理工作开展的基础，也对提升护理服务效果起着关键作用。为开展安全、优质、高效的口腔门诊镇静镇痛护理工作提供保障，本章详细介绍了医院护理质量管理体系的建立、护理质量管理方案的具体实施、护理质量控制评价标准的制定以及不良事件的上报与改进等内容。

第一节　概述

一、质量

质量是指产品和服务的优劣程度，它是满足规定和顾客潜在需要的特征总和。随着社会经济和科学技术的发展，对质量概念的认识也是在不断发展和深化的，代表性的概念主要有以下几个：世界著名的质量管理专家威廉·爱德华兹·戴明（William Edwards Deming）指出质量是一种以最经济的手段，制造出市场上最有用的产品；石川馨（Ishikawa Kaoru）指出质量是一种能令消费者和使用者满足，并且乐意购买的特质。

质量一般包含三层含义：一是规定质量，是指产品和服务达到预定标准；二是要求质量，是指满足顾客的要求；三是魅力质量，指产品和服务的特性远超出顾客的期望。

二、护理质量管理

护理质量是指护理工作为患者提供护理技术和生活服务效果的优劣程度，即护理效果的高低。质量保证是护理工作开展的前提，护理服务的对象是人，护理工作质量的优劣，直接关系到患者生命的安危，所以护理工作必须保证质量，同时要保证护理质量的持续改进。

护理质量管理也可以称为护理质量控制，是要求医院护理系统中各级护理人员层层负责，用现代科学管理方法和管理工具，建立完整的质量管理体系，满足以患者为中心的护理要求，保证护理质量的服务过程和工作过程。有效的护理质量管理取决于两个方面的因素：一是有明确的目的，要制定明确的护理质量标准。二是有实现目标的相应措施，如组织机构、人员、时间、信息。

护理质量管理中常用的管理方法有 PDCA 循环、根因分析（RCA）、品管圈（QCC）、全面质量管理、追踪方法学、失效模型与效应分析（FMEA）、六西格玛管理等。常用的管理工具有柏拉图、鱼骨图、检查表、直方图、管制图、散点图、层别法等。

三、护理质量管理体系

护理质量管理体系是指实施护理质量管理所需的组织机构、程序、过程、资源。包括以下几个方面：

1. 护理质量管理的组织机构、质量职能、质量职责、机构之间纵向横向的关系。质量控制网络、质量信息传递与反馈。

2. 为进行护理质量管理规定的途径，如质量控制的目的、范围、方法、时间、执行人员、记录等。所有工作都要通过过程来完成，每个过程都要有输入和输出，输出是过程结果。护理质量管理是通过对各个过程管理来实现的。

3. 人员和物资是护理质量管理体系的硬件条件，是护理质量实现目标的前提和基础。

四、口腔门诊护理质量管理

口腔门诊是医务人员对患者进行口腔检查、诊断、治疗等医疗活动的重要场所。口腔医疗活动具有以门诊治疗为主、患者就诊次数多和治疗时间长、口腔医疗器械设备精细复杂、易发生医院感染等特点。因此，口腔门诊护理质量管理应按质量形成的过程和规律，对口腔门诊护理质量的构成要素进行计划、组织、领导和指导、协调和控制，以保证护理服务达到规定标准并满足患者需求。

第二节　护理质量管理体系

一、护理质量管理组织架构

建立完善的护理质量管理体系，确定护理质量管理目标，明确责权，才能实现目标。

（一）护理管理组织架构

护理管理组织架构如图 13-2-1 所示。

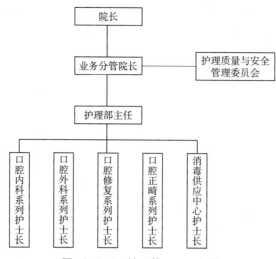

图 13-2-1　护理管理组织架构

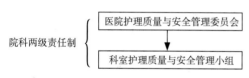

图 13-2-2　护理质量管理组织架构

（二）护理质量管理组织架构

建立医院护理质量与安全管理委员会、科室护理质量与安全管理小组的院、科两级质控体系，分别负责各级护理质量与安全管理工作，如图 13-2-2 所示。

（三）医院护理质量与安全管理委员会组织架构

医院护理质量与安全管理委员会内设 6 个院级护理质控组，分别负责口腔门诊护理质量与安全管理各方面的工作，如图 13-2-3 所示。

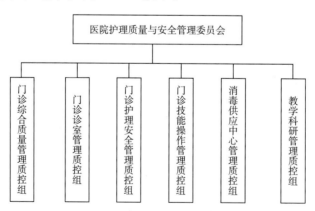

图 13-2-3　医院护理质量与安全管理委员会组织架构

二、医院护理质量与安全管理委员会工作制度

1. 在业务分管院长的领导和医院质量与安全委员会的指导下开展工作，日常工作由委员会办公室负责，办公室设立在护理部。

2. 护理质量与安全管理委员会会议由主任委员或副主任委员主持召开，每季度召开一次，如有特殊重要事项可临时召开。

3. 委员会秘书负责会议的组织协调工作，包括会场安排、会议通知、讨论议题准备及资料收集、会议纪要整理等。

4. 护理质量与安全管理委员会在制订或修订各项规章制度、质量标准及形成各项决议前应广泛征求意见并充分论证，确保其科学性、先进性、可行性，重要决议需提交院办公会讨论通过。

5. 护理质量与安全管理委员会应及时对新增或修订的相关制度、标准、决议等进行审议。

6. 每月开展一次护理质量与安全检查活动，督促各个护理质控组对全院各科室护理工作进行护理质量检查，落实各项护理核心制度、护理常规和岗位职责。

7. 每季度组织一次护理质量暨安全分析会议，对护理质量、延伸护理服务及护理安全（不良）事件等问题进行分析、讨论、鉴定，提出整改意见，并将相关内容通报全院。

8. 每年举行三基护理技能及理论考核，提高护理人员基本技能及基础理论。

9. 年终总结护理质量中存在的问题，改进措施，制定修订护理工作计划，不断提高护理质量。

三、医院护理质量与安全管理委员会工作职责

（一）委员会工作职责

1. 在分管院长领导下，负责医院的护理质量与安全管理，制订护理工作中长期发展规划、年度计划。

2. 制定或修订完善护理管理制度和护理质量控制标准，建立科学有效的护理质量评价体系。

3. 制定质量管理目标及切实可行的达标措施，定期检查、考核、分析与评价。

4. 组织召开护理质量与安全管理委员会会议，及时反馈、讨论分析重要护理质量与安全管理问题，并选择准确的管理工具督导持续质量改进。

5. 完善口腔专科护理操作标准，逐步规范口腔专业护理流程。

6. 加强护理人员职业规划管理，建立在职护士分层次培训机制，稳定和发展临床护士队伍。

7. 组织各层次护理人员学习管理理论、医疗卫生相关法律、法规及方针政策等，提升科学管理水平。

8. 按时完成上级部门规定的临时性任务。

（二）各院级护理质控组工作职责

1.门诊综合质量管理质控组职责：

（1）在护理质量与安全管理委员会的指导下，负责门诊综合质量管理相关工作。

（2）负责制定、完善、修订门诊综合质量管理检查标准。

（3）根据门诊综合质量管理检查标准和要求，每季度进行门诊质量检查，并根据检查结果进行质量讲评，针对所发现问题，提出改进意见和措施。将督查结果反馈给被查科室及护理部，并督查改进措施的落实。

（4）督促和检查门诊相关临床科室护理规章制度、职责、护理常规、操作规范及护理工作计划、培训计划的制定和落实情况。

（5）检查护士长手册填写是否规范完善。对护士长的管理工作提出合理化建议。

（6）了解国内外先进的护理管理经验，为医院优质护理深化落实开展提出合理化建议。

2.门诊诊室管理质控组工作职责：

（1）在护理质量与安全管理委员会的指导下，负责门诊诊室管理相关工作。

（2）负责制定、完善、修订门诊诊室管理检查标准。

（3）督促指导护理人员文明服务，规范着装，保障诊室环境安静整洁，物品规范放置等。

（4）按照门诊诊室管理质量标准，每季度进行一次质量检查，并根据检查结果进行质量评价，针对发现问题，提出改进意见和措施。将督查结果反馈被查科室及护理部，并督查改进措施落实。

（5）了解国内外先进的护理管理经验，为改进护理文明服务及诊室管理提出合理化建议。

3.门诊护理安全管理质控组工作职责：

（1）在护理质量与安全管理委员会的指导下，负责门诊护理安全管理相关工作。

（2）负责制定、完善、修订门诊护理安全管理检查标准。

（3）负责对门诊各科室急救车、急救物品、急救药品管理进行督导，督促科室规范管理。

（4）负责对全院护理人员进行急救技能培训，并对培训效果进行督导检查，完善护理风险防范措施，有效地规避护理风险。

（5）按照门诊护理安全管理质量检查标准，每季度进行护理安全检查，并根据检查结果进行质量讲评，针对所发现问题，提出改进意见和措施。将督查结果反馈给被查科室及护理部，并督查改进措施的落实。

（6）对护理不良事件进行严格管理。深入各门诊科室了解情况，及时发现问题，提出改进措施并督促执行。

（7）接到重大不良事件报告后，应立即到现场组织力量采取抢救措施，尽量降低不良事件造成的后果，并组织讨论，制定整改措施。

（8）参加委员会组织的护理不良事件鉴定分析会，负责不良事件的鉴定工作。

（9）协助护理质量与安全管理委员会处理护理安全管理制度建设等有关工作，及时提出改进意见，指导各科室实施改进措施。

4.门诊技能操作管理质控组工作职责：

（1）在护理质量与安全管理委员会的指导下，负责门诊技能操作管理工作。

（2）负责门诊护理操作技术标准的修订、完善。

（3）负责门诊优质椅旁责任制护理及护理操作技能培训、指导工作。指导门诊全面实行四手操作及治疗小组优质椅旁责任制护理，从患者预约、引领、椅旁医护紧密配合、健康宣教及回访五个环节，为患者提供全面、全程、专业、人性化的护理服务。

（4）按照门诊技能操作管理标准，每季度对门诊优质椅旁责任制护理及护理操作技能进行检查督导，并提出整改措施，将督查结果反馈给被查科室及护理部，并督查改进措施的落实。

（5）参与组织突发事件的护理抢救和技术指导。

5.消毒供应中心管理质控组工作职责：

（1）在护理质量与安全管理委员会指导下，负责消毒供应中心质量管理工作。

（2）督促和检查消毒供应中心规章制度、职责、护理常规、操作规范及护理工作计划、培训计划的制定和落实情况。

（3）检查护士长手册填写是否规范完善。对护士长的管理工作提出合理化建议。

（4）督促消毒供应中心严格执行清洗、消毒、灭菌工作和质量监测相关规章制度。

（5）按照消毒供应中心质量标准，每季度进行检查和评价。发生可疑医疗器械所致的医源性感染时，协同院感科、消毒供应中心进行调查分析，针对所发现的问题，提出改进措施。将督查结果反馈给被查科室及护理部，并督查改进效果。

（6）对消毒供应中心发生的差错事故进行原因分析，并提出防范措施。

（7）制定、完善、修订消毒供应中心优质护理质量检查标准。

（8）定期征求临床科室意见，汇总后及时反馈给消毒供应中心护士长。

6.教学科研管理质控组工作职责：

（1）在护理质量与安全管理委员会指导下，负责本院在职护士、新进护士、口腔专科护士、口腔专科规范化培训护士、进修护士的教学工作。

（2）负责每年度护理新教师的遴选与护理教学组长的审核与培训工作。

（3）根据各类护士的培训大纲制订教学计划，负责收集、审阅各科室临床实习教学计划。有目的地开展各项护理教学观摩活动，包括教学查房观摩、疑难病例讨论观摩等。

（4）定期巡视各科室，了解进修生、规培学员的教学情况及科室分层级培训的落实情况，检查督促带教计划的落实，及时做好协调、反馈工作。

（5）协调处理护理专业学生及护士规范化培训学员在学习期间发生的投诉及差错等不良事件。

（6）定期组织召开临床教学工作座谈会，监控临床护理教学质量，同时做好记录。及时协调、解决护理临床教学各环节存在的问题，并对存在的问题提出改进措施，促进护理临床教学工作的提高。

（7）负责组织开展临床教学评优相关工作。

（8）制定、完善、修订教学科研质量检查标准。

四、科室护理质量与安全管理小组工作职责

1. 按照医院护理质量管理相关制度，结合科室的实际，制定科室护理质量管理办法。

2. 每月组织科室护士学习口腔护理常规、操作规程、护理技能评价标准及护理质量控制标准等，强化质量与安全意识。

3. 督促科室护士严格执行各项护理工作程序。

4. 按照科室护理质量标准及考核办法，每周对科内护理质量进行检查，并做好记录，对存在的问题提出改进措施，向护士长及全科护士反馈。

5. 每月召开科室护理质量与安全管理小组会议，讨论分析本科室护理质量与安全控制效果，对所存在问题的改进情况进行评价，应用科学管理工具督导科室护理质量持续改进。

第三节 护理质量管理方案

一、目的

通过科学的质量管理，建立正常、严谨的工作秩序，确保护理质量与安全，杜绝护理事故的发生，促进口腔护理技术水平、管理水平不断发展。

二、目标

逐步推行全面精细的护理质量管理，加强护理质量保证体系，使护理质量管理工作达到标准化，设施规范化，努力提高护理工作质量及效率。

三、护理质量管理目标的制订

1. 制订依据：医院护理不良事件上报系统数据；质控数据，如压疮统计、每月质控情况汇总、专项追踪等；国家标准，如卫生健康委员会《综合医院等级评审标准（2019年版）》、国家卫生健康委员会《优质护理服务评价细则（2014年版）》、中国医院协会《中国患者十大安全目标(2017年版)》、国家卫生健康委员会《医疗质量管理办法(2016年版)》等。

2. 口腔门诊护理质量管理目标如表13-3-1所示。

表 13-3-1 口腔门诊护理质量管理目标

序号	项目	达标率
1	优质护理质量检查——综合质量管理合格率	≥ 95%
2	优质护理质量检查——诊室 / 科室质量管理合格率	≥ 95%
3	优质护理质量检查——护理安全管理合格率	≥ 95%
4	优质护理质量检查——护理操作技能合格率	≥ 95%
5	优质护理质量检查——教学科研管理合格率	≥ 95%
6	优质护理质量检查——门诊急诊管理合格率	≥ 95%
7	优质护理质量检查——消毒供应中心管理合格率	≥ 95%

四、护理质量管理工具的应用

为保障护理质量管理的效果和效率，实现医院护理质量与安全的持续改进，在实际工作中不断应用、优化各种管理工具，目前应用最为广泛的是 PDCA 循环。PDCA 循环作为一种程序化、标准化、科学化的管理方式，是发现问题和解决问题的过程，作为质量管理的基本方法，在医疗和护理领域广泛应用。PDCA 循环是一种质量持续改进模型，包括计划—

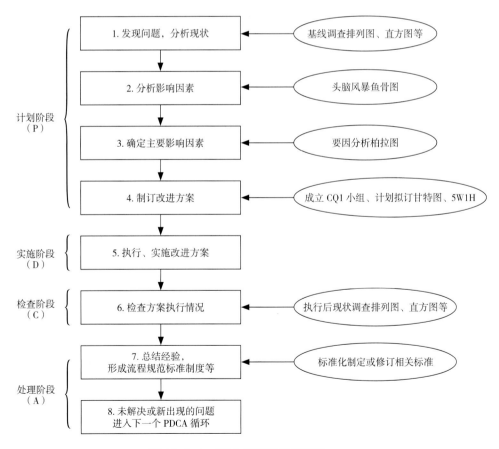

图 13-3-1 PDC 循环实施步骤图

实施—检查—处理（Plan-Do-Check-Action）4个阶段8个步骤。在实际应用中，PDCA循环强调数据收集整理分析的科学性，会使用各种统计方法进行数据分析，使PDCA循环建立在数据的基础上。具体实施步骤见图13-3-1。

五、护理质量管理的实施

1.医院护理质量与安全管理委员会对医院护理质量管理全面负责。

2.医院护理质量管理实行医院护理质量与安全委员会、院级护理质控组、科室护理质控小组三级质量控制，强化各级护理质量控制的科学管理及持续改进。

3.各级质控组织根据上级部门要求、医院等级评审标准及上年度质量检查情况，修订年度、季度、月度质控计划。

4.护理质量考核。

（1）年度护理质量考核：根据医院的总体规划，结合护理工作特点及工作重点制定年度考核质量指标，年底由质控组组长汇总科室指标完成情况，与评先和护士长绩效挂钩。

（2）季度护理质量考核：涵盖科室质量管理较全面的项目，按"优质护理质量检查标准"由院级护理质控组每季度分组检查各科室护理质量管理工作落实情况，将存在的问题反馈到科室。

（3）月度护理质量考核：由质控组组长重点复查季度考核中所存在问题的整改情况，进行质量跟踪评价。

（4）科室护理质控小组考核：每周按科室质控标准对各岗位护士进行检查，将检查结果反馈给护士本人，并与个人绩效挂钩。

5.特殊环节的质量监控。护士长夜查房：护士长每周对重点科室、重点环节情况进行检查，若发现问题，应当即整改；检查结果报质控组组长。

六、护理质量的持续改进

1.各院级护理质控组对检查中发现的问题进行现场反馈并提出改进意见。

2.负责护理质控的工作人员每月初将上月质量情况汇总并通过OA反馈护士长，护士长于3个工作日内查看反馈问题并复核。

3.在每季度护理质控会议上对上季度质量检查中存在问题进行分析并提出改进指导。

4.检查过程中对没有整改的问题加倍扣分，若发现性质较恶劣的事件，进行全院通报批评，并按医院相关管理制度惩处。

5.在工作中及时发现护理质量缺陷，对及时发现和上报不良安全事件发生的个人，根据医院相关制度给予奖励。

6.医院护理质量与安全管理委员每季度召开一次护理质量与安全管理委员会会议，对半年的质控工作进行全面总结分析，并对以后的工作进行部署。

7.每月护理质量考核分上报院办，与科室绩效挂钩。

七、护理质量的检查要求

1. 检查应本着公平、公正、实事求是的原则。

2. 检查的目的是发现问题、持续改进。各护理质控组在检查中，应多采用引导方法，帮助被查护士养成评判性思维能力，逐步提高其业务能力。

3. 各护理质控组在检查过程中，被查科室护士长或其他任何人，不得干扰质控组工作，如质控组认为有此情况发生，可要求相应人员回避；如相关人员拒不执行质控组要求，经护理质量与安全管理委员会查实，该科室该项目检查将不得分。

八、护理质量考核分值权重

年度考核分数占 20%；季度考核平均分数占 50%；月度考核平均分数占 30%。

九、护理质量管理的保障措施

1. 护理质量与安全管理委员会每季度组织目标实施评价，发现与计划不符、效果差的护理管理事件，协助科室限期整改。

2. 护理质量与安全管理委员会通过 OA 系统、护士长 QQ 群、微信平台和护士长会议等多种方式对各科室计划执行情况进行点评。

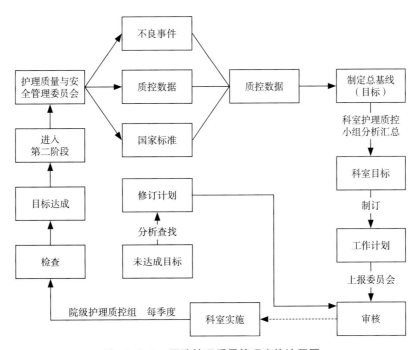

图 13-3-2　医院护理质量管理实施流程图

3. 护理质量与安全管理委员会组织年度目标考核，考核结果与科室评优及护士长绩效挂钩。

医院护理质量管理的实施流程如图 13-3-2 所示。

第四节　护理质量考核评价标准

一、相关概念

护理质量评价包括基础质量评价、环节质量评价、终末质量评价。

基础质量评价是对构成护理服务要素质量基本内容的各个方面进行评价，包括环境、人员、器械、设备；各项规章制度和标准；房屋结构、图表、表格等。

环节质量评价是对护理过程的评价，包括执行医嘱情况、病情观察及治疗结果反应观测；患者管理；各种文书书写情况；与后勤、医技部门的协作关系；应用护理程序步骤和技巧、心理护理、健康教育开展的数量和质量等。

终末质量评价是对护理服务的最终结果评价，包括患者满意度、四手操作率、病人压疮发生率、事故发生次数、静脉穿刺成功率等。一般通过问卷调查、护理查房、不良事件来进行评价。

二、护理质量考核评价体系

建立完善护理质量控制和持续改进机制，明确护理质量考核指标是科学评价护理质量的关键。秉承"以患者为中心，提供优质护理服务，保证医疗安全"的护理方针，参照国家综合医院等级评审标准、护理事业发展规划等相关要求，结合口腔专科护理特性，重庆医科大学附属口腔医院构建了口腔门诊护理质量考核评价体系。该体系包含门诊综合质量管理、门诊诊室管理、门诊护理安全管理、门诊护理操作技术、门诊急诊管理、消毒供应中心质量管理、教学质量管理 7 个一级指标，277 个二级指标。体系运行过程中，根据各项指标的收集及评价方法指引，每季度组织院级护理质控组对重点指标、薄弱环节进行专项检查，每月由质控组长重点复查季度检查中所存在问题的整改情况。口腔门诊护理质量考核评价体系为护理管理者评估、控制、评价优质护理服务质量提供了一套科学管理工具，提高了护理管理的科学化、规范化和精细化水平。

三、护理质量考核评价标准

1. 优质护理质量检查标准——门诊综合质量管理检查清单，见表 13-4-1。

表 13-4-1 门诊综合质量管理检查清单

科室： 值班者： 检查者： 检查时间：

项目	检查内容（在后面相应"□"内进行勾选）	分值	是 否 NA	情况说明
综合质量管理 25分18项	1. 护理管理资料齐全，标识清楚，分类归档（一项未达到扣0.5分，扣完为止）	1	□ □ □	
	2. 科室护士岗位职责明确，各司其职，有护士岗位质量考核记录（一项未达到扣1分，扣完为止）	2	□ □ □	
	3. 有院级和科室护理规章制度、口腔疾病护理常规、操作规范，有培训和考核记录，并落实（一项未达到扣0.5分，扣完为止）	2	□ □ □	
	4. 对护理规章制度、护理常规、操作规范落实情况有自查、分析、整改（一项未达到扣0.5，扣完为止）	3	□ □ □	
	5. 护理人员各类培训计划符合要求，按照计划及时完成各项培训，有培训计划完成效果评价（一项未达到扣1分，扣完为止）	2	□ □ □	
	6. 护理质量与安全管理小组职责明确，有检查评分标准，每周对科室护理质量与安全管理检查，结果及时反馈给个人（一项未达到扣0.5分，扣完为止）	2	□ □ □	
	7. 每月护理质量与安全管理小组会议对检查结果有评价、分析、反馈及改进措施（一项未达到扣0.5分，扣完为止）	2	□ □ □	
	8. 每月对护理质量改进措施有追踪评价，体现护理质量持续改进，并与绩效挂钩（一项未达到扣0.5分，扣完为止）	1	□ □ □	
	9. 有本科室口腔疾病健康教育计划，有培训、考核记录，人人知晓（一项未达到扣0.3分，扣完为止）	1	□ □ □	
	10. 有常用治疗材料调拌技术操作标准和培训、考核记录，人人知晓（一项未达到扣0.5分，扣完为止）	1	□ □ □	
	11. 有隔离技术操作标准（棉卷隔湿、吸唾器隔湿、橡皮障隔湿）及培训考核记录，人人知晓（一项未达到扣0.5分，扣完为止）	1	□ □ □	
	12. 有四手操作技术培训计划，开展四手操作率符合要求（一项未达到扣0.5分，扣完为止）	1	□ □ □	
	13. 护士长手册填写及时、真实、完善（一项未达到扣0.5分，扣完为止）	1	□ □ □	
	14. 年计划、季安排、月重点、总结符合要求，按计划完成（一项未达到扣0.2分，扣完为止）	1	□ □ □	
	15. 每次护士长会议内容传达及时，并有科内护士签名（一项未达到扣0.5分，扣完为止）	1	□ □ □	

续表

项目	检查内容（在后面相应"□"内进行勾选）	分值	是 否 NA	情况说明
综合质量管理 25分18项	16. 护士预约回访工作规范，回访记录和回访督查完善，每月汇总，上报及时（一项未达到扣0.5分，扣完为止）	1	□ □ □	
	17. 严格执行优质椅旁责任制整体护理，每把椅位责任到人、排班符合要求，对落实情况定时自查、分析、整改有记录（一项未达到扣0.3分，扣完为止）	1.5	□ □ □	
	18. 无护生、进修生(含未在本院注册护士资格者)单独值班或签名	0.5	□ □ □	
合计	综合质量管理缺陷（　）分　得分：　　合格率（　%）　共18项25分			

2. 优质护理质量检查标准——门诊诊室管理检查清单，见表13-4-2。

表 13-4-2　门诊诊室管理检查清单

科室：　　　　值班者：　　　　检查者：　　　　检查时间：

项目	检查内容（在后面相应"□"内进行勾选）	分值	是 否 NA	情况说明
诊室管理 25分26项	（一）护理人员管理（15分）			
	1. 护士按时上岗，做好开诊前准备，无迟到、早退，无缺岗（一项未达到扣0.5分，扣完为止）	1	□ □ □	
	2. 排班符合护理部要求，体现层级	1	□ □ □	
	3. 无护工做护理技术性工作	0.5	□ □ □	
	4. 接待礼仪、电话礼仪规范，严格执行首问负责制	0.5	□ □ □	
	5. 衣帽鞋着装符合要求，佩戴工作牌上岗（一项未达到扣0.5分，扣完为止）	1	□ □ □	
	6. 岗位上无串岗、玩手机等与工作无关的行为	1	□ □ □	
	7. 熟悉并严格执行查对制度、值班制度、交接班制度等门诊管理制度（一项未达到扣0.5分，扣完为止）	1	□ □ □	
	8. 熟悉并严格执行护理核心制度	1	□ □ □	
	9. 掌握门诊患者就诊流程	1	□ □ □	
	10. 护士服务规范，文明用语	1	□ □ □	
	11. 熟悉并提供便民服务措施	1	□ □ □	
	12. 护士知晓专科常见疾病的健康教育内容	1	□ □ □	
	13. 分诊护士知晓本科室医生当日出诊情况	1	□ □ □	
	14. 诊室牌信息准确，符合当日医师出诊情况	1	□ □ □	
	15. 使用电子叫号，维持就诊秩序，落实一诊一医一患	1	□ □ □	
	16. 执行医院感染各项规定，手卫生管理符合要求	1	□ □ □	
	（二）诊室环境管理（10分）			
	1. 诊疗区域环境整洁、安静、安全（一项未达到扣0.5分，扣完为止）	1	□ □ □	

续表

项目	检查内容（在后面相应"□"内进行勾选）	分值	是 否 NA	情况说明
诊室管理 25分26项	2. 候诊区设施完善、候诊有序(一项未达到扣0.5分，扣完为止)	1	□ □ □	
	3. 诊室窗帘、隔断、边柜干净整洁，牙椅及时复位，物品放置规范有序(一项未达到扣0.5分，扣完为止)	1	□ □ □	
	4. 诊疗台面、窗台、隔断无杂物及私人物品	1	□ □ □	
	5. 治疗车物品、材料分类放置、标记清楚(一项未达到扣0.5分，扣完为止)	1	□ □ □	
	6. 无菌物品与非无菌物品分区放置，符合要求	1	□ □ □	
	7. 治疗室、库房物品材料按要求分区分类存放，整洁规范	1	□ □ □	
	8. 使用后器械预处理符合要求	1	□ □ □	
	9. 医疗垃圾、生活垃圾按规定分装存放(一项未达到扣0.5分，扣完为止)	1	□ □ □	
	10. 锐器盒严盖，盛装不超过3/4(一项未达到扣0.5分，扣完为止)	1	□ □ □	
合计	诊室管理缺陷（　）分　得分：　　合格率（　%）　共26项25分			

3. 优质护理质量检查标准——门诊护理安全管理检查清单，见表13-4-3。

表 13-4-3　门诊护理安全管理检查清单

科室：　　　　值班者：　　　　检查者：　　　　检查时间：

项目	检查内容（在后面相应"□"内进行勾选）	分值	是 否 NA	情况说明
护理安全管理 25分21项	1. 有危重症患者护理常规	1	□ □ □	
	2. 有紧急意外情况护理应急预案和演练，护士应急意外情况处置流程(一项未达到扣0.5分，扣完为止)	1	□ □ □	
	3. 仪器、设备整洁，标示清楚、定位放置，专人管理，备用状态，有定期检查及维修记录（故障应用警示标示）(一项未达到扣0.5分，问题严重不得分)	2	□ □ □	
	4. 护士掌握急救技术、急救仪器设备使用方法(一项未达到扣1分，扣完为止)	2	□ □ □	
	5. 护士掌握急救药品的适应证、剂量、使用方法及副作用(一项未达到扣0.5分，扣完为止)	2	□ □ □	
	6. 急救药品、器材定点、定数、定量、定位放置、定人管理(一项未达到不得分)	1	□ □ □	
	7. 抢救车整洁，药品、物品与基数相符，按分布图放置(一项未达到扣0.5分，扣完为止)	1	□ □ □	
	8. 抢救车3个月内失效药品使用黄色标识，一个月内失效药品应更换，无菌物品按灭菌方式分类摆放，临近有效期（7天内）按要求更换(一项未达到扣1分，扣完为止)	3	□ □ □	

续表

项目	检查内容（在后面相应"□"内进行勾选）	分值	是 否 NA	情况说明
护理安全管理 25分21项	9.抢救车药品、物品在有效期内，药品名称批号标识清楚，完好备用（一项未达到扣1分，过期或短缺不得分）	2	□ □ □	
	10.抢救药品、物品每月检查，清点记录符合要求（一项未达到扣0.5分，扣完为止）	1	□ □ □	
	11.抢救车每天交接，检查抢救车密码锁编号及是否完整	1	□ □ □	
	12.护士长每月督查，有记录	1	□ □ □	
	13.备用药品、物品与基数相符，标识清楚，每周清点，在有效期内（一项未达到扣0.5分，扣完为止）	1	□ □ □	
	14.各种材料领存发放专人负责，专区存放，有效期内使用（一项未达到扣0.5分，扣完为止）	1	□ □ □	
	15.看似、听似、同种不同剂量药品、材料分开放置	1	□ □ □	
	16.高危药品、危化品、高值耗材与基数相符（一项未达到扣0.5分，扣完为止）	1	□ □ □	
	17.高危药品、危化品、高值耗材单独存放，标识清楚（一项未达到扣0.5分，扣完为止）	1	□ □ □	
	18.冰箱内药品、材料按用途分区存放、标识清楚	0.5	□ □ □	
	19.冰箱每周清洁消毒、每月除霜	0.5	□ □ □	
	20.冰箱温度符合药品、材料存放要求并每日监测冰箱温度，有记录	1	□ □ □	
	21.冰箱内部清洁，无私人物品，冷藏室无厚冰霜	1	□ □ □	
合计	护理安全管理缺陷（　　）分　得分：　　合格率（　　%）　共21项25分			

4. 优质护理质量检查标准——门诊操作技术检查清单，见表13-4-4。

表13-4-4　门诊操作技术检查清单

科室：　　　　值班者：　　　　检查者：　　　　检查时间：

项目	检查内容（在后面相应"□"内进行勾选）	分值	是 否 NA	情况说明
操作技术 25分24项	（一）查对制度落实（6分）			
	1.诊疗前确认患者身份，至少同时使用姓名、年龄两项核对患者身份	1	□ □ □	
	2.所有给药操作均两人查对	1	□ □ □	
	3.给药前询问患者过敏史	1	□ □ □	
	4.拔牙、根管治疗等有创、不可逆治疗进行前牙位安全核对	1	□ □ □	
	5.操作前检查物品、药品的有效期及质量（一项未达到扣0.5分，扣完为止）	1	□ □ □	
	6.抢救危重患者时使用口头医嘱需复述核实后执行，在6小时内据实补齐书面医嘱，保留安瓿，核对、签字并做好记录	1	□ □ □	

续表

项目	检查内容（在后面相应"□"内进行勾选）	分值	是　否　NA	情况说明
操作技术 25分24项	（二）操作技能（16分）			
	1. 熟练掌握本科室口腔专科护理技术及基础护理技术操作	1	□ □ □	
	2. 熟悉护理技术并发症预防措施及处理流程（一项未达到扣1分，扣完为止）	2	□ □ □	
	3. 着装规范，用物准备齐全（一项未达到扣0.5分，扣完为止）	1	□ □ □	
	4. 患者体位安置正确	1		
	5. 遵守无菌技术原则	1	□ □ □	
	6. 遵守操作规程，知晓患者诊疗过程中的主要护理配合，动作敏捷流畅	1	□ □ □	
	7. 责任护士了解患者的情绪状态	1	□ □ □	
	8. 保护患者隐私，关心体贴患者，措施落实到位	1	□ □ □	
	9. 护士调拌过程、材料符合标准要求	1	□ □ □	
	10. 护理操作个人防护、消毒隔离符合要求	1	□ □ □	
	11. 四手操作技术符合要求，医护配合默契	1	□ □ □	
	12. 治疗后口腔及面部皮肤清洁（一项未达到扣0.5分，扣完为止）	1	□ □ □	
	13. 无徒手分离锐器	1	□ □ □	
	14. 口腔健康教育符合要求	1	□ □ □	
	15. 操作结束后用物终末处置符合要求	1	□ □ □	
	（三）患者管理（3分）			
	1. 责任护士知晓患者主诉与医疗诊断、既往病史（一项未达到扣0.5分，扣完为止）	1	□ □ □	
	2. 患者回访规范、及时	1	□ □ □	
	3. 护士知晓不良事件的处理程序及报告流程	1	□ □ □	
合计	操作技术缺陷（　）分　得分：　　合格率（　%）　共24项25分			

5. 优质护理质量检查标准——急诊版检查清单，见表13-4-5。

表13-4-5　急诊版检查清单

科室：　　　　值班者：　　　　检查者：　　　　检查时间：

项目	检查内容（在后面相应"□"内进行勾选）	分值	是　否　NA	情况说明
综合质量管理 8项10分	1. 护理管理资料齐全，标识清楚，分类归档	2	□ □ □	
	2. 护士岗位职责明确，有对值班护士夜查房考核记录，检查结果反馈各科室	1	□ □ □	
	3. 有科室护理规章制度，有培训记录，严格执行	2	□ □ □	
	4. 有值班护士进行急诊、危重症患者的急救护理技能相关培训	1	□ □ □	
	5. 有常见口腔急诊疾病护理工作流程，有培训、考核记录	1	□ □ □	

续表

项目	检查内容（在后面相应"□"内进行勾选）	分值	是 否 NA	情况说明
综合质量管理 8 项 10 分	6. 急诊室的药品、器械、物资的日常管理规范，满足急诊所需	1	□ □ □	
	7. 每月质控会议对检查结果有评价、分析、反馈及改进措施	1	□ □ □	
	8. 护士长定时对急诊值班情况进行检查、评价	1	□ □ □	
诊室管理 28 项 30 分	（一）护理人员管理（14 分）			
	1. 按时上岗，无迟到、早退，无缺岗，不私自换班	1	□ □ □	
	2. 着装符合要求，佩戴工作牌上岗	1	□ □ □	
	3. 严格执行急诊护士交接班流程	1	□ □ □	
	4. 检查一切急救用品的性能、数量、放置位置	1	□ □ □	
	5. 接待礼仪、电话礼仪规范，严格执行首问负责制	1	□ □ □	
	6. 岗位上无串岗、玩手机等与工作无关的行为	1	□ □ □	
	7. 熟悉并严格执行查对制度、急诊值班制度、交接班制度等急诊管理制度	2	□ □ □	
	8. 熟悉并严格执行危急值报告等核心制度	1	□ □ □	
	9. 掌握急诊患者就诊流程	1	□ □ □	
	10. 掌握口腔急诊处理范围及规范	1	□ □ □	
	11. 掌握口腔危重患者抢救流程	2	□ □ □	
	12. 执行医院感染各项规定，手卫生管理符合要求	1	□ □ □	
	（二）诊室环境管理（9 分）			
	1. 诊疗区域环境整洁、安静、安全	1	□ □ □	
	2. 诊疗室窗帘、隔断、椅位干净整洁	1	□ □ □	
	3. 诊室物品表面清洁、放置规范有序	1	□ □ □	
	4. 治疗车物品、材料分类放置、标记清楚	1	□ □ □	
	5. 无菌物品与非无菌物品分区放置	1	□ □ □	
	6. 诊疗台面、窗台、隔断清洁无杂物及私人物品	1	□ □ □	
	7. 使用后器械预处理符合要求	1	□ □ □	
	8. 医疗垃圾、生活垃圾按规定分装存放	1	□ □ □	
	9. 锐器盒严盖，盛装不超过 2/3	1	□ □ □	
	（三）仪器、设备、材料管理（7 分）			
	1. 仪器设备定点放置、专人管理	1	□ □ □	
	2. 各种仪器表面清洁、放置有序	1	□ □ □	
	3. 仪器设备标识清楚、功能完好	1	□ □ □	
	4. 器械仪器定期保养有记录	1	□ □ □	
	5. 贵重仪器设备专人负责，每日检查并记录	1	□ □ □	
	6. 各种材料领存发放专人负责，专区存放，有效期内使用	1	□ □ □	
	7. 冰箱内部清洁，冷藏室无厚冰霜	1	□ □ □	

项目	检查内容（在后面相应"□"内进行勾选）	分值	是 否 NA	情况说明
护理安全管理 32 项 50 分	（一）急救及高危物品、药品管理（27 分）			
	1. 有急危重症患者抢救制度、流程	2	□ □ □	
	2. 有护理突发事件应急处理制度、流程及应急预案演练	2	□ □ □	
	3. 护士掌握急救技术、急救流程和急救药品的适应证、使用方法	2	□ □ □	
	4. 急救药品和器材定点、定数、定量、定位放置，定专人管理	2	□ □ □	
	5. 抢救车药品、物品与基数相符	1	□ □ □	
	6. 抢救车 3 个月内失效药品使用黄色标识，1 个月内失效药品应更换，无菌物品按灭菌方式临近有效期按要求更换	1	□ □ □	
	7. 抢救车药品、物品按分布图放置	1	□ □ □	
	8. 抢救车药品、物品在有效期内，药品名称批号标识清楚	2	□ □ □	
	9. 抢救药品、物品清点记录符合要求	1	□ □ □	
	10. 专人保管，定期检查，护士长每月督查抢救车，有记录	2	□ □ □	
	11. 备用药品与基数相符，标识清楚	1	□ □ □	
	12. 看似、听似的药品、材料分开存放	1	□ □ □	
	13. 备用药品每周清点，在有效期内	2	□ □ □	
	14. 高危药品、高值耗材与基数相符	1	□ □ □	
	15. 高危药品、高值耗材单独存放，标识清楚	2	□ □ □	
	16. 冰箱内药品、材料按用途分区存放	1	□ □ □	
	17. 冰箱内药品、材料标识清楚	1	□ □ □	
	18. 冰箱温度符合药品、材料存放要求	1	□ □ □	
	19. 每日监测冰箱温度并有记录	1	□ □ □	
	（二）查对制度落实情况（12 分）			
	1. 诊疗前确认患者身份，如姓名、年龄	2	□ □ □	
	2. 所有给药操作均两人查对	2	□ □ □	
	3. 给药前询问患者过敏史	2	□ □ □	
	4. 拔牙、根管治疗等有创、不可逆治疗进行前牙位安全核对	2	□ □ □	
	5. 操作前检查物品及药品的有效期及质量	2	□ □ □	
	6. 抢救危重患者时使用口头医嘱需复述核实后执行，在 6 小时内据实补齐书面医嘱，保留安瓿，核对、签字并做好记录	2	□ □ □	
	（三）患者管理（11 分）			
	1. 值班护士知晓患者的主诉与医疗诊断	2	□ □ □	
	2. 值班护士知晓患者的主要护理配合	2	□ □ □	

续表

项目	检查内容（在后面相应"□"内进行勾选）	分值	是 否 NA	情况说明
护理安全管理32项50分	3. 值班护士了解患者的情绪状态	1	□ □ □	
	4. 患者护理措施落实到位	2	□ □ □	
	5. 患者体位安置正确	1	□ □ □	
	6. 治疗后口腔及面部皮肤清洁	1	□ □ □	
	7. 治疗后对患者进行健康指导	2	□ □ □	
护理操作技能13项10分	1. 着装规范	0.5	□ □ □	
	2. 用物准备齐全	0.5	□ □ □	
	3. 遵守无菌技术原则	1	□ □ □	
	4. 遵守操作流程	1	□ □ □	
	5. 保护患者隐私，关心体贴患者	0.5	□ □ □	
	6. 无徒手分离锐器	1	□ □ □	
	7. 执行护理工作流程，知晓患者基本病情	1	□ □ □	
	8. 护理配合主动，过程流畅，动作敏捷轻盈	0.5	□ □ □	
	9. 口腔健康教育符合要求	0.5	□ □ □	
	10. 护士调拌材料过程符合标准要求	1	□ □ □	
	11. 护理操作个人防护、消毒隔离符合要求	1	□ □ □	
	12. 四手操作技术符合要求	1	□ □ □	
	13. 操作结束后用物终末处置符合要求	0.5	□ □ □	
合计	护理管理缺陷（　）条、合格率（　%）		共8项	
	诊室管理缺陷（　）条、合格率（　%）		共28项	
	护理安全管理缺陷（　）条、合格率（　%）		共32项	
	护理操作技能缺陷（　）条、合格率（　%）		共13项	
	总缺陷（　）条、合格率（　%）		共81项	

备注：1.NA 表示未涉及；2.本检查表总分为100分。

6. 优质护理质量检查标准——消毒供应中心质量检查清单，见表13-4-6。

表13-4-6　消毒供应中心质量检查清单

科室：　　　　　　值班者：　　　　　　检查者：　　　　　　检查时间：

项目	检查内容（在后面相应"□"内进行勾选）	分值	是 否 NA	情况说明
综合质量管理25分14项	1. 护理管理资料齐全，标识清楚，分类归档（一项未达到扣0.5分，扣完为止）	2	□ □ □	
	2. 科室护士岗位职责明确，各司其职，有护士岗位质量考核记录（一项未达到扣1分，扣完为止）	2	□ □ □	
	3. 有院级和科室各类规章制度、各岗位操作规范、工作流程及应急预案，有培训和考核记录，并落实（一项未达到扣0.5分，扣完为止）	2	□ □ □	
	4. 对护理规章制度、操作规范、工作流程落实情况有自查、分析、整改（一项未达到扣0.5分，扣完为止）	3	□ □ □	

续表

项目	检查内容（在后面相应"□"内进行勾选）	分值	是 否 NA	情况说明
综合质量管理 25分14项	5. 护理人员各类培训计划符合要求，按照计划及时完成各项培训，有培训计划完成效果评价（一项未达到扣1分，扣完为止）	2	□ □ □	
	6. 护理质量与安全管理小组职责明确，有检查评分标准，每周对科室护理质量与安全管理检查，结果及时反馈个人（一项未达到扣0.5分，扣完为止）	2	□ □ □	
	7. 每月护理质量与安全管理小组会议对检查结果有评价、分析、反馈及改进措施（一项未达到扣0.5分，扣完为止）	2	□ □ □	
	8. 每月对护理质量改进措施有追踪评价，体现护理质量持续改进，并与绩效挂钩（一项未达到扣0.5分，扣完为止）	1	□ □ □	
	9. 护士长手册填写及时、真实、完善（一项未达到扣0.5分，扣完为止）	2	□ □ □	
	10. 年计划、季安排、月重点、总结符合要求，按计划完成（一项未达到扣0.2分，扣完为止）	1	□ □ □	
	11. 每次护士长会议内容传达及时，并有科内护士签名（一项未达到扣0.5分，扣完为止）	1	□ □ □	
	12. 护士熟悉制度：岗位职责、操作规范、工作流程、监测制度、消毒隔离制度、器械管理制度、一次性医疗用品管理制度、交接班制度、查对制度、职业安全防护制度等	2	□ □ □	
	13. 严格执行优质护理服务，人员配置合理规范，特种设备作业人员持证上岗，排班符合要求，对落实情况定时自查、分析、整改有记录（一项未达到扣0.3分，扣完为止）	2	□ □ □	
	14. 无护生、进修生（含未在本院注册护士资格者）单独值班或签名	1	□ □ □	
工作区域管理 25分18项	（一）护理人员管理（10分）			
	1. 按时上岗，无迟到、早退，无缺岗（一项未达到扣0.5分，扣完为止）	1	□ □ □	
	2. 接待礼仪、电话礼仪规范，文明用语，严格执行首问负责制	1	□ □ □	
	3. 各区域衣帽鞋着装符合要求（一项未达到扣0.5分，扣完为止）	1	□ □ □	
	4. 岗位上无串岗、玩手机等与工作无关的行为	1	□ □ □	
	5. 熟悉制度：监测制度、消毒隔离制度、器械管理制度、一次性医疗用品管理制度、交接班制度、查对制度、职业安全防护制度等（一项未达到扣0.5分，扣完为止）	3	□ □ □	
	6. 掌握本岗位工作流程、操作规范、岗位职责	2	□ □ □	
	7. 执行医院感染各项规定，手卫生管理符合要求	1	□ □ □	
	（二）环境管理（15分）			

续表

项目	检查内容（在后面相应"□"内进行勾选）	分值	是 否 NA	情况说明
工作区域管理 25 分 18 项	1. 工作区域环境整洁、安全，地面无污物（一项未达到扣 0.5 分，扣完为止）	1	□ □ □	
	2. 分区明确，标识清楚（一项未达到扣 0.5 分，扣完为止）	1	□ □ □	
	3. 有污染物品和清洁物品专用通道	1	□ □ □	
	4. 工作人员进出通道符合要求	1	□ □ □	
	5. 物品处理由污到洁，不交叉、不逆流	2	□ □ □	
	6. 人员流向由洁到污，不交叉、不逆流	2	□ □ □	
	7. 物品存放架清洁	1	□ □ □	
	8. 进入不同工作区域符合相应着装要求	1	□ □ □	
	9. 医疗废物、生活垃圾按规定分装存放（一项未达到扣 0.5 分，扣完为止）	1	□ □ □	
	10. 一次性物品标识清楚、放置规范，有发放及定期盘点记录，储存条件符合要求	2	□ □ □	
	11. 各区域温湿度符合标准要求	2	□ □ □	
清洗消毒灭菌安全管理 40 分 27 项	（一）清洗消毒灭菌（30 分）			
	1. 严格遵守消毒隔离原则，重复使用医疗器械和物品密闭回收，精密器械、锐器、易破损器械应采用保护措施由专人专用工具运送，回收工具及容器清洗消毒，干燥放置	3	□ □ □	
	2. 清洗步骤符合国家要求，有细化的操作流程指引和防护要求，手工刷洗操作应在水面下进行，防止产生气溶胶	2	□ □ □	
	3. 清洗后的器械、器具和物品消毒的方法正确有效，不损伤器械	2	□ □ □	
	4. 清洗后的器械表面及其关节、齿牙应光洁，无血渍、污渍、水垢等残留物质和锈斑	2	□ □ □	
	5. 清洗、消毒质量监测符合要求	2	□ □ □	
	6. 包装材料、包装方式、包装标示、质量监测符合要求	2	□ □ □	
	7. 待灭菌物品洁净、器械功能完好、无锈迹（一项未达到扣 1 分，扣完为止）	2	□ □ □	
	8. 待灭菌物品包装、包内外灭菌标示符合规范要求	2	□ □ □	
	9. 灭菌质量监测方法和灭菌质量符合要求	2	□ □ □	
	10. 灭菌后物品应分类、分货架存放在无菌物品存放区，一次性使用无菌物品应去除外包装后放入无菌物品存放区	2	□ □ □	
	11. 运送车用后应清洁、消毒、干燥备用	1	□ □ □	
	12. 灭菌结束检查有无湿包，湿包不应储存与发放	1	□ □ □	
	13. 灭菌物品标识清楚，按物品有效期前后顺序摆放，在有效期内存放	2	□ □ □	
	14. 接触无菌物品前应洗手或手消毒	1	□ □ □	

项目	检查内容（在后面相应"□"内进行勾选）	分值	是 否 NA	情况说明
清洗消毒灭菌安全管理40分27项	15. 按照下收下送交接单上的内容进行无菌物品发放	1	□ □ □	
	16. 所有物品应密闭式运送	1	□ □ □	
	17. 环氧乙烷气罐专人妥善管理	2	□ □ □	
	（二）质量安全记录（10分）			
	1. 电源、压缩空气等运行条件符合设备要求并有记录	1	□ □ □	
	2. 水处理机、清洗机使用记录符合要求	1	□ □ □	
	3. 封口机、干燥柜使用记录符合要求	1	□ □	
	4. 环氧乙烷灭菌器运行安全检查	1	□ □ □	
	5. 脉动真空灭菌器每日开始灭菌运行前空载进行B—D实验并记录	1	□ □ □	
	6. 每锅观察并记录灭菌参数及设备运行状况	1	□ □ □	
	7. 每周一常规做生物监测并记录	1	□ □ □	
	8. 植入物每锅做生物监测并记录	1	□ □ □	
	9. 外来器械每锅做化学PCD监测并记录	1	□ □ □	
	10. 无菌物品储存间每日进行空气消毒并记录	1	□ □ □	
操作技术10分5项	1. 熟练掌握本岗位技术操作	3	□ □ □	
	2. 熟练掌握消毒供应中心应急预案及处理流程（一项未达到扣1分，扣完为止）	2	□ □ □	
	3. 着装规范，用物齐全（一项未达到扣0.5分，扣完为止）	1	□ □ □	
	4. 遵守隔离防护和回收、洗涤、包装、灭菌、发放操作规程	3	□ □ □	
	5. 遵守医院感染管理制度，个人防护符合要求	1	□ □ □	
合计	综合质量管理缺陷（　）分、合格率（　%）	共25分		
	工作区域管理缺陷（　）分、合格率（　%）	共25分		
	清洗消毒灭菌安全管理缺陷（　）分、合格率（　%）	共40分		
	操作技术缺陷（　）分、合格率（　%）	共10分		
	总缺陷（　）分、合格率（　%）	共100分		

7. 优质护理质量检查标准——护理教学质量检查标准，见表13-4-7。

表13-4-7 护理教学质量检查标准

科室：　　　　　　检查者：　　　　　　检查时间：

项目	检查内容（在后面相应"□"内进行勾选）	分值	是 否 NA	情况说明
培训管理	一、组织管理			
	1. 科室有护理教学工作年度计划、季度重点，有年度总结、季度小结	2	□ □ □	
	2. 科室教学工作具有计划性、条理性，专人负责	3	□ □ □	

续表

项目	检查内容（在后面相应"□"内进行勾选）	分值	是 否 NA	情况说明
培训管理	3. 护士长参与护理教学工作及时给予指导帮助，至少1次/月带教检查	1	□ □ □	
	4. 针对目标完成情况及时进行反馈及督促落实，有季度教学质量 PDCA 分析	1	□ □ □	
	5. 合理安排学员班次，原则上各类学员在老师指导下进行临床操作	1	□ □ □	
	6. 组织各类学员开展入科教育、理论培训、操作培训、护理教学查房等教学活动，至少1次/月	3	□ □ □	
	7. 各类学员出科前1周组织理论及操作考核	2	□ □ □	
	8. 出科前完成各类学员对科室教学情况的意见收集并记录	1	□ □ □	
	二、资料管理			
	1. 培训资料齐全，规范，并建立教学专用资料夹，标识明确规范，以学员类型分批次归类整理（培训资料包含培训计划、入科教育、轮转表、科内业务学习、小讲座、护理教学查房、理论考试、操作考试、科室教学资料库）（一项未达到扣1分，扣完为止）	10	□ □ □	
	2. 定期检查各类学员的记录手册，完整、真实、客观填写相关考核与评价内容（缺一项扣1分，扣完为止）	5	□ □ □	
	3. 考核与评价内容，由具体负责人（护士长、带教老师）签字	1	□ □ □	
	三、师资管理			
	1. 各类学员带教老师符合要求，综合素质好（参考口腔护理师资管理办法）	2	□ □ □	
	2. 带教老师熟悉培训计划要求和内容，并认真落实	3	□ □ □	
	四、学员管理		□ □ □	
	1. 对各类学员一视同仁，不区别对待	1	□ □ □	
	2. 认真填写并报送各类学员的考勤情况	1	□ □ □	
	3. 学员认真参加护理查房和听课，做好笔记	1	□ □ □	
	4. 学员按时参加医院或科室组织的理论及操作培训，出勤率100%	2	□ □ □	
培训实施	五、理论操作培训			
	1. 入科教育应涉及护理法律法规、规章制度、护理安全、责任制整体护理、医院感染防控、临床常见应急预案等公共知识；理论培训应涉及专科常见疾病的护理及健康教育、科室常见危重病患者的病情观察及护理等基础理论	5	□ □ □	
	2. 操作项目包含科室常见专科操作技术，并符合专科特性（一项未达到扣2分，扣完为止）	6	□ □ □	
	3. 各类学员培训计划符合对应的培训大纲（至少包含轮转周期1月、3月、6月的学员培训计划）	3	□ □ □	
	4. 有培训计划和培训实施记录	6	□ □ □	

续表

项目	检查内容（在后面相应"□"内进行勾选）	分值	是 否 NA	情况说明
培训效果	六、学员职业素养			
	1.学员遵守劳动纪律及医院各项规章制度，无迟到、早退情况发生，按规定请假，遵守保护性医疗制度	1	□ □ □	
	2.仪容仪表、语言行为符合规范要求，戴牌上岗	0.5	□ □ □	
	3.学员尊重带教老师，服从分配，无窜岗、换班、擅离岗位情况发生，持证上岗	1	□ □ □	
	4.学员熟悉本科室护理工作流程、各班职责	1	□ □ □	
	5.学员上班不玩手机，不做与工作无关的事情	0.5	□ □ □	
	6.学员无投诉事件发生	1	□ □ □	
	七、学员理论知识和技能水平			
	1.学员明确知晓科室培训计划	4	□ □ □	
	2.学员熟悉科室常见疾病的病情、治疗与护理、健康教育等，为患者实施整体责任制护理（护理部抽查）	4	□ □ □	
	3.学员基础护理操作熟练，并掌握常见专科操作技术	2	□ □ □	
	4.学员护理文书书写认真、规范	2	□ □ □	
	5.学员出科考核合格	4	□ □ □	
	6.学员顺利通过相应的理论、操作考核（护理部抽查）	4	□ □ □	
学员评价	八、满意度			
	1.科室规范化培训的带教计划实施及内容满意度	2	□ □ □	
	2.入科教育（内容、时间安排、方法、效果）满意度	2	□ □ □	
	3.科室对护理教学工作重视情况满意度	2	□ □ □	
学员评价	4.科室业务学习安排（时间、内容、数量、方法、效果）满意度	2	□ □ □	
	5.科室排班满意度	1	□ □ □	
	6.对带教老师（能力、态度）满意度	2	□ □ □	
	7.对科室教学秘书和护士长管理满意度	2	□ □ □	
	8.出科考核安排及总结评价（客观性、准确性、真实性）满意度。	2	□ □ □	
加分	培训结束后，学员对所有轮转科室进行推荐，被推荐一次加0.5分。	≤2	□ □ □	
反馈意见				
合计				

第五节　不良事件的上报与持续改进

一、相关概念

不良事件是指医院运行和各类人员的医疗活动中，任何可能影响患者的诊疗结果，导致增加痛苦、经济负担和可能引发医疗纠纷或医疗事故的因素及事件；或者是影响医务人员人身安全和医疗工作正常运行的因素和事件。

护理不良事件是指并非由原有疾病所致，而是由医护行为造成患者死亡、住院时间延长或离院时仍带有某种程度失能的伤害事件，主要包括跌倒、坠床、压疮、管路滑脱和用药错误等。

二、不良事件的分类

Ⅰ级事件（警告事件）是指非预期的死亡和非疾病自然进展过程中造成永久性功能丧失。

Ⅱ级事件（不良后果事件）是指在疾病医疗过程中因诊疗活动而非疾病本身造成的患者机体与功能损害。

Ⅲ级事件（未造成后果事件）是指虽然发生了错误事实，但未给患者机体与功能造成任何损害，或有轻微后果而不需任何处理可完全康复。

Ⅳ级事件（隐患事件）是指由于及时发现错误，但未形成事实。

三、不良事件的上报

1. 强制性上报（24 小时内网报）。Ⅰ级事件：非预期死亡和非疾病造成的永久性功能丧失。Ⅱ级事件：非疾病造成的机体与功能损害。

2. 鼓励上报（5 天内网报）。Ⅲ级事件：发生了事实，但未造成伤害或伤害轻微不需任何处理。Ⅳ级事件：隐患事件，及时处理未形成事实。

四、不良事件的持续改进

1. 医疗质量安全不良事件预防。倡导全员主动上报医疗质量安全不良事件。

2. 全员培训。每年制订院级和科级质量安全管理培训计划。院级培训对象为全院职工，旨在提高全院质量风险防范意识，建立起良好的医院安全文化氛围。科级培训应按照上级主管部门、医院要求和科室工作计划，对科内职工开展质量安全管理培训并考核。

3. 日常管理。医务部对危重患者和围手术期患者实行日常督查；护理部对危重患者实行日常督查；后勤保障部对基础设施和环境实行每日督查；医学装备部对临床科室实行每月巡查，确保设备完好，以减少不良事件发生。

4. 宣教与文化建设。充分利用宣传活动进行医疗质量安全不良事件的宣传教育，让上报成为一种习惯，融入日常诊疗、护理活动、科室管理、医院运行中。同时，分享学习典型案例，制定针对性演练方案，及时发现安全隐患，形成质量安全文化。

5. 医疗质量安全不良事件组织管理。成立医疗质量安全不良事件管理小组（图13-5-1），组长为医务部负责人，成员归口职能部门负责人。

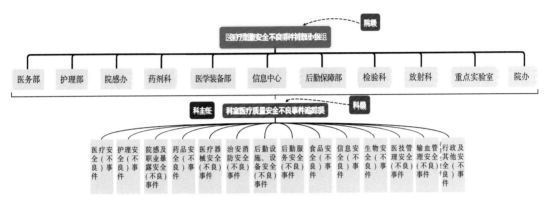

图 13-5-1　医疗质量安全不良事件管理组织架构

6. 医疗质量安全不良事件处置。

（1）处置原则：按照医疗质量安全不良事件分级分类，遵循及时处置、归口处置、分级处置和分类处置的原则，对于严重不良事件，要第一时间处置，及时消除事件影响度，将可能造成的损害或损失降到最低。

（2）处置部门：医疗质量安全不良事件主管部门负责人/协调执行责任人组织相关科室人员，对各类医疗质量安全不良事件进行分析；与发生科室/部门共同对事件发生的原因、过程进行调查，协助制定最佳整改措施，同时要针对上报的各种不良事件进行统计、分析、总结和报告，并将分析结果、改进计划、改进措施、改进政策等相关信息进行落实。各类不良事件归口职能部门见表13-5-1。

事件相关归口职能部门应对Ⅰ级和Ⅱ级事件依据质量改进的原则和方法，对报告数据进行深入分析和趋势分析，必要时对相关工作进行流程改进，以防止或减少类似事件再次发生。

表 13-5-1　各类不良事件归口职能部门

不良事件类型	归口职能部门
医疗安全（不良）事件	医务部
护理安全（不良）事件	护理部
院感及职业暴露安全（不良）事件	院感科
药品安全（不良）事件	药剂科
医疗器械安全（不良）事件	医学装备科

续表

不良事件类型	归口职能部门
治安消防安全（不良）事件	后勤保障科
后勤设施、设备安全（不良）事件	后勤保障科
后勤服务安全（不良）事件	后勤保障科
食品安全（不良）事件	后勤保障科
信息安全（不良）事件	信息科
生物安全（不良）事件	重点实验室、检验科
医技管理安全（不良）事件	检验科、放射科
输血管理安全（不良）事件	检验科
行政及其他安全（不良）事件	院长办公室

（3）处置流程见图 13-5-2。

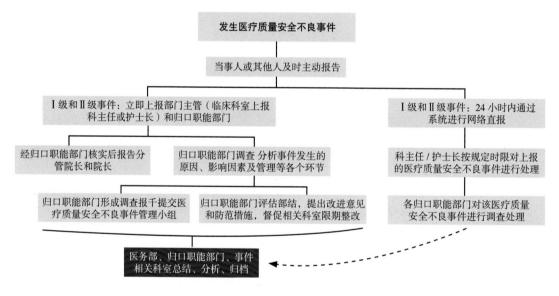

图 13-5-2　医疗质量安全不良事件处置流程图

7. 医疗质量安全不良事件监控。

（1）按照国家卫生健康委及中国医院协会相关文件要求实施监测，积极开展医疗质量安全不良事件综合性监测，以掌握医院医疗质量安全不良事件发生的多发环节、多发科室、高危因素等，为医院质量管理提供科学依据。

（2）医务部结合主动监测数据和上报数据完成医疗质量安全不良事件监测，有汇总、分析、反馈，针对存在的问题督促相关职能部门和当事科室进行整改。

（3）医务部通过月度、季度和年度医疗工作简报通报医疗质量安全不良事件管理的监测控制内容。

（4）医疗质量安全不良事件分析评价，当事科室负责人组织科室医疗质量安全不良事件追踪员对医疗质量安全不良事件进行分析总结并形成报告；各归口职能部门组织人员对上报事件进行汇总分析，主要采用趋势分析和个案分析；医务部对收集到的医疗质量安全不良事件进行月度、季度、年度分析，公布处理分析结果，并督导归口职能部门处理及整改措施的落实情况。

8. 医疗质量安全不良事件分类见表 13-5-2。

表 13-5-2　医疗质量安全不良事件分类表

序号	事件分组	子菜单 1	子菜单 2
1	医疗安全（不良）事件	手术 / 麻醉相关事件	患者身份识别错误
2			围手术期评估不足
3			手术部位无标识
4			手术部位标识错误
5			手术器械供应缺陷
6			手术方式错误
7			手术部位错误
8			异物遗留体内
9			手术器械 / 耗材丢失
10			患者术中死亡
11			术中术后出现并发症
12			非计划再次手术
13			重大手术未报批
14			麻醉意外
15			麻醉评估不足
16			其他
17		诊疗相关事件	种植体松动 / 脱落
18			种植体周围炎
19			器械分离
20			误吸误吞
21			软组织损伤
22			治疗牙位错误
23			知情同意事件
24			医疗并发症
25			未按要求报告传染病
26			辅助检查
27			医源性气胸
28			医源性意外穿刺或撕裂伤事件
29			因输注血液或血液制品而造成感染慢性病或绝症
30			过错导致的溶血性输血反应
31			一次性耗材或植入性材料引起的不良事件
32			其他

续表

序号	事件分组	子菜单1	子菜单2
33	医疗安全（不良）事件	诊疗记录事件	诊疗记录丢失
34			未按要求记录
35			记录内容失实
36			涂改记录内容
37			伪造病历
38			无资质人员书写记录
39			丙级病历
40			违规出具诊断证明
41			其他
42		医疗投诉事件	医疗纠纷隐患事件
43			投诉纠纷事件
44			医患沟通类事件
45	护理安全（不良）事件	护理事件	跌倒/坠床
46			压力性损伤
47			处置治疗类
48			烫伤类
49			其他
50		管路事件	管路滴漏
51			管路脱落
52			管路连接错误
53			管路断裂
54			管路闭塞
55			管路内异物
56			管路内混入空气
57			其他
58	药品安全（不良）事件	药物治疗类	—
59		药品不良反应	—
60		药品质量类	—
61		药品滥用类	—
62		用药错误	—
63		药品存储	—
64		制剂管理	—
65		其他	—
66	医疗器械安全（不良）事件	仪器（设施、设备）类	—
67		医用耗材类	—
68	治安消防安全（不良）事件	公共安保事件	—
69		消防安全类	—
70		危险品管理类	—
71		患者自杀、自残	—

续表

序号	事件分组	子菜单 1	子菜单 2
72	治安消防安全（不良）事件	患者走失	—
73		婴幼儿被偷窃	—
74		辱骂、殴打、刺（杀）伤医务人员	—
75		其他	—
76	后勤设施、设备安全（不良）事件	公共服务设施、设备类	—
77		物业维修类	—
78		其他	—
79	后勤服务安全（不良）事件	转运类	—
80		环境保洁类	—
81		虫害防治类	—
82		其他	—
83	食品安全（不良）事件	食源性中毒	—
84		菜品变质	—
85		其他	—
86	信息安全（不良）事件	网络攻击类	网页篡改
87			webshell 提权
88			cc 攻击
89			DDOS 攻击
90			扫描器攻击
91			SQL 注入
92			拒绝服务攻击
93			病毒攻击
94			物理攻击
95		信息泄露类	人员信息泄露
96			账户密码泄露
97			财务数据泄露
98			就诊信息泄露
99		软硬件故障	服务器故障
100			工作站电脑故障
101			打印机故障
102			网络故障
103			数据库故障
104			读卡器故障
105			操作系统故障
106			应用软件故障
107			软件漏洞

续表

序号	事件分组	子菜单1	子菜单2
108	信息安全（不良）事件	其他	设备停电
109			接触不良
110			线路故障
111			设备进水
112			人为拆除设备
113	生物安全（不良）事件	试剂与仪器事件	试剂超期使用
114			仪器信息故障导致报告时间严重延长
115			环境温度超标导致仪器故障
116			使用计量检测不合格设备
117			设备故障导致生物风险传播事件
118		生化污染事件	高致病性病原微生物样本大量溢洒
119			高致病性病原微生物样本保存不当
120			危险化学品储存不当
121		生物安全突发事件	高致病性病原微生物样本丢失
122	生物安全（不良）事件	进口科研试剂生物风险事件	进口试剂携带未知/已知生物，引起人群致病或者传播的事件
123			常规试剂不当使用导致的人身、设备安全事件
124		危险化学品事件	违规采购危险化学品
125			违规储存、使用危险化学品
126			超量储存危险品
127			危险化学品不当使用、溢洒等导致的人身伤害、消防安全事件
128			使用后的危险化学品（废液）违规丢弃事件
129		生物废弃物事件	未经灭活的微生物标本、培养皿等直接丢弃，引起疾病传播风险事件
130			废弃的锐器不当丢弃，引起的人身伤害事件
131			生物医疗废弃物与生活废弃物大量混合丢弃事件
132			低温保存媒介物质不当丢弃引起的人身伤害事件（如干冰不当丢弃，引起人员冻伤/窒息等）
133		毒、麻、精神类药品事件	违规购买毒、麻、精神类药品，违规使用此类药品，此类药品因不当保管导致的泄漏事件
134		动物实验事件	从无实验动物生产合格证的单位购入实验动物
135			购入后未采用合格的转运笼盒转运至动物房的动物
136			购入动物未按照规定运输至动物房的动物（如长时间运输未给予转运饲料饲喂；运输环境温度超过28℃等）
137			购入动物出现脱毛、皮疹、精神萎靡、腹泻、皮肤及黏膜出血等患病实验动物
138			从其他未达到SPF级动物房转运的大、小鼠实验动物

续表

序号	事件分组	子菜单 1	子菜单 2
139	生物安全（不良）事件	动物实验事件	从其他动物房转运的大、小鼠实验动物质检结果未达到 SPF 级要求
140			操作人员未按要求操作导致动物逃离笼盒
141			长时间断电导致饲养仪器运行故障
142			环境温度过高导致动物死亡
143			环境湿度过高导致动物患病甚至死亡
144			患病动物不及时处理成为传染源
145			死亡动物不当处理
146			动物伤人事件
147			防护措施不到位导致动物疾病传染人
148			废弃物处理不当导致环境污染
149			防疫措施不当导致季节性疫病如蚊虫叮咬
150			饲料、垫料存放不当导致质量不合格
151			液氮冻伤事件
152	行政及其他安全（不良）事件	不作为事件	—
153		涉及医院管理流程、制度或机制上的问题造成的不良事件	—
154		其他院内公共事件	—
155	行政及其他安全（不良）事件	员工跌倒、意外伤害、工伤等事件	—
156		其他	—
157	医技管理安全（不良）事件	病理类	—
158		医学检查类	造影不良反应
159			辐射事故损伤
160			其他
161		医学检验类	标本采集错误
162			采集标本丢失
163			信息记录错误
164			记录信息丢失
165			计算机系统故障
166			结果传递错误
167			报告单丢失
168			危急值漏报
169	输血管理安全（不良）事件	输血类（交叉配血错误等）	—
170		输血不当	—
171		存储不当	—
172		传送不当	—
173		核对不当	—
174		执行不当	—
175		输血不良反应漏报	—

（陈守会　刘　琳）

参考文献

1. 李还廷 . 护理质量管理指标解读 [M]. 上海 : 科学出版社 , 2020.

2. 吴欣娟 . 护理管理工具与方法实用手册 [M]. 北京 : 人民卫生出版社 , 2015.

3. 简伟研 , 么莉 . 质控工具在护理管理中的应用 [M]. 北京 : 人民卫生出版社 , 2020.

4. 李秀娥 , 王春丽 . 实用口腔护理技术 [M]. 北京 : 人民卫生出版社 , 2015.

5. 国家卫生健康委员会 . 2019 年国家医疗服务与医疗质量安全报告 [M]. 北京 : 科学技术文献出版社 , 2019.

第十四章 口腔门诊护理质量管理

护理质量是护理人员为患者提供护理技术、生活照护的效果和程度，即护理效果过程中形成的客观表现。随着医学模式的转变及医疗事业的迅速发展，护理服务范围不断扩大，人们对护理质量的期望值越来越高。口腔镇静镇痛技术作为提升口腔卫生服务新方向和新突破口，融合了多学科的知识与技术，对于口腔医师、麻醉医师和门诊护士来说是一个新的挑战。本章就口腔门诊镇静镇痛治疗护理质量管理进行阐述。

第一节 概述

无痛口腔门诊是综合平台型科室，是整合全院医疗资源所形成的专业治疗团队，为牙科恐惧症患者以及合并有全身基础疾病患者在进行综合性口腔治疗时提供舒适、无痛、安全的就诊环境。目前主要采用国际主流的清醒镇静技术，复合各种监测手段，结合规范的四手操作配合，缓解各种口腔疾病治疗过程中的焦虑紧张情绪以及对合并有严重基础疾病（心、脑、肾等器官性疾病）的患者进行一定的监测及干预，预防意外情况的发生。因此，对无痛口腔门诊护士的要求与一般普通口腔门诊护理要求有所不同，无痛口腔门诊护理质量管理显得更为重要。

无痛口腔门诊质量管理需要根据现代科学管理理念设置护理质量保证和护理质量监测，制定护理质量控制指标、标准和质量管理要求，依靠质量管理工具，开展质量监测、预警、分析、考核、评估以及反馈工作，鼓励护士主动上报无痛口腔门诊诊疗过程中的不良事件，并以此作为科室持续改进质量的重要基础性工作，定期发布科室质量管理信息，达到持续改进质量的目的。同时要求科室定期开展就诊患者和员工满意度测评，努力改善就诊患者体验和员工职业感受，使员工创造好的医疗质量和满意度高的患者感受。保证医疗质量和医疗安全，构建和谐医患关系，是口腔镇静镇痛门诊护理管理的关键。因此，把质量管理贯穿于医疗工作的全过程，加大质量管理力度，强化质量管理机制，建立一套完善的护理质量管理体系势在必行。

第二节　口腔门诊护理质量保证与监测

一、门诊镇静镇痛护理质量保证

质量保证既有基础层面，又有过程层面。在基础层面上，它是一个医院或者科室存在与发展的基础准备，只有具备了这些保障患者安全的人员、制度、技术和管理，才能从事医疗的基本服务。在过程层面上，质量保证是一种商品或一项服务工作适合于完成预定要求的属性。美国医疗质量管理之父多那比第安（Avedis Donabedian）将护理质量保证界定为护理过程中专业价值的判断，不断地提供患者需求的照护结果，并认为质量是医疗照护目标与实际照护之间的符合程度。质量保证能监控照护活动是否达到最优质的程度。

系统理论模式作为护理质量保证代表，其理论的基本组成包括输入、转换过程、输出及回馈。现将重庆医科大学附属口腔医院无痛口腔门诊的质量保证开展情况介绍如下。

1. 输入。代表系统或医院投入的状况，如无痛口腔门诊拥有 17 名结构合理的医护人员配置、17 台数字式笑气吸入装置和 17 台多功能监护设备设施。

2. 转换过程。医院投入的人力、设备等通过医护人员转换为行动或执行措施，如无痛口腔门诊每年完成无痛口腔治疗 4 万余例，门诊全麻下儿童口腔治疗 2 000 余例，累计完成舒适化口腔治疗近 50 万例，门诊全麻下儿童口腔治疗 1 万余例。

3. 输出。结果表现的状况或达到的程度。如无痛口腔门诊开展的清醒镇静技术，安全性大，避免医源性心理创伤，被就诊患者接受。

4. 回馈。代表系统的重要组成部分，对服务的全过程进行分析与改进。医院行风办在中心设置独立信箱和公开反馈渠道，鼓励就诊患者及家属参与中心服务提升工程建设。

二、门诊镇静镇痛护理质量监测

"没有监测就没有质量改善"，质量改善的起点始于质量的测量和监测，监测护理质量状况，分析质量现状、影响因素，确定改善目标和对策，评价改善效果，修订相关制度和流程。要提升护理质量，除了在临床实践中持续监测，同时也要有子系统的计划、执行及应用科学的方法分析、改善。根据美国出版《质量管理》一书中提出的质量管理 10 个步骤，现将重庆医科大学附属口腔医院无痛口腔门诊的护理质量监测的情况作如下介绍：

1. 指定责任。医院管理领导者对质量的支持相当重要，投入质量管理的资源包括单位推行质量管理工作所需要的人力，因此要有明确的质量管理组织体系，要指定专门质量管理负责人及承办人，负责推动部门的质量管理工作。无痛口腔门诊成立有镇静镇痛护理质量管理小组，由护士长作为质量管理组长，负责无痛口腔门诊护理质量全面提升；质控组长作为质量管理落实责任人，负责质量管理工作部署和协调；无痛口腔门诊另设有门诊镇静镇痛护理安全、门诊镇静镇痛护理医院感染控制、门诊镇静镇痛护理文书及门诊镇静镇痛护理教育培训等质控专员各一名。

2. 选定临床照护的范围。临床照护的范围广泛，需要界定推动的范围。应从就诊患者所需的准备、治疗性措施的执行到预防性护理指导，护理人员所提供的照护标准都可以进行护理管理。如就诊口腔患者身份识别正确率、就诊口腔患者术前三方核对正确率及就诊口腔患者跌倒/坠椅的发生率等门诊镇静镇痛管理的重要质量指标。

3. 界定重要照护面。重要照护面是在整个护理过程中找出优先次序，作为质量监控的重点，例如重庆医科大学附属口腔医院无痛口腔门诊的高危性的照护措施或需要该照护活动频率较高情况，如表 14-2-1 所示。

表 14-2-1　重庆医科大学附属口腔医院无痛口腔门诊的照护活动情况

临床层面（患者或家属）	专业层面（护理人员）	行政层面（组织系统管理）
患者安全	护理过程在镇静镇痛的使用	环境管理与安全保障
口腔健康教育	护理教育人才培训	护理服务
口腔健康评估	新进人员	护理人力资源配置

4. 依照重要照护面制定指标。指标是照护结果的评价，从重要照护面来制定指标，才能衡量该活动的执行情形。如无痛口腔门诊确定重要照护面是患者安全，其指标则可以包括：制定查对执行率、身份识别正确率等。结构指标和过程指标的选择要看其与结果指标是否有关。如就诊患者坠椅的发生率是个结果指标，与护理人员的教育培训有关，因此结构指标就可以以训练计划有无作为评价依据。过程指标同样需要看结果指标是否与其有关。如无痛口腔门诊的就诊患者异物误吸率与护理过程密切相关，所以严格无菌操作、使用橡皮等屏障及增加节点物品清点的必要性等过程指标就要持续给予监测，因为该指标对患者的安全非常重要。

5. 建立指标的评价阈值。指标的评价阈值是指标要达到的水准，阈值的决定可参考文献或以往院内的进步水准、同行医院的标杆值、经由资料收集后评估要实现的改善目标。如当年一季度无痛口腔门诊就诊患者满意度为 90%，下一季度就要在此基础上提高，各质控专员则要在形成就诊患者满意度的各个维度上进行监测，并对不满意因素进行改进，最终达到持续提高的阈值。

6. 收集及组织资料。当指标及阈值确定后，还要研究监测方式及资料收集方式。资料收集监测的方式和资料的来源，可通过病例审核、问卷调查、信息系统截取、不良事件上报等多种途径和方式取得。资料收集还要制订收集频率和处理如何取样的问题，一般不可能对门诊所有护士或所有患者进行取样，需要采用分层抽样方法（也称为类型抽样）进行抽样，它是将总体单位或元素按属性、特征分为若干个层次或类型，然后在各类型或层次中按随机原则抽取样本，而不是从总体单位或元素中直接抽取样本。若要考核无痛口腔门诊护士的急救应急护理配合合格程度，就要选择一些常见急救技术。分层标准的选择应注意，把需要研究的主要变量或相关变量作为分层的标准；选择的分层标准能反映层次或类型的主要特征；选择的标准要能把总体明显地分为不同的层次。

7. 评价结果偏差的情况。评价照护结果与阈值的差异，并找出问题的倾向及引起问题的原因。偏差的原因有些是系统性的问题，需要进一步分析、探讨其根本原因，全面、系统地寻求解决的方案。

8. 采取改善的行动。一般来说，问题分为以下三类：体系内的问题，通常是跨单位的议题，例如把患者运到查检单位的安全问题，需各医技科室、医院后勤保障部门、送检科室护理人员相互沟通才能解决；工作行为的问题，例如未遵守标准作业规范，从而导致给药错误，需要从个别行为矫正抓起并进行辅导；知识不足的问题，可能是对某种照护知识或技能不熟悉或不知晓，可加强在职教育或自我学习，特别是新进人员要有临床指导教师的带领与指导。

9. 评估并记录成效。采取改进方案，需列入记录并持续追踪，效果未达到明显改进时，需要再评估并回馈执行，以达到理想的目标。

10. 信息的沟通与呈报。将监测评估的结论记录后，依照医院的规定逐级呈报，属于中心个别性的监测评估则在单位研究解决。所有护理质量管理指标的监测、评估、改进及追踪等，均在无痛口腔门诊护理质量管理组讨论，并将会议记录及相关统计表分发至各护理质控专员。

门诊镇静镇痛护理质量保证与质量监测是使用完整的护理标准于护理实践中，作为护理指引，并于执行后持续评估及检验改善护理措施，以确保门诊患者获得适当的护理支持。同时，除了在门诊护理实践中持续监测，也要有子系统的计划、执行及应用科学的方法分析、改善，保障高质量的门诊护理服务。

第三节　口腔门诊护理质量标准与指标运用

一、门诊镇静镇痛护理质量标准

护理标准是对结构、过程、结果或成本消耗的品质程度进行明确、具体的叙述。有完整的护理标准，可提供临床护理的指引，维持及促进护理照顾的品质，提供行政、在职教育及科学研究的参考。

（一）建立门诊镇静镇痛护理标准的步骤

护理标准的制定必须考量患者、工作人员及组织系统三方面。以重庆医科大学附属口腔医院无痛口腔门诊建立门诊镇静镇痛护理标准为例，介绍其步骤如下：

1. 成立标准制定小组。小组成员可依标准确定主题，选用不同的人员组合。如全凭吸入麻醉下儿童口腔治疗的护理配合标准制定和修订主要来自具有执行该项作业的丰富经验的护理管理者及一线护士。

2. 寻找资源。拟定标准时可考量现行作业、指南、三甲医院评审标准或观察实际执行者，并参考相关文献、寻求专家意见以佐证其可行性及品质。

3. 参考专科或者单位的护理理念及工作方针。任何标准都不是主观臆断，标准一般来自实践，又高于实践且反作用于实践。如凭吸入麻醉下儿童口腔治疗的护理配合标准的制定参考了北京大学附属口腔医院等国内同行的护理理念以及医院发展成熟的舒适化专科建设成果与实践经验。

4. 界定小组成员的工作职责。小组成员需要确认各自职责，以便分工及追踪。如在制定全凭吸入麻醉下儿童口腔治疗的护理配合标准时，分配好各负责修订的人员，达成进行标准制定的共识。

5. 决定建立何种架构及形态的标准。对于标准呈现架构及形态方式，应先确认以达成共识。

6. 评价其通用性及文字的清晰度。标准的文字叙述应具体、清晰，制定完成时，邀请实际操作人员，尤其是低年资护士先试用，以确认该标准的流程是否符合临床所需。

（二）制定门诊镇静镇痛护理标准的要求

在制定护理标准时，质量控制团队应明确一个好的标准的制定要满足以下要求：

1. 目标指向。标准必须是面向目标的，即遵循标准总是能保证生产出相同品质的产品。因此，与目标无关的词语、内容不应出现。

2. 显示过程和结。如"拔牙术后的饮食是流质状"，这是一个结果，应该描述为：小碗里面加入约 30 mL 的温开水，然后加入 1 平勺的营养米粉（或 1 平勺的奶粉或蛋白粉，用专门配置的奶粉量勺更佳），放置一小会儿，使其充分被水湿润，再用小汤勺按照顺时针方向搅拌后呈流质状。

3. 用词准确。标准用语尽量不使用"适当""加强""注意"等抽象词语。

4. 量化具体。每个阅读此标准的人必须以相同的方式解释或理解标准，为了达到这一点，标准中应该多使用图片和数字。

5. 现实性。标准必须是现实的，即可操作性。

6. 修订。工作都是按照标准进行的，因此标准必须是最新的，是当时正确操作情况的反映。在服务质量水平已经改变、发现问题及步骤改变、工作程序改变及适应外部因素改变等情况下，应组织力量修订标准。

二、门诊镇静镇痛护理质量指标运用

信息化监测的指标数据来自全样本且具有客观性，规避了人为判断的差异，原因分析不仅能够责任到人而且能通过数据分析与比对找出其内在的规律性和关联性，使护理质量得以有效地持续改进。正是在这样的背景下，国家医院管理研究所护理中心回顾过去数年各医疗机构敏感指标应用过程中出现的各类问题和各种诉求；基于门诊镇静镇痛护理发展需要，国家医院管理研究所护理中心未来也会引入护理敏感指标，不仅有助于提升门诊镇静镇痛数据采集的准确性，更有助于数据收集的标准化、同质化和可比化，统一管理数据元素的特征，为质量管理纳入信息系统提供了便利。为构建门诊镇静镇痛的专科护理成效指标，推动门诊镇静镇痛护理质量管理走向科学化、规范化，科学有效地提升护理质量。

（一）数据元素分类

1. 通用信息（类）6项：编码 NSQDS.G1—NSQDS.G6，其中 G 代表 General。

2. 结构信息（类）47项：编码 NSQDS.S1—NSQDS.S47，其中 S 代表 Structure。

3. 过程信息（类）4项：编码 NSQDS.P1—NSQDS.P4，其中 P 代表 Process。

4. 结局信息（类）33项：编码 NSQDS.O1—NSQDS.O33，其中 O 代表 Outcome。

注：以上分类来自《护理敏感质量指标监测基本数据集实施指南（2018版）》，其中 NSQDS 是指护理敏感指标监测基本数据集的数据元素（Nursing Sensitive Quality Data Sets）。

现以获取重庆医科大学附属口腔医院门诊镇静镇痛中心护士专业技术职称这一指标为例，提取详情分析：

NSQDS.S13 护士专业技术职称

【数据元素 ID】NSQDS.S13

【数据元素名称】护士专业技术职称

【数据元素类别】结构

【数据元素定义】指执业护士取得的最高级别的专业技术资格证书

【关联指标】不同级别护士配置、护士离职率

【数据格式】类型：字符

长度：5

发生：N

【允许值】

初级（士）

初级（师）

主管护师

副主任护师

主任护师

【建议的数据来源】

人力资源管理系统

NIS

护理人员档案管理表

【提取说明】以取得的相应证书并被所在医疗机构聘用为准

【提取指南】无

（二）护理敏感质量指标

所包含指标的编号、定义、意义、指标来源 / 文件、公式、计算细则、分子说明、分母说明、相关的数据元素 ID 和类别、数据收集方法、指标分析建议等信息。现提取重庆医科大学附属口腔医院无痛口腔门诊护士职业环境这一指标为例，分析如下：

【护理敏感质量指标集合】护理敏感质量指标

【护理敏感质量指标集合】NSQI-15

【定义】护士执业环境是促进或制约护理专业实践的工作场所的组织因素，如护士参与医院管理的程度、医院对护理工作的支持程度、护理领导力、护士配置、护理专业提升、护士待遇、医护关系、护士社会地位等。健康的护士执业环境可以提高护士工作满意度，降低护士离职率，培养护士的专业行为，减少不良事件以及不良事件导致的医疗花费，进而节约医院管理成本与患者医疗成本。

【指标来源 / 文件】

《护理敏感质量指标实用手册（2016 版）》第十四章，护士执业环境测评。

Implementation Guide for the NQF Endorsed Nursing-Sensitive Care Measure Set, 2009.

【工具】使用国家卫生健康委员会医院管理研究所护理中心主导开发的《护士执业环境测评量表》。该量表共有 36 个条目，分 10 个维度：医院管理参与度（条目 1 ~ 3）、临床护理专业性（条目 4 ~ 5）、领导与沟通（条目 6 ~ 9）、质量管理（条目 10 ~ 15）、内部支持（条目 16 ~ 20）、医护合作（条目 21 ~ 22）、专业提升（条目 23 ~ 26）、人力配置（条目 27 ~ 31）、社会地位（条目 32 ~ 33）及薪酬待遇（条目 34 ~ 36）。

【计算细则】

医院护士执业环境得分：计算每份有效问卷的量表条目 1 至条目 36 的评分总和，除以条目数 36，作为每位护士对医院执业环境的评分。若所有参加测评的护士对执业环境的评分呈正态分布，取其均数 ± 标准差作为医院的护士执业环境得分。若呈非正态分布，则取其中位数、四分位数。

各维度得分：计算每份有效问卷中各个维度包含的条目评分总和，除以该维度的条目数，作为每位护士对执业环境各个维度的评分。若所有参评护士对执业环境的评分呈正态分布，取其均数 ± 标准差作为医院的护士执业环境得分。若呈非正态分布，则取其中位数、四分位数。

各条目得分：计算医院所有有效问卷的每一条目的均数和标准差（数据呈正态分布时），或中位数、四分位数（数据呈非正态分布时）。

【纳入群体】

参加执业环境测评的护士应具护士执业资格，在被测评医疗机构注册、本年度从事护理岗位的工作时间超过 50%，入职时间超过 1 年，无精神疾病史，自愿参加调查。参加调查人数不低于中心执业护士数的 80%。

参与调查的人员的岗位类别、工作年限、工作科室等必须符合调查目的和需求，且应具有代表性。

【排除群体】

非本医疗机构注册护士

入职时间不满 1 年的护士

非护理工作岗位（如院办）工作的护士

【数据收集方法】

使用国家卫生健康委员会医院管理研究所护理中心主导开发的《护士执业环境测评量表》。护士执业环境测评量表为自填式问卷，测评周期为 1 年 1 次。调查前，调查人员应按照量表指导语向参加测评护士说明调查的目的和应答方法，并承诺数据保密，保证调查对象在无任何压力下填写，以不记名方式进行回收，以确保测评结果真实、可靠。

【指标分析建议】

每年调查 1 次。

分析护士执业环境时，一方面可以分析量表中每一条目得分、各维度得分，以及总量表得分，将这些得分与自身的历史数据进行比较，分析变化及原因，也可以与本地区同级别医疗机构、标杆等进行比较分析，采取改善措施，营造更加健康的护士执业环境。

护士执业环境，可以独立，也可以和其他指标联合，作为护理质量结构指标，分析其对护理质量过程指标、结果指标的影响。

在分析护士执业环境的影响因素时，可以分析其他结构指标，如护理时数、护士学历结构、职称结构、年资结构、离职率等对护士执业环境的影响。

因此，在向门诊护理管理目标前进的过程中，护理管理者通过指标监测，可以及时了解前行的方向，以免走弯路。护理管理者完成了既定工作服务后，可以通过指标值的变化程度和方向来评价目标的达成情况。科学的管理需要有"目标"做引导，而"指标"是目标的具体化。

第四节　口腔门诊护理质量管理的实施

在质量管理过程中，强调"用数据说话"。实践证明，借助科学的管理工作，能够使质量管理卓显成效，起到事半功倍的作用。PDCA 循环作为全面质量管理体系运转的基本方法，收集和分析质量数据，查找和确定质量问题，不仅科学，而且实用，对护理管理者而言，要掌握他们，并应用到护理质量管理中。

一、发现问题

无痛口腔门诊护理质控小组结合门诊护理工作现状和影响工作最突出的问题，如无痛口腔门诊就诊患者发生跌倒、围手术期三方查对制度、物品清点等落实问题，这些问题大多数是护士防范措施落实不到位造成的。

二、确立问题

1. 收集数据。

（1）确定由谁收集数据，取决于质量管理活动的本身和资源，此外数据收集者须具备充分的时间和必要的知识，方能收集到准确和有价值的信息。

（2）确定收集数据的期限，可由数小时至数月不等。

（3）确定收集的方法，一般采用查核表、层别法等进行全部查核或抽样查核。

（4）整理数据并分析，在收集期限内，针对每一个项目，依据实际情况（现时、现地）将结果填入表格中并整理数据，进而统计分析。

2. 分析问题，锁定要因。

利用鱼骨图、头脑风暴等工具进行原因分析，找到问题的原因，如无痛口腔门诊全麻拔牙术后发生跌倒的原因分析，如图 14-4-1 所示。

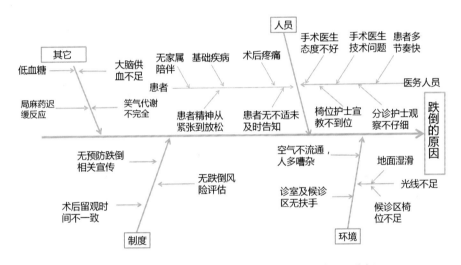

图 14-4-1　口腔门诊全麻拔牙术后发生跌倒的原因分析

回顾事件发生场地、就诊患者的临床资料和现有门诊科室对跌倒、坠椅的预防措施实施等信息，再进行要因评定，得出此次事件发生的诱因如下：

（1）人——分诊护士观察不仔细、四手护士宣教不到位、四手护士对有基础疾病的患者关注不够；手术医师态度欠佳、手术医师操作水平、就诊患者换台节奏快及管理者对重点环节监控不到位；就诊患者存在基础性疾病、无家属陪同就诊、就诊患者术后疼痛耐受差、就诊患者就医依从性较差。

（2）机——候诊区候诊椅位不足、候诊椅老化及无痛口腔门诊及候诊区域无扶手等防跌倒措施欠缺。

（3）料——局部麻醉药物迟缓反应、笑气代谢不完全及未提供充足有效的预防跌倒预防工具。

（4）法——无痛口腔门诊跌倒风险评估制度执行不力，手术后留观时间不一致，无详细的预防跌倒宣传资料。

（5）环——门诊空气不流通、光线不充足、地面湿滑、就诊患者多且嘈杂。

3.目标设定。无痛口腔门诊患者术后不再发生跌倒。

4.制订对策。针对主要原因，制定措施计划，主要回答"对主要原因，为什么（Why）制订该措施？达到什么（What）目标？在何处（Where）执行？由谁（Who）负责完成？什么时间（When）完成？如何（How）完成？"一般来说，制订对策，先从文献查证开始，通过文献检索查证，可以找到有关减少及消除事件发生的护理案例和技术成果，将可获得的最佳文献与证据、医护人员的丰富经验，结合患者实际情况，制订预防无痛口腔门诊的措施如下：

（1）无痛口腔门诊制订预防跌倒"十知道"宣传板报上墙，向每位前来就诊患者宣传展示。

（2）进行拔牙手术前进行饮食评估，询问患者有无进食；向需要局部注射麻药的患者告知术前可正常进食的必要性；术前应进行详细的健康评估和体格检查。

（3）无痛口腔门诊应建立良好的医护关系，营造良好的就诊氛围，强调无痛口腔门诊应各司其职，敬业爱岗。

（4）无痛口腔门诊各位护士应对围手术期的就诊患者进行详细的健康宣教，特别重视重点人群的宣教，如笑气拔牙患者术后应休息半小时，自感无不适，在家属的陪同下方能离开诊室；全麻患者休息一小时，自感无不适，在无痛口腔门诊术后随访后，需要家属陪同离开诊室。

（5）无痛口腔门诊就诊患者的手术完成后，应由诊室的护士或家属搀扶患者至候诊区休息，密切观察病情变化和不适。

（6）无痛口腔门诊的医护人员应加强对术后患者的巡视和病情变化的密切观察。

（7）无痛口腔门诊应定期组织医护人员学习门诊跌倒风险评估、防范制度及应急预案，并组织演练总结。

（8）无痛口腔门诊质量控制组应优化就诊流程，缩短候诊时间。

三、执行过程

1.建立以无痛口腔门诊护士长为组长的就诊患者跌倒管理小组和以无痛口腔门诊安全质控专员为组长的技术指导组。主要监督就诊患者跌倒对策实施、评分记录与评估的准确性、及时性。认定的高风险就诊患者跌倒由护理部联合后勤保障部门现场会诊，制订预防措施；护士长根据患者具体情况组织护士实施；护士长定期巡查，对措施及效果进行追踪、评估。

2.组织科室医务人员学习就诊患者跌倒的预防知识及评估方法。由安全专员对无痛口腔门诊所有护士进行统一的再教育，强化无痛口腔护士对门诊就诊患者跌倒预见性护理能力，组织医护人员学习预防患者跌倒的相关措施并执行。

3. 合理调配人力资源。护士长按照每日就诊人数、全麻人数及就诊儿童人数等情况进行弹性排班。

4. 增添候诊椅位和宣传展板。联系后勤保障部门新增候诊椅位10张，张贴宣传画5处，加大宣教、质控力度。

四、查检

随着诊疗患者的不断增多，候诊区的椅位不够术后患者的留观，申请更多椅位供术后患者使用。同时，平时巡查和节假日查房，发现站立等候患者较实施前明显减少，就诊按电子显示屏取号就诊，术后患者能够安置到指定位置进行观察。

五、处理

实施预防无痛口腔门诊跌倒措施后，从整体效果评价来看，预防患者跌倒的整改设施有效减少了患者跌倒的发生。在持续改进方面，管理科室（医护人员）加强患者术后注意事项宣教，加强术后留观患者的巡视，延长患者术后留观时间，将可能存在的安全隐患诱发因素降到最低。

依靠质量管理工具，开展质量监测、预警、分析、考核、评估以及反馈工作，定期发布医疗机构质量管理信息，达到持续改进质量的目的。

第五节　口腔门诊护理服务质量

门诊镇静镇痛护理服务强调优质护理服务，以患者为中心，强化基础护理，全面落实护理责任制，深化护理专业内涵，整体提升护理服务水平。一切活动都要把患者放在首位；紧紧围绕患者的需求，提高服务质量，控制服务成本，制订方便措施，简化工作流程，为患者提供"优质、高效、低耗、满意、放心"的医疗服务。开展无痛口腔门诊优质护理服务重在以舒适无痛的门诊镇静镇痛技术，坚持以患者为中心、提高护理质量、主动服务、提供便民措施及便捷的就诊流程。主要举措包含以下几个方面。

一、提高护理质量管理水平

成立护理质量持续改进小组，明确各个护理人员的职责，尤其是护士长和质控组长的管理职责，并鼓励全科护士参与持续质量改进护理小组，推动此计划和项目的展开。护士长和质控组长负责督促本科室各项护理人员规章制度、工作流程的贯彻落实；负责检查各班护理人员每日重点工作完成情况；每周进行一次护理质量检查，每月召开质量分析会，针对本科室护理质量、护理缺陷与护理差错进行分析，提出具体整改措施，并在接下来的工作中检查落实情况，总结改进情况；每月对护理基本理论、护理常规、新技术等进行培训并考核；每季度组织一项基本技能考核，提高护理质量；护士长或质控组长担任疑难护理技术操作的指导和示范；遇有疑难技术、新技术应制订出详细的护理计划和流程，并督促检查实施情况，从而不断提升护理质量。

二、加强门诊日常护理管理工作，提升分诊服务，强化诊室护理管理规范，为患者创造安全舒适的就诊环境，更好地提供优质的护理服务

（一）分诊台护理管理

1. 分诊护士必须在开诊前 15 min 到岗，着装整齐，做好开诊前的一切准备工作。

2. 遵守医院服务规范，主动热情接待患者，使用规范文明用语，态度和蔼，耐心解答患者提出的问题，防止纠纷发生。

3. 熟练掌握患者情况及病情评估，熟悉本科室常见疾病，主动询问病情，合理安排患者的分诊工作，随时与经治医师取得联系，缩短候诊时间。

4. 严格执行首诊负责制，协助非本科患者转诊，做好解释工作。

5. 设立便民措施，以多种形式进行健康宣教。

（二）诊室护理管理

1. 诊室护士必须在开诊前 15 min 到岗，着装整齐，做好开诊前一切物品、器械准备工作，保证患者准时就诊。

2. 保持诊室整洁、安静，诊室内各种物品仪器摆放有序，每个患者就诊前，必须做到：牙椅、照明灯、器械台、痰盂、器械推车干净整齐，恢复到随时可以接待患者的状态；地面无丢弃物品、水渍；根据患者的诊治需要，做好各项器械、材料的准备工作。

3. 坚守岗位，诊室内有患者就诊时，不得谈论与工作无关的话题，不得在诊室吃东西、玩手机。

4. 根据诊室医师出诊情况，合理调配护理人员，保证临床一线护理配合到位。

5. 严格执行医院各项规章制度、操作规程、消毒隔离和医院感染管理制度。

6. 急救物品和药品规范管理，保障应急使用。

7. 专人负责诊室内的器材仪器，及时更换补充维护，保证完整配套及充足有效，使临床诊治工作方便高效。

8. 每天下班前必须进行安全检查，保证牙椅复位、仪器设备处于关闭状态，关闭电源、气源、水源。

（三）诊室环境管理

1. 口腔门诊作为一个比较特殊的门诊科室，诊断和治疗在空间上是一体化的，并且患者流动量大，医务人员工作时间长，干净清洁的诊室环境既能为患者及医务人员提供舒适的医疗体验，也能提高患者的满意度。其次，在为患者进行诊断、治疗，特别是手术治疗的过程中，不可避免地要使用各种消毒手段和化学消毒品、药品、材料、一次性医疗器械，会产生大量的医疗垃圾，势必会对空气、环境造成影响。如果处理不当，很可能对医务人员造成伤害以及对环境造成污染，因此，要重视口腔门诊诊室环境管理。

2. 四手护士负责整个单元椅位的环境管理，包括牙科综合治疗台物表擦拭、每天两次消毒湿巾擦拭诊疗区的物表、避污膜的使用、无菌物品及清洁物品的保管，护理单元内的物品按要求摆放，分区合理。

3. 分诊护士负责整个候诊区的环境管理，包括候诊区清洁、干净无渣屑、地面无水渍、饮水设备完好和清洁，每天下班前检查水、电、气及电脑的关闭情况，杜绝安全隐患。

4. 器械护士负责整个污物间的环境管理，主要包括污物间环境的清洁有序，各类器械的预处理、空气消毒、各类一次性物品和器械的分类及处理等。

5. 全麻护士负责全麻手术的环境管理，主要包括全麻室区域环境的干净、整洁，每天两次的全麻手术室空气消毒，牙科综合治疗台的表面消毒及各类监测仪器的表面擦拭等。

6. 护士长负责每周安全检查，及时排除安全隐患。

三、优化护理工作流程

完善科室规章制度，制订与当前开展的镇静镇痛技术相对应的护理工作流程。如口服镇静下护理流程、笑氧吸入镇静下口腔科治疗护理流程、全凭吸入麻醉下儿童口腔治疗护理流程、静脉镇静下护理流程、突发情况抢救配合护理流程等。

四、制定科室各种优质护理检查标准

标准制定包括：分诊护士、四手护士、器械护士、全麻护士、机动护士检查考核标准，并进行定时和随机检查督导。将检查结果拿到质控会上讨论，并及时分析提出相应整改措施。不断完善与规范护理操作，使患者在最大程度上得到最好的护理服务。

五、改善就医环境，加强便民服务措施，方便患者就医

保持就诊区域和诊室的安全、整洁、安静，为患者提供舒适的就诊环境。在患者候诊区设立健康宣教栏，可进行就诊流程、麻醉注意事项、口腔疾病常识、术后注意事项等内容宣教。加强便民服务措施：可为患者提供饮水机、一次性纸杯、老花眼镜、针线盒、藿香正气水、创可贴、风油精等常规急用物品和药品。

六、加强护士服务素质和业务技能的培训与考核

1. 加强礼仪、沟通技巧方面知识的培训，在科室举办讲座，请院内、院外专家讲解相关知识，同时护士长结合科室具体情况作案例分析和讲解，下发医院文明服务用语规范，规范服务的语言和行为。

2. 进一步加强专科疾病知识的培训，提高护士分诊能力，所有新进人员均需通过岗前培训方可上岗，岗前培训包括：除一般的组织纪律要求、就诊流程、环境布局、科室分布、疾病的基本知识、基本器械的运用外，分层次对低年资护理人员每月组织小讲课和参加各专科培训班学习与自学。

3. 全院新业务新技术的开展都请相关专科医师讲解，要求全科所有护理人员全部参加。

七、执行手卫生规范，落实医院的感染控制制度

1. 按照手卫生的规范，在门诊治疗用物准备区及每个椅位治疗区域正确配置有效、便捷的手卫生设备和设施，为执行手卫生提供必要的保障。

2. 门诊医务人员在诊疗和护理活动时严格遵循手卫生相关要求，护士长随时监督检查，提高医务人员洗手的依从性。

3. 每月由科室感控护士上报手卫生检测表，院感科督查。

八、完善门诊突发事件预警机制和处理预案，提高快速反应能力

1. 修订与完善无痛口腔门诊应急预案，建立应急组织领导小组，配置相应设备，对医务人员进行所需应急技能培训，保证通信畅通，随时做好应急后勤保障。

2. 组织科室护士对应急预案进行模拟演练，使护士能够及时识别预警信息，并熟练掌握各种突发事件报告和处理流程，提高快速反应能力。

3. 演练结束或突发事件处理结束后组织护士进行脆弱性分析，针对过程中存在的不足制订整改措施，反复演练，提高应急能力。

九、加强门诊患者的身份识别，做好分诊和健康教育工作

建立门诊患者身份识别核对制度，门诊患者以姓名、ID 号作为身份识别码，在进行任何诊疗、给药及检查时以此进行身份识别，确保准确识别患者身份。在诊疗结束后向每位患者讲解治疗后的注意事项，并下发健康教育宣传单。

十、合理排班

根据门诊量随时增减护士，提高门诊护理服务质量。除分诊护士相对固定外，各岗位

定期轮换，以提高护士各方面的业务能力。

十一、提高患者的就诊满意度

无痛口腔门诊护士应具有较强的沟通能力，能系统地评估患者的全身情况，能判断患者基本生命体征是否正常，有基本的急救知识和技能。以就诊患者为中心，强化基础护理和口腔专科服务，深化护理专业内涵，整体提升护理服务水平，向就诊患者提供安全、有效、方便、个性化无痛口腔门诊服务。

第六节　口腔门诊护理人员管理

护理质量是护理人员为就诊患者提供护理技术、护理服务的效果和程度，是护理过程中形成的客观表现，是衡量护理人员的素质、护理管理水平、护理业务技术和工作效果的重要标志。随着无痛口腔门诊新技术、新项目的不断规范和发展，护理技术也同样面临着挑战，质量观念及安全意识需要更新。因此，无痛口腔门诊护理人员岗位要求、无痛口腔门诊护理人员层级界定及无痛口腔门诊护理规培和进修师资库入选标准健全了无痛口腔门诊的管理制度；无痛口腔门诊护理人员继续教育管理和科研管理丰富了无痛口腔门诊护理文化；无痛口腔门诊绩效管理充分调动了无痛口腔门诊护理人员的积极性并发挥其主观能动性，帮助护理人员改进工作及谋求未来发展。

一、无痛口腔门诊护理人员岗位要求

根据无痛口腔门诊护理人员结构，为提高护理人员总体综合素质，建设优质的护理人才队伍，制定了无痛口腔门诊护士岗位要求。

1. 无痛口腔门诊护理人员岗位基本要求：护理本科及以上学历或有护理大专学历、三甲综合医院麻醉科 3 年及以上的临床工作经历；持有护士职业证书；思想素质好，热爱护理工作，奉献意识强，工作积极主动，服从医院及科室的工作安排，团队意识强，有一定的沟通能力；身体健康；通过人事部、护理部组织的岗前培训及考核。

2. 无痛口腔门诊护理人员岗位理论培训要求应包括：无痛口腔门诊护理概论、无痛口腔门诊管理及规章制度、无痛口腔门诊医院感染预防与控制、无痛口腔门诊手术配合、无痛口腔门诊的职业安全与防护、无痛口腔门诊突发事件的应急预案及处理流程、无痛口腔门诊药品管理、无痛口腔门诊急危重抢救及无痛口腔门诊病理标本管理等。

3. 无痛口腔门诊护理人员岗位技能培训要求应包括：心电监护、静脉输液技术、口腔四手操作技术、中心给氧技术、气道开放及辅助通气技能、心肺复苏技术及急危重症抢救等。

二、无痛口腔门诊护理人员层级界定

无痛口腔门诊根据护理人员的不同能级,设立不同层级护理岗位,给予不同的工作权限,履行不同的岗位职责和工作任务,制定了无痛口腔门诊护士层级界定,进行分层级管理:

N0级护士:新进护士、未取得护士资格证、未完成医院新进护士培训计划、院龄一年以内的护士。

N1级护士:取得护士资格证,并且完成了新进护士培训,院龄一年以上的责任护士。

N2级护士:具有护师资格证,学历达到本科文凭,完成了专科护理培训,院龄在3年以上的责任护士;或具有护师资格证,学历达到大专文凭,完成了专科护理培训,院龄5年以上的责任护理组长。

N3级护士:主管护师职称,发表一篇正规期刊护理文章或者20年以上工作经验。

N4级护士:副主任护师及以上职称。

使不同层次的护士认识到自己应达到的具体标准,对自己护理职业生涯有更加明确的规划,从中积累经验,完善自我,逐步成长为一名有良好基础的、全面发展的无痛门诊口腔护理人员。

三、无痛口腔门诊护理人员继续教育管理

继续教育学分制管理是科室护士职称晋升的评审新途径,科室在一定程度上提高了护理人员的待遇,并可以稳定护理队伍,优化护理质量,其与分层次培训相结合可以调动护士自我提高的积极性。分层次培训与考核的模式可以综合反映护士的真实水平和业务素质,它要求在任职期间完成规定学分方可转正、晋升,从而达到激励其主动学习的目的,不断完善自身素质。同时,学分制管理遵循公正、公平、公开的原则,对护士的年终学分进行考评,通过学分成绩单的形式向护士出具学分明细,使得护士了解自身学分情况,确保信息的准确性和透明度,建立公平竞争的管理机制。

无痛口腔门诊继续护理学教育实行学分制管理,教育对象在任期内每年须按规定修满接受继续护理学教育的最低学分,才能聘任及晋升高一级专业技术职务。同时,为加强学分管理,建立继续护理学教育登记制度,作为参加教育的凭证。

科室通过分层次培训,对不同层级的护士进行职业生涯规划指导,并针对不同学历、不同层级以及不同学习能力和培训要求的护士制订相应的继续教育计划,同时随着科室护理人员级别的提高而更新调整培训内容,由强化"三基"逐步转变为对科研能力的培养,使之更契合护士职业生涯的发展,从而建立和完善在职护士培训机制,提高护士自身综合素质和护理服务质量。

教育对象每年参加经认可的继续护理学教育活动不得少于25学分,其中初级职称Ⅰ类学分须达到10分,Ⅱ类学分达到15分,Ⅰ类学分可代替Ⅱ类;中级职称Ⅰ类学分须达到10分,Ⅱ类学分达到15分,Ⅰ、Ⅱ类学分不可代替,5年内取得10分以上的国家级学分;

中级及以上医技人员Ⅰ类学分须达到 10 分，Ⅱ类学分达到 15 分，Ⅰ、Ⅱ类学分不可代替，5 年内取得 10 分以上的国家级学分。

产假人员每年完成继续医学教育学分 12 学分（不区别Ⅰ、Ⅱ类学分，也不作远程继续医学教育学分限制，跨年只能适用其中一年）；中级及以上专业技术职务人员每年获得远程继续医学教育学分不超过 10 分，中级以下专业技术职务人员所获得的远程继续医学教育学分数不超过 20 分；毕业新进卫生专业技术人员当年不计达标，从第二年起要求完成继续医学教育学分达标；由其他单位转入的卫生专业技术人员，及时到继续医学教育管理员处办理档案调动，当年学分可累计。

科室护理管理者将护理人员继续教育资料统一管理并建档以便于考核。继续医学教育年度学分审验周期为当年 11 月 1 日至次年 10 月 31 日期间所获得学分，医院于每年底完成上一年度继续医学教育学分登记验审工作；外出参会等其他非医院渠道获得的学分，需提交以下佐证材料的复印件：盖章的会议通知、盖鲜章的学分本（证）、2 张参会照片、往返交通方式。

四、无痛口腔门诊护理规培、进修师资库入选标准

（一）无痛口腔门诊护理规培、进修师资库入选标准

无痛口腔门诊所有护理规培、进修、教学工作须由师资库内教师承担，入库教师可承担临床实习带教任务，护理师资库入库标准须同时满足以下条件任意三条：本院工作三年（含）以上者；本科学历，且取得学士学位及以上学位者；护师及以上职称者；以第一作者或通讯作者身份公开发表过护理类科研论文者。

（二）无痛口腔门诊护理师资库的教师职责

1. 科室安排师资库专人负责学员临床实习教学的具体实施工作；并协助护理部作好学员的思想政治工作和职业道德教育。

2. 根据培训大纲要求，对学员进行业务指导，安排各项基本技能操作，加强基本训练，培养学员独立工作能力。

3. 定期检查实习完成情况，了解学员服务态度、职业道德、劳动纪律等情况，发现问题及时解决，重大问题、事件及时向主管部门汇报。

4. 及时掌握学生的思想学习等情况，做好考勤工作。

5. 定期对学生进行工作评价、操作培训。

6. 协助护士长组织学生参加专科业务培训或小讲课。

7. 每轮学员学习结束后应进行考核，指导老师和科室负责人应在培训考核表上写出成绩与评语，详见表 14-6-1。

8. 考核办法主要从日常教学工作、科研业绩、教学发展三方面进行量化考核，考核周期一年。考核工作由护理部、科教科、学院办及科教分管院长共同完成，其中日常教学工

作占 40%，科研业绩占 30%，教学发展占 30%，未完成护理教学计划任务者则移出口腔护理教学师资库，待重新考核通过后再担任教学工作。

表 14-6-1　重庆医科大学附属口腔医院无痛口腔门诊护理培训考核表

指标	量化细则	备注
日常教学工作	临床实习带教：1 分 / 人次 / 月	临床实习护理学员包括护理规培生、护理本专科护生、口腔专科护士培训班学员、护理进修生、院内新进护士（6 个月以内），并提供带教总结、考核资料和照片
科研业绩	按《重庆医科大学各系列高级专业技术职务任职资格申报条件》（重医大人〔2014〕17 号）科研量化和教学量化评分表执行	科研业绩考核以科教科和学院办考核结果为准
教学发展	护理教学质量检查基数分 10 分实行季度考核，教学质量检查每季度检查一次，包括教学计划、教学年度量化分 = 四季度考核的平均分	教学质量检查每季度检查一次，包括教学计划、教学任务执行情况、教学效果反馈等
	参与医院口腔护理大纲编制者，1 分 / 万字	以护理部统一计算的字数为准
	参加各级教学培训或比赛，国家级 2 分 / 次、市级 1.5 分 / 次、区级 1 分 / 次、院内 0.5 分 / 次。进行了会议发言或获奖者，在此基础上增加 1 分 / 次	需提供培训资料、合格证书、大会发言稿、奖状、现场照片
	学生评价满意度最高教师加 0.5 分 / 次，满意度最低教师扣 1 分 / 次	以统一组织发放的学员调查表结果为准

五、无痛口腔门诊护士职业素养与能力提升

有研究表明，不同学历、不同护龄、不同职称护士对继续职业发展必要性、目的及继续职业发展形势的认知均有不同，因而需要分阶段针对性施教，使护士们学得主动、学得轻松，这样才能取得较好的效果。无痛口腔门诊临床护士职业素养与能力提升主要有以下几种：

1. 鼓励护士进行学历、职称教育。学历是反映护士知识层面以及接受继续教育程度的凭证，科室护理管理者鼓励护士进行学历、职称教育是提高在职护士素质的重要途径，也是护士充分认识自我、适应当代护理学科发展的有效措施。职称晋升在绩效各方面均有体现，使得护士在提高专业素质的同时激发工作的积极性，在不断提高实务能力的基础上进一步扎实理论知识，使护理工作达到新高度。因此，作为护士长应以身作则，率先进行学历、职称方面的教育，形成科室先锋带头效应，从而带动科室护士主动并积极接受继续教育，提高自身综合素质。

2. 参加医院及科室组织的业务学习、护理教学查房及护理病历讨论。一季度一次的操作技术培训既能提高带教老师对三基及专科操作技能的水平，又能巩固相关操作知识；一季度一次的教学查房，很大程度上提高了带教老师的理论知识水平和沟通能力；每月一次

的小讲座针对科室的实际情况及护士必须要掌握的知识进行梳理巩固学习；每月一次的业务学习，结合专科需求和随机的特殊病例讨论分析，有针对性，有特色，实用性强。而且科室对不同层级的护士参加教学查房、小讲座及操作技术培训的要求均有差异。授课者均采用多媒体授课，生动有活力，护士们在课后记录学习体会，并采取随机提问和笔试的方法来检测护士对知识的掌握程度。将所学知识运用于临床，可有效提高护理水平，护理质量不断攀升。

3. 组织读书报告会。护士长在年初计划中安排主持者，每月一次，在业务学习之后，由科室 1 ~ 3 年的护士担任，自选内容，内容必须为护理职业道德、护理相关法律法规、基础护理、优秀护理论文与专科护理知识规范及新进展等。读书报告会提高了护士主观能动性，同时充分给予他们展示自己的空间，促进他们的发展与成长。

4. 新进护士进行严格的岗前培训。对新聘用护士，除医院各职能部门专门进行半个月的脱产岗前培训之外，进入科室后，还应根据本科室的专科特点，组织详细的有计划的专科岗前培训，由责任组长和护士长负责。培训结束后实行闭卷考核。有理论、有操作、有日常工作中医师及患者对护士的评价。有系统培训打下的良好基础，可有效促进新进护士成长，进而为患者提供优质的临床护理服务。

5. 研讨会和观摩学习。研讨会和观摩学习是护士继续教育的重要形式，随着社会的不断发展，医疗技术的日新月异，护士们已意识到继续教育的重要性。与其他需要较长时间的继续教育相比，研讨会和观摩学习具有时间短、见效快的特点，仅需几天就可学到最新、最感兴趣、与临床密切相关的知识。不断提高护士的业务水平。

6. 自主学习。在职护士学习的培训方法要从实际出发，坚持业余自学为主的原则，自学是护理继续教育的基础，自学的内容多种多样，不仅可以学习医学知识、护理知识，而且还可以学习人文社会科学知识、护理相关法律法规知识和外语知识，不断扩展知识面，真正落实以患者为中心，全面提供优质护理服务。

7. 有计划地选派护士外出学习交流。根据本科室发展，制订专科护理理论和技能培训计划，有落实、有考核、有记录。对于外出学习的人员，回科室后为其安排合适的时间，把所学知识及时传递给全科所有护理人员，以便共同提高，保证将新技术运用到临床实践中去。科室学科建设的关键是人才队伍建设，而继续教育作为人才培养的重要途径，需要建立健全各项规章制度，制订可行教育计划，切实发展护士继续教育，使护理学科充满活力和源源不断的生机，从而提高临床护理质量，促进医院及科室护理事业健康稳定可持续发展。

六、无痛口腔门诊科研管理

无痛口腔门诊是集医疗、教学、科研、预防、保健、急救为一体的综合体，医疗、护理服务是基础，科研是动力。积累、总结、提升科研能力是推动无痛口腔门诊工作全面发展的动力和源泉。通过科学的方法，系统地研究评价护理问题，并通过研究改进护理工作，提高对就诊患者的护理质量。

护理科研是用科学的方法反复地探索、回答和解决护理领域的问题，直接或间接地指导护理实践的过程。护理科研同其他科学研究一样，具有探索性和创新性，这个本质特征规定了科学研究工作者具有主动性、自觉性和计划性，规定了科研工作的正常程序。它已自成体系并逐步发展，取得了一定成效，许多研究成果在发展护理的实践活动中发挥了重要作用。

无痛口腔门诊护士与患者有着密切的接触，有丰富的临床经验，只要重视培养其科研意识，指明选题的方向和思路就一定会有创新性课题产生。

（一）无痛口腔门诊护理科研的特点

无痛口腔门诊护理科学研究的对象最终是人，区别于一般的科学研究，而人是特殊的生物体，既具有生物性又具有社会属性，既有生理活动又有复杂的心理活动，还会受到外界各种因素的影响。因此，在护理研究中要把握好每一个环节。

研究对象的特殊性，注重门诊的科研工作等于从根本上抓门诊质量，科研工作搞好了，医疗技术水平提高了，门诊的质量和两个效益就上来了。通过观念的转变，知识不断地更新，只有这样才能从根本上抓门诊的质量，才能把门诊的综合技术水平搞上去，真正提高门诊质量，拓宽门诊服务。

临床观察对无痛口腔门诊护理科研实践的重要性，临床观察对护理科研实践至关重要，而临床护理科学研究也不能脱离临床实践，这是众所周知的事实。研究者通过严密观察，对就诊患者实施全面护理。在实践中进行调查研究，收集资料并加以分析、归纳、总结，从感性认识上升到理性认识，进一步指导临床实践。

（二）无痛口腔门诊护理科研管理的措施

1. 提高科室护理人员的科研意识。由于诸多原因，我国护理事业的发展步伐比较缓慢，总体水平不高，护士科研意识薄弱，甘于现状。因此，无痛口腔门诊注重对护士科研意识的培养，根据护士的不同特点，为护士创造学习的机会，并制订相应的管理措施和手段，鼓励护理人员进行同专业、跨学科的学习、培训与交流，外出参加护理学术会议及进修学习，培养护士的科研意识和思路。

2. 营造创新氛围。创新是培养科研素质的重要途径，无痛口腔门诊护理管理者特别注重科室护理人员科研素质的培养，科室多次选派多名护理人员参加市级科研教学理论培训班，积极开展护理科研小讲座并邀请医院科研外事部及护理部老师讲解护理科研及专利发明的相关知识，激励科室护理人员勤动手、勤动脑、勤行动，在日常的工作中发现新亮点，为护理科研、专利发明提供素材。加强科研意识，充分利用知识、情报、信息进行科研选题，继而做好科研设计，使得护理科研工作始于扎实根基，最后用高起点、高质量、高水平的科研硕果来展示护理科研形象。

3. 夯实科学的工作作风。科学的工作态度、严谨的工作作风、真诚的待人处事方式和善解人意的工作方法是培养护理科研人员的基本要求，但在保证临床护理工作的顺利进行时，还需要护理科研人员具备勤于思考、善于观察、及时发现问题和勇于克服困难的素质。

4. 实施激励式绩效机制。无痛口腔门诊已建立切实可行的激励机制，首先在个人绩效加分项中护理科研有所体现。其次，要使护理科研工作在困境中得以发展，护理人员就必须具备充足的科研动力和热情，无痛口腔门诊护理管理者应了解国家和政府管理部门对科学研究提出的政策、法律和法规以及认真学习医院下发关于教学科研的相关文件，然后把护理科研的管理纳入法制运行的轨道。针对取得科研经费的程序、科研成果的认可渠道及推广途径，进行有效的指导，使护理科研的发展更通畅，从而提高护理人员的科研热情。

5. 培养学科带头人。首先，在科室内建立护理科研小组，专门负责培养护士的科研能力，激发科研热情和动力。科室护士长作为护理管理者应具有识才之能、用人所长，大胆使用具有扎实理论基础、过硬的专业技术、敏锐观察力和善于学习、有开拓进取精神的年轻一代。在临床科研中做好传、帮、带，充分发挥他们的主观能动性，并在科研活动中发现人才、培养人才、使用人才。护理科研是医院科研的重要组成部分，在原先无组织、缺乏指导的管理形式中引入有效的组织管理。制订科研计划、组织开题报告、建立科研档案等，使护理科研逐步走向健康、科学、规范。

6. 健全护理科研组织管理体系。护理科研工作的开展由护理部主任主导，部分护士长、护理骨干及其他护理部成员共同参与。随着科学技术发展，科研工作强调集体性、综合性和长期性，对医院学术研究的开展统一规划，统一管理。科室依托医院大环境，发挥老专家和高学历护理人才的带头作用，促进科室护理骨干提高科研水平的主观能动性，并邀请知名院校专家对护理人员进行护理科研工作指导，加强对护理新人才培养，夯实护理科研队伍建设基础，确保护理科研人才承担护理科研重任，增强护理科研管理在医院学术研究轨道的实际效能。

7. 积极推广科研成果转化。临床护理科研的研究方向多着重于解决患者的实际需求和护理工作中的难题。护理工作的性质也决定了护士的操作技术多于理论研究。因此，护理科研成果的推广和应用在临床护理工作中显得尤为重要。否则研究出来的科研成果，没有运用于临床，没有给临床护理工作带来实质性的改变，没有提高护理质量，就失去了护理科研的意义和目的。护理科研的推广和应用，对护理事业的发展起到推动作用。

七、无痛口腔门诊绩效管理

口腔医院具有"大门诊小病房"的特点，无痛口腔门诊护士需完成分诊、四手操作、口腔健康教育、医院感染控制、器械材料保养维护以及预约回访等护理工作。随着公众对口腔健康需求的日趋增加，以及六手操作、椅旁扫描等口腔新技术的涌现，口腔专科护理工作范畴不断扩大。因此，建立适合口腔专科护理工作的绩效管理方案十分重要。

目前，多数口腔门诊护士的绩效管理主要围绕护理质量检查、医患满意度、护士职称、学历等方面，缺乏客观量化的评价指标，且多采用人工提取数据的方法。重庆医科大学附属口腔医院于 2016 年进行护理岗位绩效改革，结合口腔门诊护士工作特点，遵循公平、公正、公开及多劳多得、优劳优酬的管理原则，确定绩效考核的关键指标，对接医院信息系统，制订了口腔门诊护士信息化绩效管理方案，经过一年的临床试用，效果较好。无痛口腔门诊一直遵循医院绩效分配管理方法，并结合自身特点打造出了一套适合自己的绩效管理方法。

无痛口腔门诊护士绩效管理指标的制订，将门诊护士分为四手护士、分诊护士、器械护士、全麻护士和机动护士 5 类，根据护士学历、职称、工作年限、职务等分为 N0 ~ N4 级 5 个层级。科室提取不低于每月科室总绩效的 40% 作为护士绩效总额，将护士绩效总额分为护理岗位绩效和护士个人绩效 2 个部分。护理岗位绩效是根据护士层级、护士岗位和工作质量设置的补贴系数；护士个人加分项绩效是在完成临床工作外，参与护理科研教学等工作的补贴。无痛口腔门诊护士绩效由 2 个部分组成，护理岗位绩效 =（10% 岗位绩效 / 层级系数总和）× 个人层级系数 +60% 岗位绩效 × 个人工作量提取比例 +（30% 岗位绩效 / 科室质量考核分数）×（个人质量考核分数 /100）；护士个人加分项绩效 = 教学补贴 + 科研补贴 + 业务补贴。

无痛口腔门诊护士绩效管理方案提高了护士对绩效管理方案的满意度和考核管理的效率，员工满意度主要受薪酬、绩效和职业发展 3 个方面影响。建立全面合理的绩效管理方案有利于提高护士满意度。护士对未来职业规划和个人发展有了更明确的认识，从而提高了护士个人职业发展的满意度。科学可行的绩效考核需要客观可靠的数据支撑，使绩效管理方案考核的指标量化，提高护理管理人员的工作效率。护理岗位绩效根据科室护理岗位进行分配，体现无痛口腔门诊口腔专科护理工作的特性和劳动价值；护士个人加分项绩效是指临床工作以外的职业发展补贴，有利于激发护士自我价值的实现。根据无痛口腔门诊口腔专科护理的工作特性，制订了无痛口腔门诊护士绩效管理方案，体现了多劳多得、优劳优酬的绩效管理原则，提高了护士工作满意度，节约了护理管理时间，促进护理管理逐步向信息化、精细化转变。

对无痛口腔门诊护理人员管理，有助于使护士掌握精湛的专业技能、良好的沟通技巧和团队协作能力，还能够使其具有更新、更丰富的专业理论和内涵，具备门诊口腔服务的核心能力。

近些年来，护理管理者越来越注重用现代管理理论指导护理实际工作，特别是逐步将系统论、行为科学理论与方法广泛地运用于门诊护理质量管理中，使护理管理经常处于不断发展和相对稳定的状态。同时，不断地改进质量管理方法，采用量化的质量监测指标，作为质量评价及持续改善的依据，使护理服务在良好的水平上持续改进，最终使就诊患者受益。

（王媛媛　李　凯）

参考文献

1. 程薇 . 对现行护理质量管理思路与方法的思考 [J]. 中华护理杂志 , 2001, 36(9): 689–691.

2. 刘琳 , 陈守会 , 焦慧勤 , 等 . 重庆市口腔专科护士培训方案的制订与应用 [J]. 中华护理教育 , 2017, 14(11): 876–880.

3. 宋瑰琦 , 许庆珍 . 现代护理质量管理 [M]. 合肥 : 中国科学技术大学出版社 , 2019.

4. 李文秀 , 杨悦 . 口腔护理专业质量管理的持续改进 [J]. 护士进修杂志 , 2006, 21(3): 229–230.

5. 贾晓青 . 口腔护理专业质量管理的持续改进分析 [J]. 中国继续医学教育 , 2016, 8(9): 260–261.

6. 蔡文智 , 张莉 . 护士长管理工作指引 [M]. 北京 : 人民军医出版社 , 2015.

7. Gallagher RM, Rowell PA. Claiming the future of nursing through nursing–sensitive quality indicators[J]. Nurs Adm Q, 2003, 27(4): 273–284.

8. Mueller C, Karon SL. ANA nurse sensitive quality indicators for long–term care facilities[J]. J Nurs Care Qual, 2004, 64(2): 12–15.

9. Burton S, Chaboyer W, Gillespie B. Nurse–sensitive indicators suitable to reflect nursing care quality: a review and discussion of issues[J]. J Clin Nurs, 2014, 23(13–14): 1785–1795.

10. 郭红艳 , 谢红 . 美国护理质量评价体系对我国护理质量管理的启示 [J]. 中国护理管理 , 2014, 14(5): 459–462.

11. 李智英 , 成守珍 , 吕林华 , 等 . 护理质量敏感指标在优质护理评价及持续改进中的应用 [J]. 中华护理杂志 , 2014, 49(10): 1168–1171.

12. 简伟研 , 周宇奇 , 吴志军 , 等 . 护理敏感质量指标的发展和应用 [J]. 中国护理管理 , 2016, 16(7): 865–869.

13. Clifford T. Perianesthesia nurse–sensitive indicators[J].J Perianesth Nurs, 2014, 29(6): 519–520.

14. 么莉 . 护理敏感质量指标监测基本数据集实施指南 (2018 版)[M]. 北京 : 人民卫生出版社 , 2018.

第十五章　医院感染管理

医院感染伴随着医院的产生而出现。医院是各类患者密集的场所，医院的环境最易被各类病原微生物污染，为疾病的传播提供有利条件，而造成医院感染。医院感染的发生不仅会影响患者的安危，同时还会对医务人员个人、家庭和社会造成严重的危害。随着医学科学的迅猛发展，各类侵入性器械使用、抗生素不规范应用而造成耐药菌产生等，医院感染已在全世界范围内成为影响患者安全、增加医疗费用、浪费医疗资源的严重公共卫生问题。

第一节　医院感染的概念

医院感染亦称医院内感染、医院获得性感染或医源性感染。广义概念是指在医院范围内所获得的任何感染和疾病，包括出院后发病而在医院内感染的疾病。一切在医院内活动的人群，即患者（住院、门诊）、医院工作人员、陪客和探视者等，均属于医院感染的易感人群。

一、医院感染的定义

世界卫生组织（World Health Organization，WHO）于 1978 年在丹麦哥本哈根会议上将医院感染定义为：凡患者因住院、陪诊或医院工作人员因医务、护理工作而被感染所引起的任何临床显示症状的微生物性疾病，不管受害对象在医院期间是否出现症状，均为医院感染。

美国疾病预防控制中心（Centers for Disease Control and Prevention，CDC）1980 年将医院感染定义为：医院感染是指住院患者发生的感染，而在其入院时尚未发生此感染也未处于此感染的潜伏期。对潜伏期不明的感染，凡发生于入院后皆可列为医院感染。若患者入院时已发生的感染直接与上次住院有关，亦属于医院感染。

我国卫生部于 2000 年 11 月 30 日颁布的《医院感染管理规范（试行）》和 2001 年 1 月 2 日发布的《关于印发医院感染诊断标准（试行）的通知》，将医院感染定义为：医院感染（Nosocomial Infection，Hospital Infection 或 Hospital Acquired Infection）是指住院病人在医院内获得的感染，包括在住院期间发生的感染和在医院内获得出院后发生的感染；但不包括入院前已开始或入院时已存在的感染。医院工作人员在医院内获得的感染也属医院感染。

二、医院感染的分类

医院感染通常根据感染的部位、病原体来源、病原体种类等进行分类。

（一）按病原体来源分类

医院感染按病原体来源，可分为内源性医院感染和外源性医院感染两大类。

1. 内源性医院感染。内源性医院感染（Endogenous Nosocomial Infection）也称自身医院感染（Autogenous Nosocomial Infection），是指在医院内由于各种原因，患者遭受其本身固有细菌侵袭而发生的感染。病原体来自患者自身的体内或体表，大多数为在人体定植、寄生的正常菌群，在正常情况下对人体无感染力，并不致病；在一定条件下当他们与人体之间的平衡被打破时，如个体的免疫功能受损、健康状况不佳或抵抗力下降时则会成为条件致病菌，而造成各种内源性感染，或长期应用广谱抗生素后，体内正常菌群因受到不同抑制菌作用而发生平衡上的变化，未被抑制者或外来耐药菌乘机大量繁殖而致病引起二重感染。

2. 外源性医院感染。外源性医院感染（Exogenous Nosocomial Infection）也称交叉感染（Cross Infection），是指患者遭受医院内非本人自身存在的各种病原体侵袭而发生的感染。这种感染包括从患者到患者、从患者到医院职工和从医院职工到患者的直接感染，或通过污染的物品、外环境、空气等对人体造成的间接感染。而口腔诊疗所致的医院感染主要是外源性感染。通过采取严格管理预防措施，落实消毒、灭菌、隔离各项工作制度和流程，可以有效预防和控制外源性医院感染的发生。

（二）按感染部位分类

根据医院感染发生的部位，全身各个系统、各个部位均可能发生医院感染。常见的口腔医院感染部位如下。

1. 呼吸系统感染：常见上呼吸道感染、下呼吸道感染等。如为感染患者进行口腔诊疗或口腔诊疗中水系统污染所产生的气溶胶、粉尘污染空气和环境，易造成患者和医护人员呼吸系统感染。

2. 消化系统感染：胃肠炎、肝炎等。

3. 血液系统感染：输血相关性肝炎、HIV 感染等。口腔有创的诊疗操作中，如操作流程不规范、诊疗器械消毒灭菌不彻底等，极易造成患者之间、医患之间血源性疾病的传播。

4. 皮肤软组织感染：有创皮肤感染等。

5. 手术部位感染：外科切口感染、种植牙感染、拔牙感染等。

6.其他部位感染 口腔感染、中耳炎、鼻窦炎、结膜炎以及多个部位感染等。

（三）按病原体种类分类

在临床上按照感染病原体的种类，可以将医院感染分为细菌感染、真菌感染、病毒感染、支原体感染、衣原体感染、立克次体感染、放线菌感染、螺旋体感染以及寄生虫感染等。每一类感染又根据病原体的具体名称而进行分类，如：铜绿假单胞菌感染、柯萨奇病毒感染、肺炎支原体感染、沙眼衣原体感染、羌虫病、立克氏体感染、阿米巴原虫感染等。口腔诊疗造成的医院感染的主要病原体有病毒、细菌等。

1.病毒感染：①包括鼻病毒、冠状病毒、腺病毒、流感和副流感病毒等引起的咽炎和喉炎等上呼吸道感染；②疱疹病毒感染，由于诊疗器械、环境和空气污染而造成疱疹病毒引起的口腔感染或鼻部、眼结膜感染；③乙型肝炎病毒、丙型肝炎病毒、艾滋病病毒感染，由于患者血液、唾液、龈沟液等污染诊疗器械、物品、环境而造成血源性疾病感染。

2.细菌感染：由于拔牙、种植等诊疗中无菌操作不严格、诊疗器械灭菌不合格、诊疗环境和诊疗用水污染而引起口腔局部感染，常见的有葡萄球菌、链球菌等感染，也有因牙椅水路嗜肺军团菌污染而造成的肺部感染报道。

第二节　口腔医院感染的特点

口腔是人体中微生物种类最多、密度最高的部位之一，唾液中微生物种类可达700多个菌种，包括各种细菌、真菌、病毒和原虫。而口腔诊疗以有创治疗为主，治疗空间有限，治疗程序复杂，诊疗时间和周期较长，复诊次数多，诊疗过程中患者的唾液、血液污染诊疗器具等，特别是经血传播的病毒感染危害更大，口腔治疗时不能分辨出乙型肝炎、艾滋病等传染病人及病毒携带者，极易因口腔诊疗而造成医院感染。国内外均有口腔诊疗造成严重医院感染的报道：2015年3月，悉尼某诊所因为卫生状况不合格、大部分医疗器械和设施没有严格按照卫生标准进行消毒和维护，服务标准不规范，使超过1万名患者处于可能感染艾滋病和肝炎的风险之中；美国佛罗里达州的一名牙医在患上艾滋病后仍替患者拔牙及整牙，因为牙医器具消毒不当，最后将艾滋病传给至少6名患者；我国医务人员血清HBsAg阳性率是普通人群的3～6倍，而口腔科医务人员血清HBsAg阳性率则是其他科室人员的4倍。由此可见，口腔诊疗工作如果未进行严格规范的管理，很容易造成医院感染。口腔医院感染的特点如下所述。

（一）感染人群众多

1.口腔治疗中使用的器械种类繁多，数量大、周转快，且很多特殊器械结构复杂，价格昂贵，致使有些诊疗机构为了节约费用，器械循环数量不足；小器械、中空器械多，消毒灭菌难度大；牙钻、机头、洁治器、拔髓针等的反复使用，如果消毒灭菌处置不当，极易造成患者之间的交叉感染。

2. 口腔治疗所需材料、药品使用量小，大部分没有单独包装，使用过程中操作不规范，极易引起患者之间交叉污染。

3. 口腔诊疗大部分是有创侵入性操作，操作程序复杂，每位患者就诊时间约为 30 min 或更长，医师与患者面对面、近距离在患者充满唾液、血液与多种微生物的狭小口腔空间进行操作，且无法判断口腔疾病患者是否为感染性疾病的携带者，气溶胶、飞沫污染诊疗环境，长时间在这种高危环境中工作的医护人员如果防护不周，稍有不慎，即会获得感染性疾病。

4. 由于口腔诊疗程序复杂，锐器使用较多，诊室台面、地面、空气污染较重，清洁工人感染预防意识欠佳，收取污物和做清洁时稍不注意造成锐器伤和自身污染的概率较高。

（二）传播途径复杂

1. 接触传播。直接接触：医务人员直接接触患者的唾液、血液。间接接触：污染的公用物品、诊椅、诊疗灯、手柄、印模托盘、修复体、各类正畸矫治器、各类诊疗小器械等未经彻底消毒、灭菌或保护，再次使用，有可能造成血源性疾病或口腔局部细菌、病毒的传播。

2. 空气传播。高速涡轮机、超声洁治器等造成带有病原微生物的微粒子传播，高速气溶胶通过空气流动，可致医患呼吸道感染。

3. 飞沫传播。修复体打磨、机械抛光的碎屑、颗粒固体物质等带有病原微生物的飞沫移动到易感人群的口、鼻黏膜或眼结膜等导致的疾病传播。HBV 及 HIV 亦可由血液、飞沫及气雾进入口、鼻眼黏膜及破损的皮肤而导致疾病传播。

4. 水传播。结束治疗放开脚闸，污染水回吸手机内部未彻底清洗，污物贴附管壁形成生物膜菌落；吸唾器清洗不彻底，诊室公用水龙头污染，手机供水系统不洁等均可造成疾病传播。

5. 口腔诊疗器械种类繁多，使用频繁，价格昂贵，如医务人员消毒灭菌意识欠缺，消毒灭菌效果监测不规范，消毒灭菌方法选择不当，消毒灭菌后物品再次被污染等，极易因消毒或预防工作的疏漏而造成门诊患者的交叉感染。

第三节　口腔医院感染的预防及管理

2016 年第三次口腔健康流行病学调查显示，我国口腔疾病患病率高达 90%，而救治率只有 10%。随着医疗技术的发展和国人健康保健意识的增强，人们对口腔诊疗的需求也越来越高。各种口腔诊疗机构如雨后春笋般出现，口腔诊疗新技术、新项目也越来越多。口腔作为特殊的有菌环境，诊疗过程中的严重污染问题已成为医院感染管理工作中的一个薄弱环节，口腔门诊也是我国医院感染控制的重点科室之一。针对口腔门诊感染控制中的突出问题，我国相继下发了《关于加强口腔诊疗器械消毒工作的通知》《医疗机构口腔诊疗器械消毒技术操作规范》《口腔器械消毒灭菌技术操作规范》等规范要求，对全国口腔诊疗工作起到很好的指导与规范作用。全面加强口腔医院感染控制，实现法制化、规范化、标准化管理，严格监管，使有法可依、有章可循，才是预防和降低口腔医院感染行之有效的办法。

一、完善组织构架

依据《医院感染管理办法》要求，各类口腔诊疗机构必须健全医院感染管理体系，实行主要负责人负责制，配备医院感染管理专（兼）职人员，承担医院感染管理和业务技术咨询、指导工作。相关人员应当经过上级卫生行政部门或医疗机构组织的医院感染管理知识岗位培训并考核合格。只有管理层首先重视起来，医院感染各项规章制度、措施才能真正有效执行。

二、建立健全规章制度

根据《医院感染管理办法》《医疗废物管理条例》《口腔器械消毒灭菌技术操作规范》等国家法规、规范及相关标准，结合本单位实际制定医院感染管理相关制度、岗位职责、操作流程等。

三、加强培训，提高防范意识

定期对全体员工进行医院感染知识和技能培训教育，掌握医院感染防控知识和消毒、隔离、个人防护等技能，提高大家执行医院感染制度的自觉性和对岗位职责的认识，把医院感染预防与控制贯穿于整个口腔诊疗服务中，及时有效地发现医院感染管理工作中的各种问题和薄弱环节，有针对性地进行改进，确保感染防控工作安全、有效地进行。

四、建立监督管理质量控制机制

专人对口腔临床各类人员执行医院感染制度、消毒、隔离情况进行监督、检查，对引发医院感染的危险因素进行监测，包括消毒灭菌效果、医护人员手卫生、特殊环境、诊疗用水等。发现问题，及时改进，控制并降低医院感染风险。

五、诊疗环境管理

1. 口腔门诊应按照开展的诊疗项目对建筑布局进行合理设计，必须符合卫生学标准及流程。口腔诊疗区域按功能分区。

（1）候诊区：包括服务台、候诊椅、刷牙整理台。

（2）诊疗区：包括诊疗室、治疗室、手术室、技工模型室、放射室、消毒供应室、医疗废物暂存间等。诊疗区如开展拔牙、口腔外伤缝合等项目的应设置口腔外科诊室。

（3）生活区：包括更衣室、茶水间、学习室、洗手间、办公室等。

2. 诊疗区牙椅设置：

（1）每牙椅间以屏障相隔或采用独立单间，区域隔断高度≥1 800 mm，单位牙椅面积不少于3 m×3 m，按四手操作布局设计。

（2）每个诊疗单元基本设施包括综合治疗牙椅、边柜，洗手池数目与牙椅数目比例为1:1，配备感应式或脚踏式水龙头、清洁剂、干手设施等，有手卫生指引。

（3）诊室内洗手池保持清洁，不能用于清洗器械与患者漱口。

（4）器械回收盒、医疗废物包装容器（袋）及锐器盒放置合理。

3. 综合治疗台牙椅水路可选用独立水源、过滤式装置，或带有自动水汽消毒控制设备：

（1）牙椅用水符合生活饮用水要求100 cfu/mL。

（2）独立储水罐储水宜选用纯净水、蒸馏水或无菌水。每日治疗完成后及时排空储水罐以及管路中的水，减少生物膜的形成。

（3）口腔颌面外科手术、种植牙、涡轮机拔牙使用无菌水。

（4）冲洗口腔黏膜、牙体预备、超声洁治达到生活饮用水标准。

（5）直接由自来水供水的牙科综合治疗台，水入口处可安装粗过滤器和微过滤器。

（6）建议使用防回吸手机或防回吸装置，按照说明书及时维护、更换。

4. 技工室独立设置，保持通风、清洁：

（1）内设灌模区域的，洁污水池应分开设置，水池深度适宜，以避免喷溅为度。

（2）石膏打磨间排水管道管径应适当放大，并做二次过滤装置，由于石膏遇水容易凝固沉淀、过滤后再排放。

5. 诊疗器械消毒供应管理：

（1）口腔专科医院可实行全院诊疗器械中心供应，符合消毒供应中心设置要求。

（2）小型口腔诊疗机构可在诊疗区域配置清洗消毒间。诊疗室和器械清洗消毒室应分开设置。器械清洗消毒室面积不宜小于10 m²，污染区域、清洁区域分区明显，标识清晰，布局流程符合消毒隔离原则，物流从污到洁单向流程设计，不交叉，不逆流，通风良好或有排风设施。清洗消毒间应具备必要的清洗、消毒器械设施和设备，包括流动水源及手工清洗水池，超声清洗机，高压水枪，器械回收盒，机械清洗消毒设备，手机清洁注油机，自动封口纸塑包装袋或热塑封口机，压力蒸汽灭菌器等。地漏应采用防返溢式，排污系统接医院污水处理系统。

6. 诊室空气管理。口腔内含有大量微生物，包括细菌、真菌和病毒等。口腔治疗中牙齿备洞、超声洁治、义齿打磨等操作，含有唾液、血液和细菌的气溶胶严重污染诊室空气，所以口腔诊室空气的处理在感染控制中不可忽视。诊疗室空气净化的方法包括：

（1）在诊疗过程中使用强吸与弱吸吸引气雾和唾液，降低空气中的气溶胶含量，减少空气污染。

（2）自然通风，每天开窗通风 2~3 次，每次不少于 30 min。自然通风不良，宜采取机械通风，室内排风口宜远离门，安置于门对侧墙面上。

（3）使用动态空气消毒（机）、紫外线空气消毒、中央空调过滤措施等净化空气。

（4）患者在诊疗前清洁口腔，使用含漱液 1 min，可以有效降低诊室气雾中的微生物水平。

口腔综合治疗台在每次使用后对其临床接触面进行清洁消毒，或诊疗前使用一次性隔离膜覆盖，每位患者使用后更换。光固化灯、根管测量仪等辅助医疗设备每次使用后对其临床接触表面进行清洁消毒。

六、诊疗器械使用和消毒灭菌管理

1. 诊疗器械、器具等用品配置数量应与诊疗工作量相符合。

2. 根据诊疗需要和消毒灭菌原则，进入患者口腔内的所有诊疗器械，必须达到一人一用一消毒或灭菌的要求。在进行可能造成黏膜破损的操作时，所用器械必须灭菌。接触患者完整黏膜的口腔诊疗器械使用前达到灭菌或高水平消毒，不接触患者口腔或间接接触患者口腔的诊疗器械使用前达到中或低水平消毒。

3. 诊疗器械、物品的清洗、消毒、灭菌程序应符合《口腔器械消毒灭菌技术操作规范》的要求，做好过程和结果监测。

七、医护人员防护管理

1. 口腔医护人员上岗前必须接受职业安全知识培训，增强自我保护意识。在临床工作中采取标准预防原则，严格执行操作规范，预防职业暴露。

2. 严格正确洗手，掌握洗手的关键时刻，熟练应用七步洗手法，专人定期检查手卫生执行情况。

3. 着装符合防护要求，进行口腔操作时戴手套、口罩、帽子、护目镜，必要时穿防护服；防护用具治疗结束后及时按要求处理。工作服每日更换，遇污染及时更换。穿防污染和放锐器伤鞋子。

4. 预防锐器损伤。掌握职业暴露处理流程，进行侵袭性诊疗操作中和医护器械传递中，注意防止被针头、钻头、刀片等锐器刺伤或划伤。工作人员如被锐器损伤，应立即进行急救、消毒、报告登记。然后进行紧急血液测试与报告；职业暴露于 HBV、HIV 阳性者，由相应专家指导暴露后预防用药，按《医务人员艾滋病病毒职业暴露防护工作指导原则》执行。

5. 定期健康体检并进行必要的预防接种，口腔医护人员应当坚持一年一次健康检查。对免疫力低下者可注射免疫疫苗。

八、诊疗程序管理

诊疗机构应制订预防与控制口腔诊疗医院感染标准操作规程，只有医护人员在诊疗操作全过程严格遵循感染控制操作程序，严格执行无菌操作原则，按标准预防规定做好自我防护措施，才能更好地保障医患安全和医疗质量，将医护患的感染风险程度降至最低。

1. 口腔诊疗操作遵循消毒隔离制度和无菌技术原则。

2. 开诊前准备：

（1）开诊前医护人员穿工作服，戴工作帽、口罩。

（2）对诊室内的环境表面进行清洁和消毒。

（3）冲洗综合治疗台水路及下水管道 2~3 min。

（4）准备和检查所需要的医护、患者防护用品，一次性使用诊疗物品、无菌器械、药品及材料，检查包装和有效期是否符合要求；开启的棉签、无菌器械盒等应注明开启时间。

3. 接诊患者：

（1）术前与患者交流，详细询问患者传染病史、既往史等。对疑似 HIV、梅毒等传染病者进行传染病筛查，医务人员做好标准预防与基于传播途径的预防。

（2）洗手，准备好患者牙椅铺巾、头套、护目镜。准备工作台铺巾、一次性治疗盘等。临床接触表面（控制台、灯扶手、三用枪手柄、吸引器把手、物理治疗仪等）使用一次性隔离膜进行隔离。

（3）准备治疗器械、仪器、各类物品、药品，尽量一次性备齐；治疗台洁污分区，不放置公用物品。

（4）按照标准预防原则，戴帽子、口罩、手套（手套一人一换）、护目镜或防护面罩、防护服等。

4. 诊疗中：

（1）让患者含漱洗必泰液或双氧水 1 min，减少治疗中空气污染。使用橡皮障、配合使用强吸、弱吸吸引气雾和唾液，减少气溶胶对诊疗环境的污染。

（2）按无菌操作原则打开器械包，高度危险性诊疗器械检查是否湿包、破损并在有效期内使用。

（3）连接吸唾管，手机的水路冲洗 30 s。

（4）治疗操作中，避免接触防污膜覆盖外的部位，防止手套污染以及手套对周围环境的污染。操作中手套破损应摘下并重新更换。接触没有贴防污膜保护位置时采用避污隔离技术或加层手套或治疗后进行物体表面消毒。

（5）操作中注意安全传递锐器，切忌手对手传递，注射针头盖帽时应采用单人单手法重盖注射器。

（6）取用调拌材料时，应按需取用，容器内取材不能污染，用干燥清洁或无菌器械取出，未用完材料不能回收。一次性调拌纸要清洁保存。

（7）操作中注意每次器械使用后立即清理干净器械上血迹、材料、污渍，防止干燥后不容易清理。

5. 诊疗结束后：

（1）手机使用后，踩脚踏控制板冲洗水路 30 s，减少回吸污染，卸下手机，放入污器械盘内。

（2）重复使用器械用后如有明显血污和牙科材料，进行预处理，分类保湿存放于器械回收盒内，按时密闭回收。

（3）高频接触表面无明显污染时，可使用消毒湿巾进行清洁消毒。被患者体液、血液、呕吐物、排泄物等污染的环境表面应先采取可吸附材料如吸水纸将其清除，再根据病原体抵抗力选用适宜的消毒剂进行消毒。

（4）清洁吸唾管道和痰盂，擦拭消毒吸唾管与管道接口处。

（5）一次性使用物品杜绝重复使用，用后按《医疗废物管理条例》分类收集，牙椅铺巾、头套、手套、患者胸巾、治疗巾、吸唾管、医用防污膜等置感染性医疗废物桶内，一次性口镜、镊子、探针、针头、刀片等置于锐器盒内。

（6）传染病患者可重复使用的器械使用后用双层黄色袋包装，做"感染患者"标识，消毒供应中心按感染患者器械常规处理，医务人员做好防护。感染性废物和生活垃圾均按医疗废物处置，须用双层黄色塑料袋密封，注明感染情况；损伤性废物放入锐器盒中，密封回收。

（7）摘下手套，弃于医疗废物桶内。

（8）洗手并干燥护手。

6. 全天诊疗结束后：

（1）牙椅水路冲洗 2 min，独立水源牙椅和超声波洁牙机水路保持干燥过夜。

（2）用 500 mg/L 含氯消毒液 1 000 mL 以上冲洗吸唾管道、痰盂及其下水管道。

（3）对诊室内的环境表面进行清洁和消毒，遵循由上而下，从里到外，从轻度污染到重度污染的原则。

九、大力推行"四手操作"

"四手操作"是指由一位医师进行主要诊治，同时一名护士协助医师治疗，使病人在整个治疗过程中能轻松、舒适地平卧在治疗椅上，医护双手（四只手）同时为病人进行各种操作，平稳而迅速地传递所用器械、材料的新型医护配合模式。四手护士通过掌握现代口腔医疗设备和器械、常用药物的性能及作用，提前熟悉患者病情，按照预防感染程序要求做好操作前感染预防措施；在操作中将药品、器械分类固定放置，使用后及时清洁、归类，有效降低取放物品的频率，防止因各种器械、物品堆积在工作台上而导致交叉污染；操作后及时按要求分类处理使用后器械、物品。"四手操作"技术不仅能有效提高医师工作效率、工作质量和患者舒适度，更进一步使口腔科消毒隔离规范得到落实，减少各种器械导致的交叉感染，成为控制医院感染的有效方法。

十、医疗废物管理

1. 依据中华人民共和国《医疗废物管理条例》、卫生部《医疗卫生机构医疗废物管理办法》《医疗废物分类目录》等相关法律法规和减量排放原则，制订本单位医疗废物管理制度，组织医护人员学习，确保医疗废物安全管理。

2. 医疗废物按《医疗废物分类目录》正确分类放置，盛装医疗废物容器、包装袋外面应有警示标示。

3. 感染性废弃物置黄色塑料袋内，锐器（针头、穿刺针、刀片等）用后放入防渗漏、耐刺的容器内，3/4 满专人定时回收，按规定的线路密闭运送，由专业医疗废物集中处置单位处置，并做好相关登记。

4. 医疗废物暂时储存设施、设备符合相关要求，暂存时间不得超过 2 天；与生活垃圾分开放置。

5. 医疗废物回收人员做好防护。

第四节　口腔诊疗器械消毒灭菌程序及方法

由于口腔诊疗的复杂性、特殊性，口腔设备和器械是造成医源性交叉感染的媒介，极易由于器械消毒灭菌不严而致医源性感染。随着医疗技术的发展和观念的更新，如何有效地降低院内感染，真正实现医院感染零风险值得深思。为加强医疗机构口腔诊疗器械消毒工作，保障医疗质量和医疗安全，2005 年 3 月卫生部颁发了《医疗机构口腔诊疗器械消毒技术操作规范》（卫医发〔2005〕73 号）对口腔医疗器械的消毒和灭菌工作做了明确规定和具体要求，使我国口腔诊疗器械的消毒处理得到了进一步规范。2016 年 12 月，国家卫生和计划生育委员会又发布了《口腔器械消毒灭菌技术操作规范》，于 2017 年 6 月 1 日实施，使我国口腔器械消毒灭菌管理更上一个台阶，有效地预防了口腔诊疗器械造成的交叉感染。

一、术语和定义

高度危险口腔器械：穿透软组织、接触骨、进入或接触血液或其他无菌组织的口腔器械。

中度危险口腔器械：与完整黏膜相接触，而不进入人体无菌组织、器官和血流，也不接触破损皮肤、破损黏膜的口腔器械。

低度危险口腔器械：不接触患者口腔或间接接触患者口腔，参与口腔诊疗服务，虽有微生物污染，但在一般情况下无害，只有受到一定量的病原微生物污染时才造成危害的口腔器械。

清洗：去除医疗器械、器具和物品上污物的全过程，流程包括冲洗、洗涤、漂洗和终末漂洗。

清洁：去除物体表面有机物、无机物和可见污物的过程。

消毒：清除或杀灭环境中的病原微生物，使其达到无害化的处理。

灭菌：杀灭或清除医疗器材上一切微生物的处理。灭菌的无菌保证水平应达到 10^{-6}。

二、管理要求

1. 综合医院口腔科、口腔专科医院诊疗器械如有条件可按《消毒供应中心清洗消毒及灭菌技术操作规范》执行，符合医疗卫生机构消毒供应室（中心）审核验收标准。小型口腔诊疗机构可在诊疗区域设置独立的器械清洗消毒间，符合《口腔器械消毒灭菌技术操作规范（WS 506—2016）》设置要求。

2. 制订与本机构相适应的口腔诊疗器械消毒灭菌管理制度、岗位职责、操作流程、监测管理制度等。

3. 配备专职或兼职口腔诊疗器械的消毒人员，必须培训上岗，并定期参加专业培训学习，掌握国家相关法规，包括《传染病防治法》《医院感染管理办法》《医疗机构消毒技术规范》《口腔器械消毒灭菌技术操作规范（WS 506—2016）》，掌握职业暴露的预防等相关知识，掌握诊疗器械回收、清洗、消毒、灭菌和监测方法。

4. 设置独立的器械处理区：

（1）与口腔诊疗服务的范围和工作量相匹配，其面积应不小于 $10 m^2$。

（2）区域相对独立，设计合理，分为回收清洗区、保养包装及灭菌区、物品存放区。回收清洗区属污染区域，承担器械回收、分类、清洗、干燥工作，应配有污物回收器具、手工清洗池、工作台、超声清洗器和机械清洗消毒设备、干燥设备等。保养包装及灭菌区属清洁区域，承担器械保养、检查、包装、消毒和（或）灭菌工作。配备牙科手机专用自动注油养护机、光源放大镜、医用热封机、灭菌设备等。物品存放区用于存放消毒、灭菌后物品，以及去除外包装的一次性卫生用品等。工作量少的口腔门诊可不设物品存放区，消毒灭菌后将物品直接放于器械储存车内。

（3）回收清洗区与保养包装及灭菌区宜有物理屏障，工作流程设计应由污到洁，不交叉，不逆流。

（4）设备设施配置合理，符合国家相关标准和规定。

（5）装饰材料耐水、易清洁、地面防水；按所配设备预留水、电、气管线。

（6）耗材如清洁剂、消毒剂、润滑剂、包装材料、消毒灭菌监测材料均应符合国家相关要求。

三、口腔器械处理基本原则

1. 口腔器械应一人一用一消毒和（或）灭菌。

2.高度危险口腔器械应达到灭菌水平。

3.中度危险口腔器械应达到灭菌水平或高水平消毒。

4.低度危险口腔器械应达到中或低水平消毒。

5.重复使用的耐湿热器械首选物理方法消毒灭菌；手术器械等高度危险物品首选压力蒸汽灭菌，不耐热物品等首选低温灭菌。

6.用过的诊疗器械、器具及物品应先去污染，彻底清洗干净，再消毒或灭菌。

7.接触患者体液、血液的修复、正畸模型等物品，送修复工艺科操作前必须消毒。修复工艺加工完成的各种修复体返回临床科室前必须消毒或灭菌。

8.所有医疗器械在检修前应先经消毒或灭菌处理。

9.若选用化学消毒可根据不同情况分别选择高效、中效、低效消毒剂。使用化学消毒剂必须了解消毒剂的性能、作用、使用方法、影响灭菌或消毒效果的因素等，配制时注意有效浓度，定期监测。

10.一次性使用诊疗器械/物品应符合使用管理规定，在有效期内使用，不得重复使用。

四、口腔器械分类、消毒灭菌和存储要求

根据口腔诊疗器械危险程度的不同，选择相应的消毒灭菌水平以及适宜储存条件，见表 15-4-1。

表 15-4-1　口腔器械危险程度分类与消毒、灭菌、储存

危险程度	口腔器械分类		消毒灭菌水平	储存要求
高度危险	拔牙器械：拔牙钳、牙挺、牙龈分离器、牙根分离器、牙齿分离器、凿等		灭菌	无菌保存
	牙周器械：牙洁治器、刮治器、牙周探针、超声工作尖等			
	根管器具：根管扩大器、各类根管锉、各类根管扩孔钻、根管充填器等			
	手术器械：包括种植牙、牙周手术、牙槽外科手术用器械、种植牙用和拔牙用牙科手机等			
	其他器械：牙科车针、排龈器、刮匙、挖匙、电刀头等			
中度危险	检查器械：口镜、镊子、器械盘等		灭菌或高水平消毒	清洁保存
	正畸用器械：正畸钳、带环推子、取带环钳子、金冠剪等			
	修复用器械：去冠器、拆冠钳、印模托盘、垂直距离测量尺等			
	各类充填器、银汞合金输送器			
	其他器械：牙科手机、卡局式注射器、研光器、吸唾器、用于舌、唇、颊的牵引器、三用枪头、成形器、开口器、金属反光板、拉钩、挂钩、口内 X 光片夹持器、橡皮障夹、橡皮障夹钳等			
低度危险	调刀：模型雕刻刀、钢调刀、蜡刀等		中低度水平消毒	清洁保存
	其他器械：橡皮调拌碗、橡皮障架、打孔器、牙锤、聚醚枪、卡尺、抛光布轮、技工钳等			

五、口腔器械处理操作流程

1. 回收：

（1）重复使用的口腔器械使用后应与废弃物品分开、分类放置，及时回收。

（2）椅旁预处理：①结构复杂不易清洗的牙科小器械、刮匙等使用后立即初步去污，置于内盛有酶类清洁剂的容器内，湿式保存，定时回收。②牙科手机、电动牙洁治器和电刀应初步去污，存放于干燥回收容器内。③其他器械可选择专用回收容器放置。

（3）回收容器每次使用后清洗、消毒、干燥备用。

2. 清洗：是消毒灭菌必要的前期工作，是决定消毒灭菌质量的关键，正确的清洗方法、清洗质量是灭菌成功的根本保证。如果被灭菌的器械清洗质量不达标，即使灭菌程序正确，参数指示合格，该器械仍然达不到灭菌要求。

（1）口腔器械清洗方法包括手工清洗和超声波清洗、机械清洗。

（2）非电源口腔器械可选择机械清洗方法。

（3）带电源口腔器械、精密复杂口腔器械宜选择手工清洗。可拆的器械应拆开后分别清洗，如电动牙洁治器应将其连接的工作尖拆开后分别清洗。电动牙洁治器手柄宜选择手工清洗方法。

（4）牙科小器械及其他结构复杂的器械宜首选超声清洗加手工清洗方法。

（5）手工清洗：①包括冲洗、酶洗、漂洗、清洗 4 个程序。②水温宜为 15~30 ℃。③去除干固的污渍宜先用酶清洁剂浸泡后再行刷洗或擦洗，浸泡时间和酶清洁剂使用液浓度可参考生产厂家使用说明书。如选用 3M 安必洁多酶清洗液，A. 轻度污染 1∶200，浸泡时间 2~5 min；B. 中度污染 1∶150，浸泡时间 10 min；C. 重度污染 1∶100，浸泡时间 10 min。④刷洗操作应在水面下进行，防止产生气溶胶。⑤管腔器械应用压力水枪冲洗，可拆卸部分应拆开后清洗。⑥应选用相匹配的刷洗用具、用品，避免器械磨损；清洗用具、清洗池等应每日清洁和消毒。

（6）超声清洗：①牙科小器械及其他结构复杂的器械首选超声清洗。②操作程序包括冲洗、洗涤、终末漂洗。③清洗时应注意盖好超声清洗机盖子，防止产生气溶胶。④根据器械的不同材质选择相匹配的超声频率和时间。⑤牙科小器械使用超声清洗时宜配备专用网篮，以防器械遗漏。

（7）自动清洗和消毒：①自动清洗机适用于耐湿热物品的清洗和消毒，如玻璃调拌板、金属调拌刀、橡皮碗等。②注意选择适宜的清洗盛装架，精细和锐利器械应固定放置。③可拆卸器械清洗时应拆开清洗，器械轴节应充分打开。④自动清洗机可以同时选择消毒程序，注意确认消毒参数。⑤应定时检查清洁剂泵、管是否通畅。

3. 消毒：

（1）清洗后的器械器具和物品应进行消毒处理。

（2）首选湿热消毒，应选用纯化水，消毒后直接使用的诊疗器械、器具和物品，湿热消毒温度应 ≥ 90 ℃，时间 ≥ 5 min，或 A_0 值 ≥ 3 000；消毒后继续灭菌处理的，其湿热

消毒温度应 ≥ 90 ℃，时间 ≥ 1 min，或 A0 值 ≥ 600。

（3）也可采用 75% 乙醇、酸性氧化电位水进行消毒。

4. 干燥：

（1）宜选用干燥设备对器械、器具进行干燥处理。

（2）根据器械、器具的材质选择适宜的干燥温度：金属类干燥温度 70~90 ℃；塑料类干燥温度 65~75 ℃。

（3）无干燥设备和不耐热的器械、器具，可使用低纤维絮擦布等进行干燥处理，不应使用自然干燥方法进行干燥。

（4）管腔器械内残留水迹者，可用压力气枪进行干燥处理。

5. 器械的检查与保养：

（1）应采用目测或使用带光源放大镜对干燥后的口腔器械进行检查。

（2）器械表面、螺旋结构处、关节、齿牙处应无污渍、血渍、水渍、材料等残留物质和锈斑。

（3）对清洗质量不合格的器械应重新处理；损坏或变形、锈蚀严重的器械应及时维修、更换或报废。

（4）带电源器械应进行绝缘性能安全检查。

6. 包装：

（1）根据器械特点和使用频率选择包装材料。

（2）低度、中度危险的口腔器械可不包装，消毒或灭菌后直接放入备用清洁容器内保存，清洁容器定时消毒或灭菌。

（3）高度危险的牙科小器械宜选用牙科器械盒盛装。其包装外应有灭菌化学指示物，标有物品名称、包装者、灭菌器编号、灭菌批次、灭菌日期及失效期。口腔门诊手术包的包内、包外均应有化学指示物。纸塑袋包装密封宽度 ≥ 6 mm，包内器械距包装袋封口处 ≥ 2.5 cm，密封完整。

7. 灭菌方法选择：

（1）口腔器械应首选物理灭菌方法的压力蒸汽灭菌。碳钢材质的器械宜选干热灭菌。

（2）选择小型灭菌器时根据待灭菌物品的危险程度、负载范围选择灭菌周期。

（3）牙科手机因是空腔类器械，应选择 B 类灭菌周期灭菌器，其适用于所有包装的和无包装的实心负载、A 类空腔负载和多孔渗透负载的灭菌。

（4）N 类灭菌周期灭菌器用于无包装的实心负载的灭菌，不能用于牙科手机等管腔类器械的灭菌。

8. 小型灭菌器灭菌要求：

（1）灭菌前准备：①每日设备运行前应进行安全检查，包括压力表处于"零"的位置、记录打印装置处于备用状态、灭菌柜门密封圈平整无松懈、柜门安全锁扣能够灵活开关、柜内冷凝水排出口通畅、电源、水源等连接妥当。②打开电源，开机预热，选择相应灭菌周期。③灭菌器用水不应影响灭菌过程，损坏灭菌器或灭菌物品，符合《小型蒸汽灭菌器自动控制型（YY/T 0646—2015）》的要求。

（2）灭菌装载：①灭菌物品不能超过该灭菌器最大装载量。②灭菌器应配有灭菌架或托盘，托盘应有足够的孔隙使蒸汽穿透。③使用灭菌架摆放包装类灭菌物品，物品间应留有一定的间隙。④使用托盘摆放纸塑包装器械和无包装器械应单层摆放，不可重叠。⑤牙科手机与车针、电动牙洁治器手柄与工作尖等配套使用器械应分开灭菌。⑥待灭菌物品应干燥后装入灭菌器内。

六、消毒、灭菌效果监测要求

（一）消毒监测

1. 湿热消毒：每次应监测温度、时间，并记录。

2. 化学消毒：应根据消毒剂种类定期监测化学消毒剂的浓度、消毒时间，并记录，含氯消毒剂现配现用，每次检测。

3. 消毒效果监测：消毒后直接使用的物品至少每季度监测一次，监测方法及结果判读符合《医疗机构消毒技术规范（WS/T 367—2012）》的要求。

（二）灭菌监测

1. 物理监测：①每一灭菌周期应监测物理参数，并记录工艺变量。②工艺变量及变化曲线应由灭菌器自动监控，并打印。③工艺变量结果应符合灭菌参数要求。

2. 化学监测：①每个灭菌周期应进行化学监测，并记录监测结果。②化学监测应将包内化学指示卡放置在常用的、有代表性的灭菌包或盒内，置于灭菌器最难灭菌的部位。裸露灭菌的实心器械可将包内化学指示卡放于器械旁进行监测。空腔器械可选择化学过程挑战装置(Process Challenge Device，PCD）进行监测。③通过观察化学指示物颜色变化，判定是否暴露于灭菌工艺变量或达到灭菌要求。

3. 生物监测：①生物监测包应选择灭菌器常用的、有代表性的灭菌包制作，或使用生物 PCD，置于灭菌器最难灭菌的部位，且灭菌器应处于满载状态。②使用中的灭菌器应每月进行生物监测。③生物监测方法和结果判断应符合《医院消毒供应中心 第 3 部分：清洗消毒及灭菌效果监测（WS 310.3—2016）》标准要求。

4. 小型灭菌器每使用满 12 个月或维修后应同时进行物理监测、化学监测和生物监测，合格后灭菌器方可正常使用。

5. 每个灭菌周期运行均应形成文件记录，文件记录应保存 3 年。

七、灭菌物品放行

1. 每一灭菌周期结束后应检查所有物理、化学、生物监测所得数据，检查本锅次灭菌物品有无湿包、松散，各项指标符合要求时，灭菌物品方可放行。

2. 灭菌周期的各种监测或参数不合格时不应放行，应查找灭菌失败原因，重新调整后再进行物理、化学监测，合格后灭菌器方可再次使用，必要时做生物监测，并应记录全过程。

八、器械储存

1. 储存区应配备物品存放柜（架）或存放车，物品存放架或柜应距地面高度 ≥ 20 cm，距离墙 ≥ 5 cm，距天花板 ≥ 50 cm，应每周对其进行清洁消毒。

2. 灭菌物品和消毒物品应分开放置，并有明显标识。

3. 采用灭菌包装的无菌物品储存有效期见表 15-4-2。

表 15-4-2　包装材料无菌有效期

包装类型	纺织材料和牙科器械盒	一次性纸袋	一次性皱纹纸和医用无纺布	一次性纸塑袋
有效期 /d	7	30	180	180

4. 裸露灭菌及一般容器包装的高度危险口腔器械灭菌后应立即使用，最长不超过 4 h。

5. 中、低度危险口腔器械消毒或灭菌后置于清洁干燥的容器内保存，保存时间不宜超过 7 d。

6. 储存室内环境应符合《医院消毒卫生标准（GB 15982—2012）》医院环境要求，见表 15-4-3。

表 15-4-3　各类环境空气、物体表面、医护人员手细菌菌落总数卫生标准

环境类别	范围	标准		
		空气 cfu/m³	物体表面 cfu/cm³	医护人员手 cfu/cm³
Ⅰ 类	层流洁净手术室、层流洁净病房	≤ 10	≤ 5	≤ 5
Ⅱ 类	普通病房、产房、婴儿室、早产儿室、普通保护性隔离室、供应室无菌室、烧伤病房、重症监护病房	≤ 200	≤ 5	≤ 5
Ⅲ 类	儿科病房、妇产科检查室、注射室、换药室、治疗室、供应室清洁室、急诊室、化验室、各类普通病房和房间	≤ 500	≤ 10	≤ 10
Ⅳ 类	传染病科及病房	—	≤ 15	≤ 15

九、牙科手机清洗、保养方法

（一）牙科手机清洗保养原则

1. 牙科手机应根据内部结构或功能选择适宜的清洗保养方法。

2. 特殊用途牙科手机，应遵循生产厂家或供应商提供的使用说明进行清洗与保养。

（二）牙科手机清洗方法

1. 手工清洗方法：①牙科手机使用后在带车针情况下使用牙科综合治疗台水、气系统冲洗牙科手机内部水路、气路 30 s。②手机表面清洁。将牙科手机从快接口或连线上卸下，取下车针，去除手机表面污染物。带光纤牙科手机可用气枪吹净光纤表面的颗粒和灰尘，擦净光纤表面污渍。带螺纹的牙科手机表面可用软毛刷在流动水下清洗表面污渍。③使用压力罐装清洁润滑油清洁牙科手机进气孔管路，用透明塑料袋或纸巾包住机头部，避免油雾播散。如有污物从机头部位流出，应重复清洁操作直到无污油流出为止。④种植牙专用手机可选用压力水枪进行内部管路清洗，尽快使用压力气枪进行内部气路的干燥，避免轴承损坏；压力水枪和压力气枪的压力宜在 200~250 kPa，不宜超过牙科手机使用说明书标注压力。⑤牙科手机不应浸泡在液体溶液内清洗。

2. 机械清洗方法：①牙科手机放入机械清洗设备内，连接牙科手机专用接口，固定牙科手机，选择正确的清洗程序。②机械清洗设备宜选用去离子水、软水或蒸馏水。③牙科手机清洗后内部管路应进行充分干燥。④电源马达不应使用机械清洗机清洗。⑤牙科手机不宜选用超声波清洗，不宜与其他口腔器械同时清洗。

（三）牙科手机保养

1. 手工保养方法：①用压力罐装润滑油连接相匹配的注油适配器或接头对牙科手机注入润滑油，选择压力罐装清洁润滑油对牙科手机进行清洁的可以不用再次注入润滑油，注油时用透明塑料袋或纸巾包住机头部，避免油雾播散。②牙科手机卡盘或三瓣簧应每日注油。③内油路式牙科手机宜采用油脂笔对卡盘或三瓣簧和轴承进行润滑。④清洁注油时应将注油接头与牙科手机注油部位固定，以保证注油效果；特殊注油方式应参考厂家或供应商使用说明书执行。

2. 械保养方法：①将牙科手机连接相匹配的注油适配器或接头后插入自动注油养护机内进行注油。②选择适宜的注油程序。

（四）其他

牙科手机可选择清洗注油灭菌一体机进行清洗、润滑保养。

综上，医院感染的预防和控制是医院质量管理的重要衡量指标，能够直接反映诊疗机构的整体管理水平。口腔治疗作为特殊有创、有菌的诊疗，环境引起医院感染的因素诸多，包括流行病学、生物学、社会学等各个方面，单纯依靠器械消毒并不能有效控制感染的发生。诊疗机构需要切实重视和加强医院感染管理工作，制定完善的规章制度和操作规范，增强医务人员医院感染防控意识，精准落实诊疗器械消毒灭菌及监测、医疗废物等各项预防和控制医院感染管理措施，使医院感染管理工作制度化、常规化、标准化、规范化，进一步提高医疗质量，确保医患安全。

（焦慧勤）

参考文献

1. 胡必杰，高晓东，韩玲祥，等 . 医院感染预防与控制标准操作规程 [M]. 2 版 . 上海 : 上海科学技术出版社，2019: 237–239.

2. 赵佛容 . 口腔护理学 [M]. 3 版 . 上海 : 复旦大学出版社 , 2020.

3. 沈曙铭，吴楠 . 口腔医院感染管理的回顾与思考 [J]. 中国实用口腔科杂志 , 2018, 11(12): 705–712.

第十六章　口腔门诊感染管理

在口腔医疗机构医护操作中牙科手机的频繁使用，时常接触到患者体液、血液、分泌物及飞沫等，是导致医院感染发生的潜在因素，再加上重大传染病疫情的常态化防控（如新冠疫情），更需要医护人员建立院感防控意识。门诊的感染管理是一份全面性工作，门诊工作人员与患者接触频繁，如果院感工作没有达到标准及规范的要求，则会增加门诊院感发生的几率，降低治疗效果，增加门诊医患纠纷的风险。要使用门诊感染管理模式应对这些风险，保证患者就诊安全。本章将以口腔门诊感染的危险因素为抓手，以国家标准与指南为导向，分别从管理角度，诊间布局，诊室空气及物表消毒，人员手卫生及个人防护，职业暴露，医疗污水及废物管理等方面进行介绍。通过具体工作细节及操作方法，希望临床一线医护人员对院感防控工作心存敬畏且将工作真正落到实处。

第一节　护理管理在院感中的作用

护理管理在防止口腔诊疗过程中的交叉感染及预防和控制口腔门诊的医院感染中起到主导和关键作用。针对口腔门诊的护理管理工作，在充分体现口腔护理质量管理的重要性的基础上，积极利用各种护理管理方法有序开展护理工作。主要通过建章立制、规范流程、健全管理、加强培训等方式开展多维度、多角度的护理管理工作，确保口腔门诊始终给予患者高质量、高效的护理服务，这对于护患关系的改善，护理管理工作满意度的提高也有帮助。

一、落实规范，健全制度

推进门诊制度化管理，依据卫生部颁发的各项标准及要求，特别是最常用的规范，要认真解读，制订适合本门诊的规章制度，通过培训，不断提高大家的认识。

二、布局合理，规范流程

推进门诊工作程序化，制定合理规范的操作规程，针对不同操作，制订标准作业程序（Standard Operating Procedure，SOP）流程，流程中包含用物准备，治疗前后牙科综合治疗椅及配套设施的清洁与消毒，治疗前个人防护要求等。制订工作清单，提示医护人员按照频次要求进行无菌物品效期检查，对诊室空气，环境消毒及水路进行清洁消毒等。

三、健全管理，职责明确

建立门诊医院感染管理质量小组，由门诊负责人、护士长及感控护士组成的三级质量管理体系，职责划分明确，开展逐级管理；制订院感质量手册，加强医护工作质量监控管理，要求感控护士每天进行检查，找到工作中存在问题，不断完善流程；开展护理质量与安全分析工作，从护理质量、护理不良事件及患者满意度等内容着手；定期针对提出的问题进行复盘，通过对突出事件进行对比分析，找出共性问题及个性问题，提出整改措施并持续改进，全面落实各项护理管理制度。

四、定期培训，加强意识

开展院感相关内容培训，制订培训计划，培训内容指定负责人，内容涉及理论知识与实操结合。每月进行考核，利用 PDCA 质量管理工具针对培训落实不到位的内容持续改进。重视新入职员工，严格进行院感理论与实操考核，确保能胜任其工作。围绕国家新的规范，新的指南，新的标准，现阶段感染性疾病的发展趋势，口腔疾病诊疗过程中发生交叉感染的主要途径，口腔器械处理基本原则，标准预防的基本概念等，可采用 PPT 等形式对医护人员进行培训。另外加强关于职业暴露的应急演练，包括上报流程，处置方式，后期随访等。不断加强医护人员自我防护意识。

医院感染防控贯穿门诊诊疗护理全过程，每位医护人员都是医院感染防控的践行者，应严格按照规章制度，按照卫生部颁布的各项规程进行操作，确保始终给予口腔科患者高质量、高效的护理服务。

第二节 口腔诊室环境布局及管理

口腔门诊是提供口腔疾病诊治的主要场所，其基本功能区应有：诊疗区、候诊区、器械处理区、医务人员休息区、医疗废物储存区、污水处理区等。口腔门诊的布局除了应满足其专业功能要求外，更应具备符合院内交叉感染的目的。依据卫生部规范要求，将诊室建筑布局作如下介绍。

一、诊室建筑设计要求

口腔诊室建筑设计要求见表 16-21-1。

表 16-2-1 口腔诊室建筑设计要求

规模	牙椅数量	每牙科治疗椅建筑面积	每牙科治疗椅净使用面积
二级口腔医院	20 ~ 59 台	≥ 30 m²	≥ 6 m²
三级口腔医院	≥ 60 台	≥ 40 m²	≥ 6 m²
口腔门诊部	≥ 4 台	≥ 30 m²	≥ 6 m²
口腔诊所	≥ 1 台	≥ 25 m²	≥ 6 m²

如果诊室内设置多台牙椅，两台牙椅间宜设置物理隔断，隔断高度至少高于人呼吸带高度，不低于 1.5 m（图 16-2-1）。

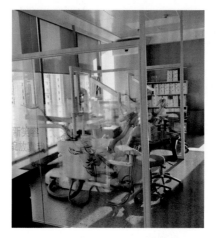

图 16-2-1 诊室内物理隔断

（一）诊室设置布局要求

口腔诊室布局应合理设计功能分区，应设有诊疗区（图 16-2-2）、候诊区、器械处理区、医务人员休息区（图 16-2-3）、医疗废物储存区、污水处理区等，各区域均应独立设置，

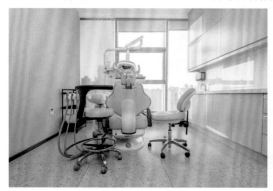

图 16-2-2 诊疗区

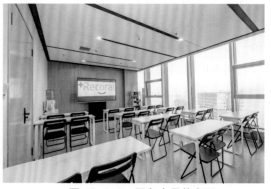

图 16-2-3 医务人员休息区

符合洁污分区的基本防控原则，其中生活休息区应有独立通道，不应设置于功能区内，且区域内部通风、采光良好。

（二）诊室内设施与设备

诊室区域内应设置配备治疗用牙科综合治疗椅（图16-2-4）、配备车、治疗边柜（作为医师开具单据书写病历的办公桌，应光滑平整，易于擦拭，图16-2-5）、非手触式水龙头、洗手液和干手用品或设施（图16-2-6）、医疗及生活废物桶（桶需加盖，脚控开启，图16-2-7）。

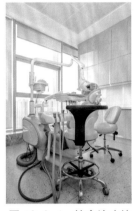 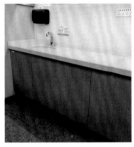 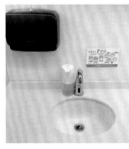 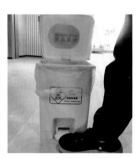

图 16-2-4　综合治疗椅　　图 16-2-5　治疗边柜　　图 16-2-6　洗手设施　　图 16-2-7　医疗垃圾桶

二、门诊手术室建筑设计及布局要求

（一）建筑及设计要求

1. 与临床手术科室邻近，与放射科、病理科、消毒供应中心、检验科等部门间路径便捷。

2. 应设有工作人员出入通道、患者出入通道；物流做到洁污分开，流向合理。

3. 手术室不宜设在首层和高层建筑的顶层。

（二）门诊手术室内设备与设施

1. 墙壁的设计：墙面应平整，采用防潮、防霉、防水、不积尘、不产尘、不吸尘、耐腐蚀、耐碰撞、不开裂、易清洁的材料；手术室内墙体转角和门的竖向侧边的阳角宜为圆角，墙面与地面成一整体，踢脚与地面交界的阴角应做成半径 ≥ 30 mm 的圆角，墙体交界处的阴角应成小圆角。

2. 地面应平整、防水，采用耐磨、耐腐蚀、易清洁、浅色材料，不应有开放的地漏。

3. 手术间内避免使用织物材料装饰，应选择易于清洁和消毒的材料。

4. 手术间宜采用结构简单、便于清洁、灰尘不易积的照明设施。

5. 工作台面和物体表面易于清洁，尽可能使用防渗透、光滑和无缝隙材料。

6. 空气净化手术室应易于通风并设有空气净化消毒装置，符合《医院空气净化管理规范（WS/T 368—2012）》要求。

7. 手术间内手卫生设施应符合《医务人员手卫生规范（WS/T 313—2019）》的设置要求。

8. 手术间内应设有医疗废物垃圾桶及锐器盒等医疗废物回收装置。

三、儿童口腔全身麻醉诊室建筑设计及布局要求

（一）诊室建筑设计要求

1. 设置独立门诊全身麻醉口腔诊疗室，面积为 24 ~ 40 m²，可根据医疗单位自身改造规划适当调整。

2. 设置独立门诊麻醉苏醒室，面积 > 30 m²。

3. 苏醒室内配备氧气源、吸氧装置、多功能监护仪及抢救设备。

（二）诊室内设备与设施

1. 配备具有精确小潮气量和容量、压力控制模式的多功能麻醉机和呼吸机。

2. 可靠的供氧／吸氧装置，包括氧气源、鼻导管、口咽通气道／鼻咽通气道、简易呼吸器、气管内插管和建立静脉通道的相关器材等。

3. 监护设备的监测指标包括心电图、无创血压、脉搏氧饱和度（SpO_2）、呼气末二氧化碳分压（$PetCO_2$）、潮气量及气道压，有条件者可配置麻醉气体浓度和麻醉深度监测。

4. 急救复苏设备包括除颤仪及抢救设备，必须配备急救车。

5. 需配有单独的负压吸引装置、室内换气系统、充分的照明设备和转运车等。

6. 苏醒室内也必须配备氧气源、吸氧装置、多功能监护仪和抢救设备。

四、笑气使用诊室建筑设计及布局要求

（一）诊室建筑设计要求

同常规诊室的要求。

（二）诊室内设施与设备

1. 诊室内应具备常规必需的急救复苏设备，如果使用笑气体积分数大于 50% 则应该具备可用的自动体外除颤仪、血氧饱和度监护仪、血压监护仪、氧气复苏器、负压吸引设备等。

2. 配备笑气废气回收系统，在使用笑气时气体不可避免地会扩散，所以建议配备专用的笑气废气回收系统，保证诊室通风。

3. 无专用废气回收装置时推荐使用落地旋转电扇。

4. 建议治疗中减少患者说话，并嘱其持续用鼻呼吸。

5. 诊室的换气能力应大于 45 L/min。

五、消毒间布局及要求

（一）消毒间建筑设计要求

1. 消毒室内应包括回收清洗区、保养包装及灭菌区、物品存放区（工作量少的门诊，消毒灭菌后可直接将物品放于器械储存车内）。

2. 各区相对独立，工作流程设计应当符合由污到洁的要求，不交叉，不逆流。

3. 回收区清洗区与保养包装区及灭菌区之间设置物理屏障。

4. 区域内部通风、采光好、地面防滑及易清洗，污染物品处理台应采用耐腐蚀、易冲洗及耐燃烧的台面。

（二）消毒间各功能区

1. 回收清洗区：完成重复使用器械的回收、分类、清洗、消毒，干燥等。

2. 保养包装及灭菌区：完成器械保养、检查、包装、消毒和（或）灭菌工作。

3. 物品存放区：用于存放消毒、灭菌之后的物品，一次性使用无菌物品须除外包装后储存。

（三）室内设施与设备

1. 清洗区设备：为保证清洗质量，清洗区应配备带滤网的流动水清洗槽，超声清洗机，高压水枪、气枪，清洗毛刷，干燥设备。

2. 包装区设备：应配备包装台、检查清洗质量的带光源放大镜、注油机、医用塑封包装机。

3. 灭菌区设备：应配备压力蒸汽灭菌器，根据诊疗机构规模选择不同容量的灭菌器，带管腔器械如牙科手机等需使用预真空灭菌器。

综上，本节介绍了口腔门诊按照相关国家标准要求布局各区域规范、诊室建筑设计合理规范、有效防控感染风险的相关要求和区域划分及应配备的设施与设备要求等内容。为加强口腔门诊手术安全管理，指导并规范口腔门诊室管理工作提供了理论和实践支持依据。保障了医疗安全，促进口腔门诊服务质量持续改进和提高。

第三节　诊疗环境和物体表面清洁与消毒

诊疗环境清洁与消毒通常包括两部分：对医疗机构内环境表面的清洁与消毒以及对医疗机构特定空间的空气消毒。诊疗环境有医疗表面与卫生表面之分，又有高度危险，中度危险，低度危险，高频接触与不常接触之分，近年来国际医院院感界更关注邻近患者区域高频接触的环境表面。清洁与消毒效果与医院感染防控关系密不可分，有效的表面清洁能降低患者发生医院感染的危险度，营造清洁、舒适、安全的诊疗环境。

一、诊疗环境

医院诊疗环境分类及各类卫生标准见表 16-3-1，口腔诊室属于Ⅳ类诊疗环境。

表 16-3-1　医院诊疗环境分类及各类卫生标准

环境类别		空气平均菌落数 [a]		物体表面平均菌落数
		cfu/m^2	cfu/m^3	cfu/cm^2
Ⅰ类环境	洁净手术部	符合 GB 50333—2013 要求	≤ 150	≤ 5.0
	其他洁净场所	≤ 4.0（30 min）[b]		
Ⅱ类环境		≤ 4.0（15 min）	—	≤ 5.0
Ⅲ类环境		≤ 4.0（5 min）	—	≤ 10.0
Ⅳ类环境		≤ 4.0（5 min）	—	≤ 10.0

注：a. cfu/m^2 为平板暴露法，cfu/m^3 为空气采样器法。
　　b. 平板暴露法检测时的平板暴露时间。

1. Ⅳ类诊疗环境中空气平均菌落数（平板暴露法，5 min）应 ≤ 4.0 cfu/m^2。诊室可采用自然通风，机械通风，集中空调通风系统，空气消毒器等方式保证诊疗场所的空气流通、换气次数与空气净化效果。

2. Ⅳ类诊疗环境中物体表面平均菌落数应 ≤ 10.0 cfu/m^2。环境和物体表面应保持清洁，当受肉眼可见污染时应及时清洁、消毒。尤其口腔综合治疗台及其配套设施应每日清洁、消毒，遇污染应及时清洁消毒。

二、诊疗区域环境及物表消毒剂的选择

口腔门诊物体表面消毒剂的选择与使用应当参照消毒剂的使用说明书以及相关标准（表 16-3-2），但不限于上述类别。有明确病原体污染的环境表面，应根据病原体抗力选择有效的消毒剂，消毒剂的选择参考《医疗机构消毒技术规范（WS/T 367—2012）》。

表 16-3-2　口腔门诊常用物体表面消毒剂及消毒方法

消毒产品	使用浓度	作用时间	使用方法	适用范围	注意事项
含氯消毒剂	1. 400~700 mg/L 2. 特殊产品参见产品说明书	≥ 10 min	表面擦拭、拖地	可杀灭细菌繁殖体、结核分枝杆菌、真菌、亲脂病毒类	对人体有刺激性，对金属有腐蚀作用，对织物、皮草类有漂白作用，血液、唾液等体液中所含的有机物成分会影响微生物的杀灭效果
醇类	70%~80%	3 min	表面擦拭	可杀灭细菌繁殖体、结核分枝杆菌、真菌、亲脂病毒类	易挥发、易燃，不宜大面积使用
季铵盐类	1 000~2 000 mg/L	15~30 min	表面擦拭、拖地	可杀灭细菌繁殖体、真菌、亲脂病毒类	不宜与阴离子表面活性剂如肥皂、洗衣粉等合用

消毒产品	使用浓度	作用时间	使用方法	适用范围	注意事项
自动化过氧化氢喷雾消毒器	遵照产品说明书	遵照产品说明书	喷雾	环境表面耐药菌等病原微生物的污染	不得在有人的场合下使用
紫外线辐照	遵照产品说明书	遵照产品说明书	辐照	环境表面耐药菌等病原微生物的污染	不得不在有人的情况下使用
消毒湿巾	遵照产品说明书	遵照产品说明书	表面擦拭	依据病原微生物特点选择消毒产品，按产品说明书使用	日常消毒；湿巾遇污染或擦拭时无水迹，应丢弃

三、公共区域环境及物表消毒

口腔门诊的公共区域主要包括一些具备管理功能的行政区域以及走廊、前台或咨询台、卫生间等，这些区域在门诊诊疗期间对所有人员开放。公共区域和办公区域，因患者只作短暂停留或极少有患者到达，因此属于低度风险区域。此类区域常规采用湿式卫生的方法进行清洁，每日 1~2 次，达到区域内环境干净、干燥、无尘、无污垢、无碎屑、无异味等要求即可。如果发现被患者体液、血液、排泄物等污染，特别是污染物量较大（超过 10 mL）时，应先采用吸湿材料将污染物吸除，再根据污染物的病原体特性选用适当的消毒剂进行必要的消毒处理。进行上述区域的清洁与消毒时，工作人员应当根据预期可能的感染暴露，正确选择和正确佩戴个人防护用品，至少包括但不仅限于工作服、口罩、手套等。

四、诊疗区域环境及物表清洁与消毒

（一）诊疗区域物体表面分类

在口腔治疗过程中诊室内环境及物体表面通常会受到唾液、血液、渗出液等的污染，所以需进行表面清洁，消毒或使用一次性屏障。医疗机构的物体表面主要包括医疗设备设施表面（Medical Equipment Surface）和卫生表面（Housekeeping Surfaces），医疗设施设备表面主要指诊疗过程中所接触到的各种医疗设施设备，如口腔综合治疗台的操作面板、器械盘等，各种临床使用设备的按钮、血压计袖带、听诊器等。卫生表面主要指墙面、地面、桌面、门把手等。卫生表面可根据各类人员手的接触频率分为低频接触卫生表面和高频接触卫生表面。低频接触卫生表面包括地面、墙面、天花板等，高频接触卫生表面包括门把手、房间灯开关、病床床栏、窗帘边缘、餐桌等。在进行物表清洁或消毒时一定要先穿戴好个人防护用品，如工作服、帽子、手套、口罩等。口腔诊室物体表面日常清洁与消毒管理要点见表 16-3-3。

表 16-3-3　口腔诊室物体表面日常清洁与消毒管理要点

风险等级	环境清洁等级分类	方式	频率（次 / 天）	标准
低度风险区域	清洁级	湿式卫生	1~2	要求达到区域内环境干净、干燥、无尘、无污垢、无碎屑、无异味等
中度风险区域	卫生级	湿式卫生，可采用清洁剂辅助清洁	2	要求达到区域内环境表面菌落总数 $\leq 10\text{cfu/cm}^2$，或自然菌减少 1 个对数值以上
高度风险区域	消毒级	湿式卫生，可采用清洁剂辅助清洁	≥ 2	要求达到区域内环境表面菌落总数符合《医院消毒卫生标准（GB 15982—2012）》要求
		高频接触的环境表面，实施中、低水平消毒	≥ 2	

（二）诊室内物体医疗表面的清洁与消毒

1. 每天工作前和结束后一定对医疗表面进行湿式清洁，采取先清洁后消毒的湿式卫生清洁方式。

2. 以牙科诊疗单元为单位，由上至下、由里及外、由洁至污，有序进行清洁与消毒的系列操作。

3. 每个牙科诊疗单元使用一套擦拭布巾，分别擦拭牙科诊疗单元的边台、牙科综合治疗台和其他物体表面等。建议选择一次性擦拭布巾。

4. 低度危险的医疗器械（如听诊器、血压计、仪器按钮等），日常做好清洁维护，根据其被污染程度使用低效或中效消毒剂进行消毒。

5. 物体表面有明显血液、体液污染时，应随时进行污渍清洁与消毒。

6. 清洁医疗表面的抹布应做到每清洁一个单位物表一清洗，不得一块抹布连续擦拭两个不同医疗表面。不同区域抹布最好专区专用。

7. 制定相应操作流程：①操作有记录，有时间及频次。②有使用清洁剂名称、配置浓度、作用时间等。

8. 若物体表面不平整，不容易清洁，可采用屏障保护措施。结构复杂的物体表面，

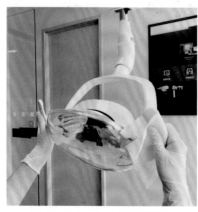

图 16-3-1　综合牙椅擦拭

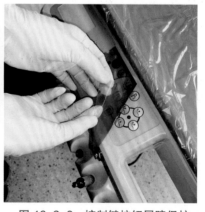

图 16-3-2　控制键按钮屏障保护

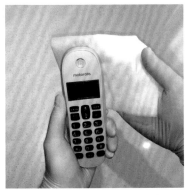

图 16-3-3　物表擦拭消毒

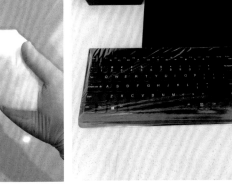

图 16-3-4　键盘薄膜覆盖消毒

如无影灯拉手、控制键按钮、牙椅手机支架、电脑键盘等，由于其高频接触，并且反复使用化学消毒剂易导致设备老化，可采用屏障保护膜（如塑料薄膜、铝箔等）进行保护性隔污覆盖，并做到"一患一用一更换"。使用中遇有破损时，应将物体表面消毒后再覆盖新的屏障。对某些屏障保护套膜难以覆盖的物体表面，可采用消毒湿巾进行清洁与消毒（图 16-3-1—图 16-3-4）。

（三）诊室内物体卫生表面的清洁与消毒

1. 卫生表面每日进行常规清洁和除尘，湿式打扫。日常情况下，不需要对卫生表面进行常规消毒，除非有明显血液，体液污染。

2. 根据卫生表面分类，清洁的频次可根据接触程度进行调整，如高频接触的卫生表面可以每隔 2~4 h 清洁一次；非手经常接触低频卫生表面可每隔一周清洁 1~2 次。

3. 清洗拖布与抹布的水池不可共用。

4. 需用水桶盛水来清洗拖布或抹布时，更换清水的指标不是视水的浑浊度来判断，而是以清洁一个单位物品为更换依据，必要时同一个清洁单位可以多次换水。

5. 不同区域的拖布与抹布应专区专用，可用颜色标记，用后清洗干净，消毒悬挂晾干备用。

（四）笑气设备的清洁与消毒

1. 笑气仪器依据每日使用情况进行擦拭消毒，每日不少于 3 次，如仪器上有可见污染时，应立即擦拭。

2. 笑气调节按钮部位覆盖屏障保护膜，并做到"一患一用一更换"。

3. 连接笑气 / 氧气管路应每日工作结束后清洁擦拭。

4. 笑气 / 氧气瓶严格按照要求存储，悬挂空满标识，定期除尘。

5. 笑气面罩一人一用一更换。

（五）综合牙椅的清洁与消毒

1. 每天诊疗开始前，应冲洗诊疗用水出水口至少 30 s。

2. 使用高速牙科手机、超声洁治器等动力设备进行口腔疾病治疗结束后，需采用液体降温，操作中因喷溅可产生大量飞沫和气溶胶，此时的治疗环境属于高度风险区域。诊疗结束后将手机头部浸入盛有净化水的口杯内排水 20~30 s，冲洗手机和水路管道（图 16-3-5）；吸取净化水冲洗吸引器管道，清洁并消毒痰盂（图 16-3-6）。

3. 对治疗时频繁接触和诊疗区范围内的物体表面立即进行清洁和消毒，方式为湿式清洁和（或）中、低水平消毒，如无影灯表面及拉手、控制开关表面、手机连接线、综合治疗台面、三用枪连接线及控制键。

4. 每天诊疗结束后，应清洗消毒吸唾管路，并清洗痰盂及吸唾器的固体过滤网。

5. 水管线的外表面每日均需清洁，遇污染应当及时清洁并消毒。

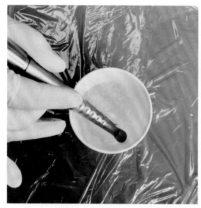
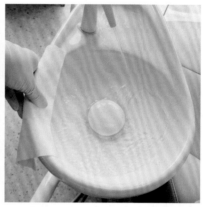

图 16-3-5　冲洗手机和水路管道　　　　图 16-3-6　清洁并消毒痰盂

6. 口腔综合治疗台水路应当按照设备说明书定期进行维护及更换部件，如防回流装置、过滤器、过滤网等。

7. 口腔综合治疗台抽吸管路的消毒方式可自行选择，一般采用对管路材质影响小的中高水平消毒剂，也可采用综合治疗台自带的消毒装置进行处理。

综上，本节介绍了诊疗环境及物体表面的清洁与消毒。门诊环境及物表清洁与否是影响医院感染防控的重要因素，一般情况下这项工作由护士承担，要想营造清洁、舒适、安全的就医环境，需要护士正确并熟练掌握清洁与消毒的技能和方法。院感无小事，责任心很重要。

第四节　口腔诊室空气消毒

口腔诊疗操作中高速涡轮手机、超声洁治器及三用枪等设备会产生大量水雾和喷溅物，这些喷溅物通常还含有有机颗粒物（如碎屑、牙结石及牙菌斑等），以及患者唾液、血液及其他分泌物，是空气污染的主要来源。喷溅物因携带微生物的活性而具有潜在致病性，医、护、患三方均有被感染的风险。空气消毒可以降低诊室内空气中微生物气溶胶的浓度，减少呼吸道传染病空气传播的风险。

（一）自然通风

1. 自然通风是最为经济有效的空气消毒方式。如果通风条件良好，空气消毒机就不是必需配置的设施。因此，建筑设计师在医疗机构建设和装修工作过程中应充分考虑自然通风设施。

2. 自然通风应根据季节调节，当室外气温和风力较佳时，应适时进行通风，保持空气清洁，每天应开窗通风 2 ~ 3 次，每次不少于 30 min。自然通风效果不佳或诊室空气污染相对较重，提倡选择有人状态下空气消毒设备。

（二）空气消毒机

1. 临床使用空气消毒器按照消毒的原理分为等离子体、静电吸附式和循环风紫外线空气消毒器。等离子体消毒器采用双极等离子体静电场对带负电细菌分解与击破，将尘埃极化并吸附；静电吸附式消毒器采用的是静电吸附和过滤材料；循环风紫外线空气消毒器采用高强度紫外线和过滤系统，达到消除空气中的尘埃和微生物的目的。

2. 空气消毒机分为立式与壁挂式两种，适用于有人状态下的空气消毒。有喷溅操作时，空气消毒器应贯穿整个诊疗过程及患者治疗结束后。按照需要设定开机时间，定时开启使用，并做好使用记录。使用时关闭门窗，注意进风口、出风口不应被物品遮挡。

3. 应严格按照使用说明书进行配置，设定频次、消毒时间等。根据说明书请专业人员定期维护保养，定期对内部的过滤器进行除灰清洁。内置紫外线灯管按照要求定期更换。

（三）紫外线消毒

1. 空间 ≥ 1.5 W/ m³，30 W 紫外线灯在 1.0 m 处的强度 > 70 μW/cm²，使用的照射时间 ≥ 30 min。

2. 无人状态下可选用紫外线灯照射，紫外线灯照射可用于诊室无人状态下的终末消毒，照射时间为 30 ~ 60 min。消毒时关闭门窗，保持诊室清洁干燥，若室温 < 20 ℃或 > 40 ℃，或相对湿度 > 60%，应适当延长照射时间。普通紫外线灯管照射后，应当先通风后进人。使用时应保持灯管表面清洁，每周用 95% 酒精擦拭，如发现灯管表面有污染时，应及时擦拭。紫外线灯照射时对物体表面所产生的光腐蚀效应，必要时可对贵重物品表面进行覆盖。

3. 紫外线灯管使用，每 3 ~ 6 h 应进行强度监测，监测的方法：开启灯管 5 min，灯管稳定后，将 1 m 挂杆挂住灯管，强度测试纸正面朝上，照射 1 min。注意做好眼睛、皮肤的防护。

口腔诊疗空气消毒方法有很多，环保型的空气消毒法成为主流；毒副反应强、对环境污染的化学消毒法逐渐被摒弃。紫外线、臭氧和化学空气消毒法对杀灭致病微生物具有作用快，有效浓度低，效果较好的特点，但各自有一定的缺陷，要根据已有的设备设施，结合临床消毒的目标和要求，综合各种空气消毒方法的优缺点，扬长避短，将多种消毒因子联合使用，更好地发挥消毒作用，提高消毒效果，缩短消毒时间。

第五节　医护人员手卫生及个人防护

口腔诊疗中对诊疗环境接触最为频繁的是医护人员。医院感染中强调"医务人员在医院内获得的感染也属于医院感染"。在医院感染预防与控制措施中，既要防止病原体在患者中传播，也要防止病原体由患者传给医护人员、医护人员传给患者，即"标准预防"中所强调的"双向防护"。预防的措施包括手卫生、手套、口罩及护目镜面屏等。

一、手卫生

手卫生为医务人员在从事执业活动过程中的洗手、卫生手消毒和外科手消毒的总称。

（一）手卫生指征

1. 手卫生指征是指在一个特定的时间点需要进行手卫生以有效阻断微生物传播的原因，与 WHO 定义的"手卫生时刻"同义。

2.《医务人员手卫生规范》规定的手卫生指征及 WHO《预防手术部位感染全球指南》要求的外科手消毒指征见表 16-5-1。

表 16-5-1　手卫生指征及对应手卫生方式一览表

手卫生指征	手卫生方式
接触患者前	洗手或卫生手消毒
清洁、无菌操作前，包括进行侵入性操作前	
暴露于接触患者体液风险后，包括接触患者黏膜、破损皮肤或伤口、血液、体液、分泌物、排泄物、伤口辅料等之后	
接触患者后	
接触患者周围环境后，包括接触患者周围的医疗相关器械、用具等物体表面后	
当手部有血液或其他体液等肉眼可见的污染时	洗手
可能接触艰难梭菌、肠道病毒等对速干手消毒剂不敏感的病原微生物时	
手部没有肉眼可见污染时	洗手或卫生手消毒
接触传染病患者的血液、体液和分泌物以及被传染性病原微生物污染的物品后	先洗手，后卫生手消毒
直接为传染病患者进行检查、治疗、护理或处理传染病患者污物之后	
进入手术部（室）时	外科洗手
戴无菌手套前	外科冲洗手消毒或外科免冲洗手消毒
不同患者手术之间、手套破损或手被污染时	

（二）手卫生的基本设施

手卫生应配备有效便携的手卫生设施，包括非接触式控制流动水洗手设施、清洁剂、速干手消毒、干手用品、洗手流程图。设施配置需注意：

1. 非手触式水龙头应包括感应式、肘式及脚踏式等。医疗机构应设置与诊疗工作相匹配的流动水和卫生手消毒设施，方便医务人员使用。有文献报道感应式水龙头因受出水量、水压、水温及管路材质等因素影响，可形成铜绿假单胞菌、军团菌生物膜等，因此，建议医疗机构在选择流动水洗手设施时，选用不易形成生物膜的管路材质及水龙头开关。

2. 选择正确的干手方式，避免清洁的双手被再次污染。洗手自然待干的时间较久，在此过程中双手容易再次污染，而且潮湿的双手更容易获得微生物的传播。所以干手时可用清洁干燥的干手巾（毛巾），避免重复使用或共同使用干手巾（毛巾），或者使用干手速度或效力等同于干手纸的烘手机，以防止感染传播。

3. 应选择符合国家有关规定（GB 27950—2020）要求的洗手液，首先在有效期内且产品有效期不低于 12 个月，产品启用后的效期应符合使用说明书的要求。盛放洗手液的容器适宜为一次性使用，若为重复使用容器应定期清洁与消毒，洗手液发生浑浊或变色变质等情况应及时更换并清洁，消毒容器。

（三）正确洗手的方法

1. 流动水下，使双手充分淋湿，取适量皂液，均匀涂抹至整个手掌、手背、手指和指缝。

2. 掌心相对，手指并拢，互相揉搓（图 16-5-1）。

3. 手心对手背沿指缝互相揉搓，交换进行（图 16-5-2）。

4. 掌心相对，双手交叉指缝互相揉搓（图 16-5-3）。

5. 弯曲手指使关节在另一个掌心旋转揉搓，交换进行（图 16-5-4）。

6. 右手握住左手大拇指旋转揉搓，交换进行（图 16-5-5）。

7. 五个手指指尖并拢放在另一个掌心旋转揉搓，交换进行（图 16-5-6）。

8. 流动水下彻底冲洗双手，干手纸擦干。

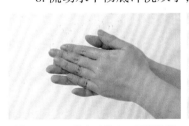

图 16-5-1　掌心对掌心，五指并拢

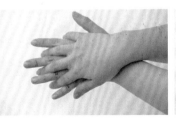

图 16-5-2　掌心对手背，五指并拢

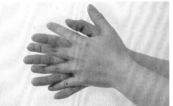

图 16-5-3　掌心相对，交叉指缝揉搓

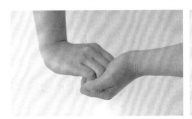

图 16-5-4　弯曲手指，互相揉搓

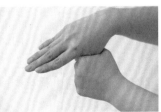

图 16-5-5　大拇指旋转揉搓

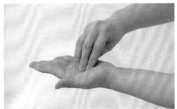

图 16-5-6　指尖并拢在掌心旋转揉搓

（四）口腔门诊手术前手卫生

口腔门诊手术前需做外科手消毒。外科手消毒应当遵循先洗手、后消毒的原则：外科手术前需进行外科洗手，戴无菌手套前、不同患者间、手套破损或手被污染时均需进行外科冲洗手消毒或外科免冲洗手消毒。但在临床工作中一些口腔门诊手术不在手术室中实施，普通诊室无法达到手术室洁净要求，即使医师进行外科手消毒，手臂及双手也很容易再次被污染。因此建议口腔医疗机构完善门诊手术室设施，配备相应外科手消毒措施，以减少手术感染或其他并发症，确保患者安全。要求如下：

1. 应配备专用洗手池，洗手池设置在门诊手术室附近，水池大小、高矮适宜，能防止冲洗水溅出，水面光滑无死角，方便清洁，水池每日清洁消毒。

2. 洗手池及水龙头应根据手术间的数量合理设置，每 2 ~ 4 间手术间应配置一个洗手池，水龙头的数量不少于手术间数量。水龙头应为非手触式。手消毒剂的出液器应采用非手触式。

3. 重复使用消毒剂溶液应保证至少每周清洁与消毒。

4. 配备的干手用品应为灭菌的布巾并且一人一用。

5. 盛布巾的包装物为一次性使用，如果可重复使用应每次清洗灭菌，包装开启后使用时间不超过 24 h。

二、手套的使用

（一）手套的分类

手套常见材质有天然乳胶、丁腈（合成橡胶）、聚乙烯（PE）、聚氯乙烯（PVC），有研究表明手套的屏障完整性因手套材料的类型和质量、使用强度、使用时长、制造商以及检验手套渗透的方式不同存在差异性。完整的乙烯基手套（如 PVC、PE）可提供与乳胶手套相等同的保护作用，但在使用过程中较容易出现渗透、穿孔、破损等缺陷。因此不建议将 PVC、PE 手套用于日常工作中，当双手需要长时间灵活操作或者预计可能接触血液、体液时，推荐使用乳胶手套或丁腈手套。

（二）佩戴外科无菌手套的方法

1. 根据自身手大小选择合适的手套尺寸。

2. 按照外科洗手法洗手后穿好手术衣。

3. 摊开手套，一只手拿住手套反折处取出手套（图 16-5-7）。

4. 另一只手插入手套内（图 16-5-8）。

5. 戴无菌手套的手插入另一只手套的翻边内面，同法戴好（图 16-5-9）。

6. 将手套反转处套在手术衣外面（图 16-5-10）。

注意：不戴手套的手不可触及手套的外面，戴手套的手不可触及外戴手套的手及手套内面。

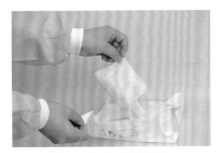

图 16-5-7　取出手套

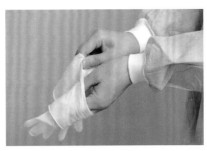

图 16-5-8　对准五指插入手套

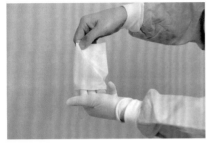

图 16-5-9　插入手套的翻边内面

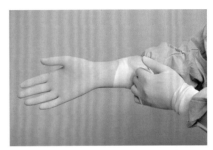

图 16-5-10　反转处套在手术衣外

（三）脱卸手套的方法

　　脱手套时将一手放在另一手套边缘，在拇指帮助下内侧外翻，外翻脱下手套（图 16-5-11），戴手套的手将其握在手心（图 16-5-12），脱去手套的手伸入戴手套手的内侧（图 16-5-13），外翻脱下，两手套合为一只（图 16-5-14），扔进医疗垃圾桶内，立即洗手。

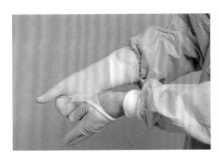

图 16-5-11　内侧外翻脱手套

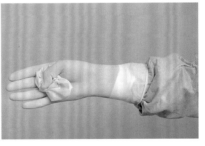

图 16-5-12　脱下手套握于掌心

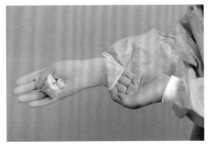

图 16-5-13　手指插入手套内侧

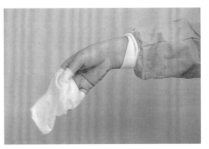

图 16-5-14　两只手套合二为一

三、口罩的使用

（一）口罩的分类

1. 医用防护口罩（N95）适用于医疗工作环境下，过滤空气中的颗粒物，阻隔飞沫、血液、体液、分泌物等，包括各种传染性病毒等。该类型口罩的核心指标包括颗粒过滤效率、合成血液穿透阻力、通气阻力、表面抗湿性、密合性良好、总适合因数。医用防护口罩与佩戴者面部具有良好的贴合性。

2. 医用外科口罩适用于临床医务人员在有创操作等过程中佩戴的一次性口罩，是手术室等有体液、血液飞溅风险环境常用的医用口罩，外包装上必须明确标示为医用外科口罩。该类型口罩的核心指标包括细菌过滤效率、颗粒过滤效率、合成血液穿透阻力、通气阻力。

3. 普通医用口罩与外科口罩构造相似，适用于医护人员一般防护，仅用于普通医疗环境佩戴使用。该级别口罩的核心指标包括细菌过滤效率、通气阻力，不要求对血液具有阻隔作用，也无密合性要求。

（二）医用外科口罩佩戴方式

洗手后拿起口罩（图16-5-15），口罩深色朝外，浅色朝内（图16-5-16）。系带分别绑于头顶后及颈后，松紧带口罩挂于双耳。双手按压金属条，向内按压，逐步向两侧移动至该部分压成鼻梁形状（图16-5-17）。根据面部调整舒适度，口罩必须覆盖鼻至下巴，紧贴面部（图16-5-18）。

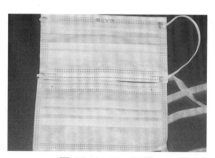

图 16-5-15　口罩

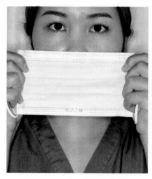

图 16-5-16　深色朝外，
浅色朝内

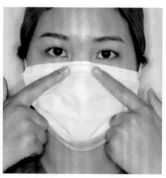

图 16-5-17　鼻夹塑形

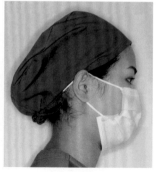

图 16-5-18　盖住口鼻，
紧贴面部

（三）摘口罩的顺序

医用外科口罩，首先解开下面或一侧系带，再解开上面或另一侧的系带（图16-5-19）；医用防护口罩，先用右手捏起颈部系带向后拉，绕过头顶松开系带，再用同样的手法松开上面的系带。

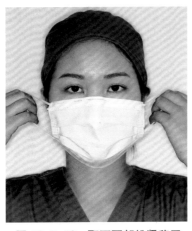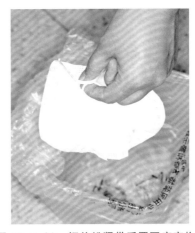

图 16-5-19　取下耳部松紧移开　　图 16-5-20　捏住松紧带丢置医疗废物袋

（四）影响防护效果的因素

1. 戴口罩前后需进行手卫生。

2. 医用防护口罩密合性检查：用力呼气，如呼吸器内部为正压则表示无泄漏，如果有泄漏，调整位置并且/或拉紧呼吸器的带子，然后重新测试。重复操作直到呼吸器的密封性达到要求。深吸气，如果没有泄漏，负压将会使呼吸器贴向面部，泄漏将导致空气通过密封的空隙进入。

3. 佩戴口罩时不应一只手捏鼻夹。应将双手指尖放在金属鼻夹上，从中间位置开始，用手指向内按鼻夹，并分别向两侧移动和按压，根据鼻梁的形状塑造鼻夹。

4. 脱卸口罩手不能触碰口罩的前面（污染面），用手捏住口罩的系带扔进医疗废物容器内（图16-5-20）。

四、护目镜和面罩的使用

医务人员在进行诊疗、护理操作中，遇有可能发生患者血液、体液、分泌物等的喷溅，以及近距离接触经飞沫传播的传染病患者时，应当使用护目镜或防护面屏。护目镜可以保护眼睛，要求能舒适遮挡眼睛正面与侧面，面罩可以保护脸、鼻、口及眼睛，大小须能遮住前额至下巴以下及脸部两侧。

（一）护目镜/面罩佩戴方式

洗手戴好帽子口罩后拿取面罩或护目镜，护目镜稳妥固定（图16-5-21），面罩遮住颜面部（图16-5-22），调整好舒适程度。操作结束后抓住护目镜或面罩的尾部从脸部移去（图16-5-23），立即洗手或消毒。

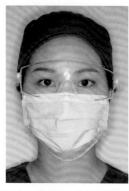 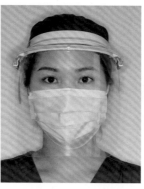 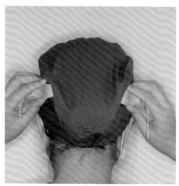

图 16-5-21　护目镜佩戴　　图 16-5-22　面罩佩戴　　图 16-5-23　摘除面罩

（二）注意事项

1. 护目镜需要有防雾功能，以免影响操作视线，普通眼镜不能代替护目镜。

2. 面罩使用不能代替口罩，两者防护作用不同，缺一不可。

3. 佩戴护目镜、面罩前需要先佩戴帽子和口罩。

4. 口腔诊疗非喷溅操作结束后，对于未见明显污染物的护目镜和防护面屏，可以采用一次性卫生湿巾擦拭消毒。遇大量污染物时，应先流动水清洁再消毒，晾干后放置在清洁区域备用。清洁、消毒过程中应注意外面与内面分别进行。

5. 护目镜和防护面罩建议专人专用，避免交叉使用。

综上，医务人员必须熟练掌握个人防护用品的防护效果和使用方法，并结合自身的诊疗操作风险，分别按照标准预防以及接触隔离、飞沫隔离、空气隔离原则，选择合适的个人防护用品进行有效防护，保护自身免受感染。也要避免过度谨慎导致的过度防护，过度防护不仅会严重影响人体适应性和操作性，甚至降低防护效果，增加感染风险。

第六节　职业暴露预防与处理方法

职业暴露是近年来医护人员越来越关注的话题，尤其作为口腔诊疗行业的医护人员，从事职业活动中，长期近距离接触患者唾液、血液，且频繁使用锐器，增加了发生职业暴露的风险。本节通过对职业暴露预防与处理方法的介绍，希望最大限度地保障医护人员职业安全与健康。

一、职业暴露的概念

医务人员职业暴露是指医务人员在从事诊疗、护理活动过程中接触有毒、有害物质或传染病病原体从而引起损害健康或危及生命的一类职业暴露。

二、职业暴露后采取的措施和流程

（一）紧急处理

1. 如为锐器伤，应当由近心端向远心端轻轻挤压（图 16-6-1），依靠重力作用尽可能使损伤处血液流出，再用皂液和流动水进行冲洗（图 16-6-2）。禁止进行伤口的局部挤压。伤口冲洗后，可用 75% 乙醇溶液或者 0.5% 碘伏进行消毒（图 16-6-3），并包扎伤口。

2. 如皮肤黏膜暴露，用皂液和流动水清洗被污染的皮肤，直至冲洗干净。溅入眼睛等部位，需用装有生理盐水的洗眼器反复冲洗受伤部位黏膜，直至冲洗干净。

3. 及时报告科室负责人、感控专职人员，并填写血源性病原体职业接触登记表，进行必要的血源性疾病检查和随访等。填写职业暴露登记表。

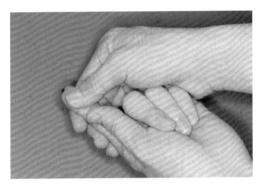

图 16-6-1　挤压局部伤口

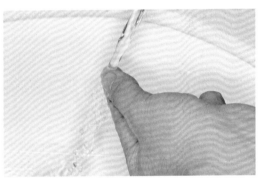

图 16-6-2　流动水下冲洗

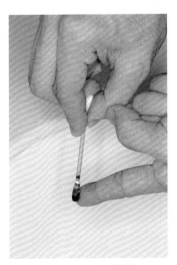

图 16-6-3　消毒伤口

（二）职业暴露处理流程

职业暴露处理流程见图 16-6-4。

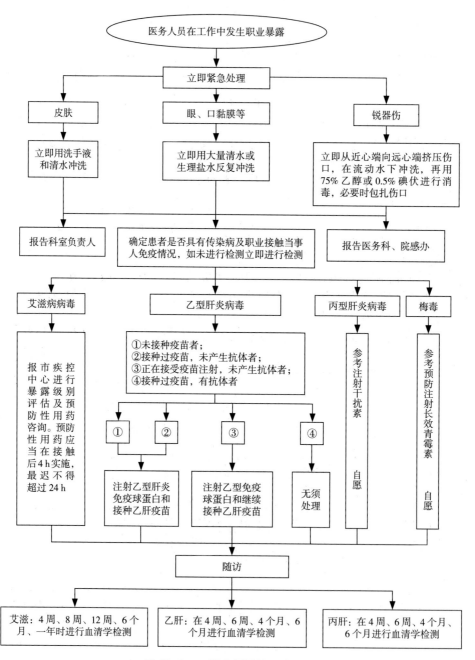

图 16-6-4　职业暴露处理流程

三、减少职业暴露风险的预防措施

（一）接触病人血液、体液时的防护措施

1. 医务人员进行有可能接触患者血液、体液的诊疗和护理操作时必须戴手套。

2. 诊疗、护理操作过程中，患者的血液、体液有可能飞溅到医务人员的面部时，应当佩戴具有防渗透性能的口罩、护目镜或防护面罩。

3. 可能发生患者血液、体液大面积飞溅或者可能污染医务人员的身体时，应当穿戴具有防渗透性能的隔离衣或者围裙。

4. 医务人员手部皮肤发生破损，在进行有可能接触患者血液、体液的诊疗和护理操作时，必须戴双层手套。

（二）口腔小器械使用中的防护措施

1. 口腔小器械繁多，在进行侵入性诊疗、护理操作过程中，要保证充足的光线，并特别注意防止被车针、根管锉、缝合针等锐器刺伤或者划伤。

2. 禁止回套已开封或使用后锐器，如需套回使用单手操作（图16-6-5）。

3. 丢弃前不要折断或扭曲使用后的针头或探针等锐器

4. 使用麻醉用加压注射器，护士安装麻药后，用一只手将针头端朝向自己传递（图16-6-6），医师接手后护士用另一只手抽去针帽（图16-6-7）。

5. 使用后废弃的锐器应当直接放入耐刺破、防渗漏的利器盒，或者利用针头处理设备进行安全处置。

6. 建议使用具有安全性能的注射器、输液器等医用锐器，以防刺伤。

7. 安装好牙科手机及车针后，手机头部朝下挂在牙椅上，以免误伤，传递时车针朝向护士，医师使用后送回时车针朝向自己。使用后及时卸下车针。

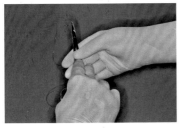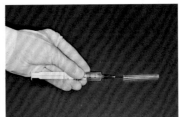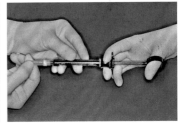

图 16-6-5　单手套针帽　　　　图 16-5-6　另一只手去针帽　　　　图 16-6-7　传递

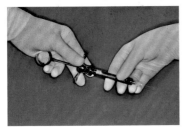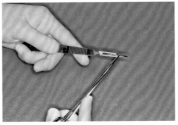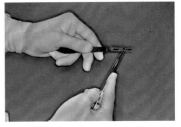

图 16-6-8　安装刀片　　　　图 16-6-9　拆卸刀片　　图 16-6-10　持针器夹住缝针传递

8. 安装（图 16-6-8），拆卸（图 16-6-9）刀片时使用持针器。缝合针线用持针器夹住缝针传递（图 16-6-10），不可将缝针和持针器分开传递。

有研究表明 HBV、HCV、HIV 在口腔环境中传染的概率很低，在暴露之前可以采取很多有效措施减少职业暴露，如注射乙肝疫苗；操作时采取标准防护，严格无菌技术，行为控制及管理等举措结合门诊日常培训，可以减少医护人员发生职业暴露的机会。同时，完善上报制度与流程，提高处置效率，使得职业暴露者能尽快获得检查、评估、咨询及暴露后的预防治疗。

第七节　医疗废物管理

医疗废物是指医疗卫生机构在医疗、预防、保健以及其他相关活动中产生的具有直接或间接感染性、毒性以及其他危害的废物。医疗废物的规范处置对控制医院感染、防止病原微生物的传播、减少对环境的污染具有重要的意义。

一、医疗垃圾的分类

1. 感染性废物：携带病原微生物具有引发感染性疾病传播危险的医疗废物（图 16-7-1）。
2. 损伤性废物：能够刺伤或者割伤人体的废弃医用锐器（图 16-7-2）。
3. 病理性废物：诊疗过程中产生的人体废物和医学实验动物尸体等（图 16-7-3）。
4. 化学性废物：具有毒性、腐蚀性、易燃易爆的废弃化学物品（图 16-7-4）。
5. 药物性废物：过期、淘汰、变质或者被污染的废弃药品（图 16-7-5）。

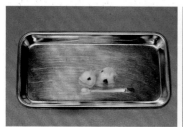
图 16-7-1　感染性废物

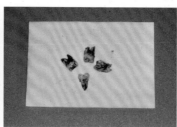
图 16-7-2　病理性废物

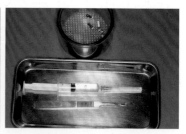
图 16-7-3　损伤性废物

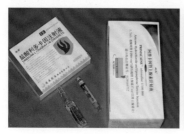
图 16-7-4　药物性废物

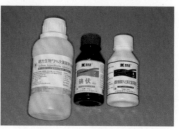
图 16-7-5　化学性废物

二、医疗垃圾的处理

1. 医疗废物应当分别放入专用包装物或容器内收集。少量的药物性废物可以混入感染性废物回收，但应当予以明确标注。损伤性医疗废物必须弃入锐器盒，不可与其他医疗废物混合收集（图 16-7-6—图 16-7-8）。

2. 病原体的培养基、标本和菌毒种保存液等高危险废物，应当首先在产生地点进行压力蒸汽灭菌或化学消毒处理，之后再按照感染性废物进行处置。

3. 废弃的麻醉、精神及放射性等毒性药品及其相关废物，应当依照有关法律、行政法规和国家有关规定和标准进行管理。

4. 批量的废化学试剂、废消毒剂、报废的含有汞的体温计和血压计等医疗器具，应当交由专门机构依法处置。

5. 传染病患者或疑似传染病患者产生的生活垃圾，应按照医疗废物处置原则进行管理。

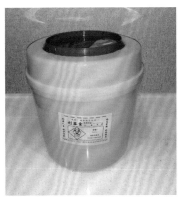

图 16-7-6　锐器盒

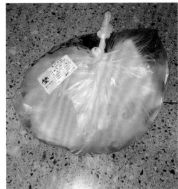

图 16-7-7　专用垃圾袋

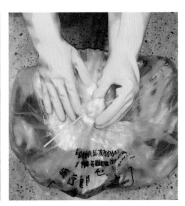

图 16-7-8　紧密封口

三、医疗垃圾的储存管理

1. 应设置医疗垃圾暂存间（图 16-7-9），与清洁区域分开，暂存间门应始终保持关闭状态。

2. 处置区域应具备良好的通风设施。

3. 医疗废物应当及时转运交接，做到诊室内"日产日清"，暂存点贮存不超过 48 h。

4. 根据医疗废物的分类，暂存间内设置不同的收集容器。

5. 暂存间应有严密的封闭措施，暂存点需上锁，专人管理。

6. 设有明显的医疗废物警示标识。

7. 医疗废物储存设施，设备应定期清洁、消毒。

8. 储存区域应有防鼠、防蚊蝇、防蟑螂、防盗和避免儿童接触等标识及处理措施提示。

9. 储存区域地面、墙面应经过防渗处理，易于清洗消毒。

10. 加强暂存点环境和运送工具（图 16-7-10）使用后的及时清洁与消毒。可采用紫外线照射空气消毒（每次 1 h，2 次/日），也可采用 500 mg/L 含氯消毒液常规进行环境物体表面消毒。如遇污染，立即采用 1 000 ~ 2 000 mg/L 含氯消毒液消毒。

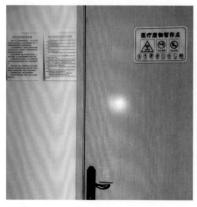
图 16-7-9 暂存间

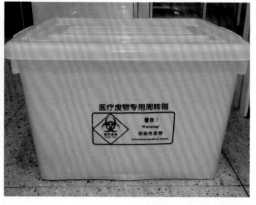
图 16-7-10 转运箱

四、医疗垃圾的交接管理

医疗废物需交环境保护行政主管部门许可的医疗废物集中处置单位处置，双方应签订转运协议或合同。转运时做好交接登记，实行双签字，登记项目包括医疗废物的来源、种类、重量或者数量、交接时间、处置方法、最终去向以及经办人签名等。该项资料应保存三年。

通过做好医疗废物的处理、储存及交接等管理工作可以形成一系列的制度流程，不断加强自我保护，自觉执行相关管理措施，有效地落实预防和控制医源性感染，保护就诊患者安全及医护人员操作安全，控制疾病传播。

临床实践中几乎不存在零暴露风险的情况，因此，不管风险存在与否和风险强度如何，都应做到标准预防。本章对诊室设计布局、诊室空气消毒、物表消毒、医护人员个人防护、职业暴露的处理及医疗废物管理等方面进行了介绍，在日常工作中院感管理人员应根据卫生相关部门颁发的各项标准及要求，制订适合本科室的规章制度，定期进行医护人员培训，不断增强防护意识。口腔诊疗作为医院感染控制的高风险部门，医务人员应该时刻保持高度的敏感性，严格执行规章制度，落实标准操作规程，有效预防和控制医院感染。

（彭　雪）

参考文献

1. 张伟，沈曙铭，苏静，等．口腔门诊感染防控要点问答 [M]. 北京：北京大学医学出版社，2020.

2. 俞雪芬，谷志远．口腔门诊感染控制操作图谱 [M]. 北京：人民卫生出版社，2013.

3. 胡必杰，高晓东，韩玲祥，等．医院感染预防与控制标准操作规程 [M]. 2 版．上海：上海科学技术出版社，2019: 237–239.

4. 胡必杰，倪小平．覃金爱医院环境物体表面清洁与消毒最佳实践 [M]. 上海：上海科学技术出版社，2012: 3–4.

5. Sax H, Allegranzi B, Chraiti MN, et al. The World Health Organization hand hygiene observation method[J]. Am J Infect Control, 2009, 37(10): 827–834.

6. Halabi M, Wiesholzer-Pittl M, Schöberl J, et al. Non-touch fittings in hospitals: a possible source of Pseudomonas aeruginosa and Legionella spp[J]. J Hosp Infect, 2001, 49(2): 117–121.

7. 胡必杰，索瑶，陈文森，等．SIFIC 医院感染防控用品使用指引 (2014—2015 年)[M]. 上海：上海科学技术出版社，2014: 13–18.

8. Rice BD, Tomkkins SE, Ncube FM. Sharp truth: healthcare workers remain at risk of bloodborne infection[J]. Occup Med(Lond), 2015, 65(3): 210–214.

9. 中华口腔医学会．口腔治疗中笑气—氧气吸入镇静技术应用操作指南 (试行) [J]．中华口腔医学杂志，2010,45(11): 645–647.

10. 中华口腔医学会镇静镇痛专业委员会．儿童口腔门诊全身麻醉操作指南 [J]. 中华口腔医学杂志，2021, 56(3): 231–237.

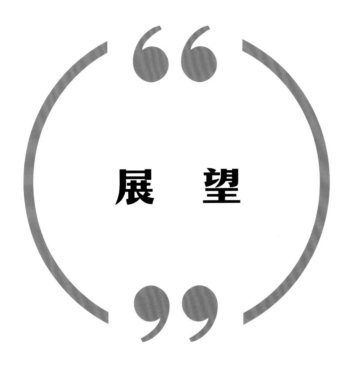

展　望

无痛治疗的理念正日益深入人心，随着医学模式由传统的生物医学模式向社会—心理—生物医学模式的转变以及公立医院改革的逐步推进，人的因素（包括医师和患者）在新的医疗模式中的地位和作用越发突出。随着各种无痛诊疗技术、数字化技术、人工智能技术、医疗机器人技术及精准医疗等个性化医疗技术在医学各个专业的成功开展，今后的口腔医疗服务毫无疑问会向舒适化、微创化方向发展，而无痛治疗仅仅是其初级阶段，治疗过程中对患者人格的尊重、隐私的保护和人性化的关怀等理念将贯穿始终。

所以，口腔专业的无痛治疗是向新的医学模式转变中的有益探索，现代麻醉学理论与药物的发展为包括口腔门诊无痛治疗在内的日间手术麻醉提供了有力的保证；微创外科技术、数字化技术及先进生命体征监测手段也为口腔手术提供了技术支撑；口腔医学各个专业新技术、新设备日新月异的发展均体现了该理念。促进患者早日康复是舒适化口腔医疗的主要目标，但无论是医生还是患者都不同程度地存在着认识层面的误区，我们结合《中国医院学会患者安全目标（2019 版）》的十大安全目标，展望如何兼顾舒适化治疗的舒适性和诊疗的安全性。

一、牙科焦虑症的流行病学资料

牙科焦虑已被证明是患者接受口腔治疗的最大障碍之一，因此，有效的镇静和疼痛控制已成为口腔治疗的重要组成部分。1996 年，美国牙科协会（ADA）首先制订了相关临床指南，包括对口腔医学生的培训和教学的要求，并在 2012 年进行了更新：对于目前口腔医师正在提供的所有级别的镇静和麻醉，需符合其所在州的规定和（或）本指南的规定，口腔医师必须能够实施轻度镇静（抗焦虑）手段。而在中国，对这方面的关注和培训却刚刚开始，所以保证口腔门诊舒适化医疗安全高效运行的第一个措施便是医务人员的专业化培训。

应对牙科焦虑症的舒适化口腔医疗的技术方式非常多，大体包括心理干预、计算机辅助的局部麻醉药物注射、口腔外科微创技术、口腔激光技术等非镇静药物方式和轻度镇静、中度镇静、深度镇静乃至全身麻醉等药物镇静方式，并根据患者具体情况合理选择舒适化医疗的技术方式。舒适化口腔医疗技术能为常规诊疗提供良好的手术条件，但现实的医疗环境却将临床情况变得更加复杂和多样。

在展开舒适化口腔医疗安全方面的讨论前我们先了解几个概念：焦虑（Anxiety），是针对在不明确或有某种预期的情况下，被威胁或预期可能发生危险的压力反应；恐惧（Fear），是当人受到即将发生的危险或威胁时的一种生理过程；恐怖症（Phobia），是持续或不正常的恐惧导致个体强制躲避特定的对象、活动或情况，它可能会妨碍人的日常活动；除了躯体正常的患者，还包括无法配合治疗的认知障碍患者、运动功能障碍患者（如咽反射亢进等），以及手术范围较广泛或局部麻醉可能不足以控制疼痛的其他情况。国际上各国学者对口腔治疗恐惧和焦虑进行了多年研究，表1是其流行病学证据。牙科焦虑症在各种文化背景的国家均普遍存在，常来源于患者以前的不良就医经历并可能会持续一生，导致逃避治疗并恶化口腔健康。近期研究显示，尽管疼痛控制的方法、口腔治疗的材料和技术均有明显改善，但牙科焦虑症仍普遍存在。

表1　口腔治疗恐惧和焦虑的流行病学研究

国家	参考文献	年份（年）	样本数量（例）	结果
澳大利亚	Thomson 等	1996	1 010	14% 患有严重的牙科焦虑症
加拿大	Locker 等 Locker 等 Liddell 等 Locker 等	1991 1996 1997 1999	2 007 2 729 2 609 1 420	4%～16% 患有严重的牙科焦虑症
丹麦	Moore 等	1993	565	4% 患有严重的牙科焦虑症
冰岛	Ragnarsson	1998	1 548	4% 患有严重的牙科焦虑症
日本	Weinstein 等	1993	3 041	21% 对口腔治疗感到恐惧
约旦	Taani		287	6% 有严重牙科恐惧症
荷兰	Stouthard 等	1990	648	11% 对口腔治疗感到严重恐惧和焦虑
新西兰	Thomson 等	2000	790	13%～21% 患有严重的牙科焦虑症
新加坡	Teo 等	1990	288	8%～21% 患有严重的牙科焦虑症
瑞典	Hakeberg 等 Hagglin 等	1992 1996	620 1 016	4%～7% 患有严重的牙科焦虑症
英国	Lindsay 等	1987	419	15% 患有严重的牙科焦虑症
美国	Gatchel 等 Milgrom Gatchel Domoto 等 Kaakko 等 Doerr 等 Dionne 等	1983 1986 1989 1991 1998 1998 1998	105 1 010 1 882 419 232 455 400	10%～20% 患有严重的牙科焦虑症 13% 对口腔治疗感到严重恐惧

　　有学者研究了口腔门诊使用麻醉和镇静服务的需求情况，在英国，有31%的患者希望使用镇静或全身麻醉，但在口腔治疗时很少能被应用到；在美国，若能使用药物缓解患者紧张情绪，18%的成年患者会更频繁地访问口腔医师。越来越多较复杂的口腔治疗增加了对麻醉或镇静服务的需求，如从常规洁牙的2%逐渐上升到拔牙术的47%、牙髓手术的55%、牙周手术的68%，该医疗服务的介入也提升了患者对手术的接受程度。

　　在国内，有研究发现牙科焦虑症的影响因素包括患者性别、就诊次数、文化程度、痛阈高低、神经质体质、医生服务态度、诊疗环境，口腔外科及牙体牙髓科发生牙科焦虑症的概率较高。在牙科焦虑症治疗方面，分散患者注意力、催眠、心理治疗等非药物治疗方法和镇静、臭氧治疗等药物性方法均有确切疗效；对于牙科焦虑症患儿，计算机辅助局麻药物注射、表面麻醉、激光及镇静麻醉更为推荐。

　　来自美国肯塔基大学研究团队的研究结果提示，保证麻醉和镇静服务安全的几个关键点：良好的术前评估、麻醉医师的介入、硬件设施的完整配备；低龄患儿（3 岁或以下）使用镇静剂和 / 或局部麻醉剂、患者监测的不足、口腔科诊所实施镇静，不良事件发生的概率较大，相应的医疗风险也较大。结合重庆医科大学附属口腔医院的经验和既往不良事件，我们认为保证口腔门诊舒适化医疗安全高效运行的第二个措施便是医疗机构保障诊疗安全的医疗设备同质化。

二、实施口腔镇静镇痛治疗的风险防控

从国内外的研究中不难发现，目前针对牙科焦虑症的主要且相对肯定的方法是镇静 / 镇痛的药物性手段，涉及麻醉学与口腔医学的交叉学科领域。很多口腔医疗机构常常满腔热情想尝试，却由于对镇静 / 镇痛药物性手段的陌生和国内外因不合理使用导致的不良事件望而却步。我们根据美国儿童牙科学会（American Academy of Pediatric Dentistry，AAPD）颁布的《儿童口腔使用深度镇静和全身麻醉的原则》（*Policy on the Use of Deep Sedation and General Anesthesia in the Pediatric Dental Office*）和美国儿科学会 2019 年更新的指南，并结合自身的医疗实践阐述如何安全高效地在口腔门诊实施麻醉和镇静服务。

（一）必备的设施和设备

先通过 2006 年美国儿科学会公布的 30 000 例儿童镇静下各种诊疗的并发症结果统计（表 2），帮助读者理解配备设备的必要性。

表 2　30 000 例儿童镇静下各种诊疗的并发症结果统计

不良事件	发生率（1/10 000）	例数（N）	95%CI
死亡	0	0	0.0 ~ 0.0
心跳凑停	0.3	1	0.0 ~ 1.9
误吸	0.3	1	0.0 ~ 1.9
低体温	1.3	4	0.4 ~ 3.4
抽搐（非预期）	2.7	8	1.1 ~ 5.2
喘鸣	4.3	11	1.8 ~ 6.6
喉痉挛	4.3	13	2.3 ~ 7.4
哮喘	4.7	14	2.5 ~ 7.8
速发过敏反应	5.7	17	3.3 ~ 9.1
静脉相关并发症	11.0	33	7.6 ~ 15.4
镇静时间延长	13.6	41	9.8 ~ 18.5
恢复时间延长	22.3	67	17.3 ~ 28.3
窒息	24.3	73	19.1 ~ 30.5
分泌物增加	41.6	125	34.7 ~ 49.6
治疗中呕吐	47.2	142	39.8 ~ 55.7
低氧血症（$SpO_2 < 90\%$）	156.5	470	142.7 ~ 171.2
不良事件总数	339.6	1020	308.1 ~ 371.5

续表

不良事件	发生率（1/10 000）	例数（N）	95%CI
非计划的情况			
拮抗剂使用	1.7	5	0.6 ~ 3.9
由于气道原因导致的紧急麻醉	2.0	6	0.7 ~ 4.3
非计划住院	7.0	21	4.3~10.7
非计划气管插管	9.7	29	6.5~13.9
气道问题	27.6	83	22.0~34.2
面罩正压通气	63.9	192	55.2~73.6
非计划干预合计	111.9	336	85.3~130.2
由于麻醉深度导致治疗不能完成	88.9	267	78.6~100.2

从上述不良事件结果可见口腔治疗的镇静镇痛并发症主要来源以呼吸道事件为主，呼吸抑制或呼吸道梗阻是其面临的主要风险，所有的设施配备均要以保证呼吸道通畅为核心。这是《中国医院学会患者安全目标（2019 版）》的十大安全目标中"加强医学装备安全与警报管理"的集中体现。随着麻醉学领域的高质量发展，很多新设备也应用于口腔镇静镇痛治疗中（图展 1—图展 5）。

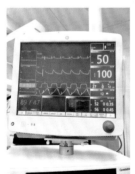 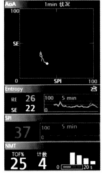 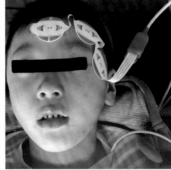 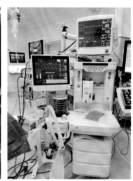

图展 1　熵指数监测的监护仪　　　　　　　　　图展 2　麻醉机

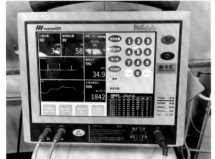 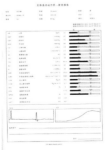 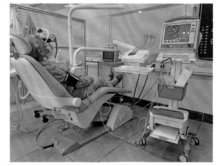

图展 3　无创连续心排监测

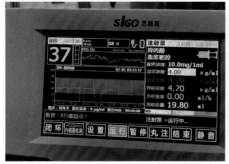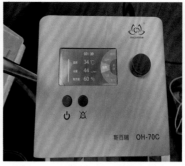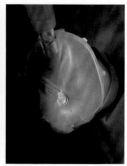

图展 4　全身麻醉下口腔治疗相关设备

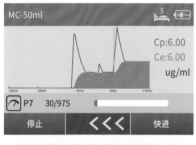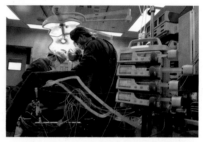

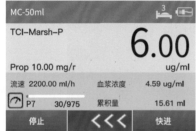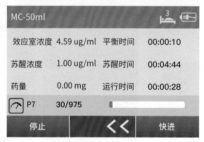

图展 5　各种药物模型的 TCI 输注装置

1. 实施轻度镇静的口腔治疗。医疗机构必须具备能提供笑气浓度不超过 70% 的专用笑气氧气吸入装置、电动负压吸引器、提供正压通气的简易呼吸器、完成控制气道（气管插管或声门上气道管理）的相应工具、建立静脉通道的器具、应急照明器具、有能够采集心电、无创血压、脉搏氧饱和度的监护仪及除颤仪等。

2. 实施深度镇静及全身麻醉口腔治疗。具备能提供笑气浓度不超过 70% 的专用笑气氧气吸入装置、电动负压吸引器、提供正压通气的简易呼吸器、完成控制气道（气管插管或声门上气道管理）的相应工具、建立静脉通道的器具、应急照明器具、有能够采集心电、无创血压、脉搏氧饱和度、呼气末 CO_2 和体温监测的监护仪、除颤仪及微量注射泵。

3. 监护和记录。对于轻度、中度或深度镇静麻醉下的口腔治疗，应有连续基本生命体征的监测，必要时包括肺通气、意识程度等。无论何种镇静水平或给药途径，患者的镇静或麻醉状态是一个连续的过程，均可能发生呼吸抑制、喉痉挛、气道受阻、呼吸暂停，甚至气道保护性反射能力降低和（或）心血管系统不稳定的情况，所有的监护数据均应如实按时间顺序记录。记录的内容应涵盖整个围术期，包括术前的健康状况评估表、术前须知、知情同意书、各种实验室检查报告、麻醉 / 镇静记录单、三方核查记录单、术后注意事项和离院评估表。

4. 患者的术前评估。通常采用表格式术前评估表，但着重注意以下几种情况：①食物和药物过敏史或不良药物反应。②服用药物情况，包括剂量、时间、途径、非处方药物（中草药或非法药物）。③既往史，先天性遗传疾病（Down 氏综合征、马凡氏综合征、骨骼发育异常等），神经功能障碍以及肥胖、打鼾或阻塞性睡眠呼吸暂停低通气综合征（增加气道阻塞可能性或颈椎不稳定性）。④是否妊娠期。⑤早产史（可能与镇静后声门狭窄或呼吸暂停有关）。⑥癫痫发作史。⑦住院治疗史。⑧镇静或麻醉并发症史。⑨家族史（尤其与麻醉相关的，如肌营养不良症、恶性高热、假胆碱酯酶缺乏症）。

上述情况有可能使机体对镇静药物或者镇静方法比较敏感，可以请相关专业会诊，避免相应的医疗风险点。治疗前评估时一定注意认真识别患者身份，特别是合并精神疾病、意识障碍及语言障碍的特殊患者。

5. 团队配合与耗材清点、牙位核对。镇静 / 麻醉下治疗通常由 3 ~ 4 名医护人员组成，1 名治疗医师，1 名麻醉医师，1~2 名护士，相互配合和监督。镇静下治疗由于体位因素、保护性反射降低等，术前、术中、术后的核查非常重要，除了治疗牙位的确定，对治疗中各种材料（棉球、扩挫针），药品，静脉通道的清点和管理也应高度重视，必须双人清点并记录在案。《中国医院学会患者安全目标（2019 版）》的十大安全目标中特别强调的"确保用药安全""强化围手术期安全管理""加强医务人员的有效沟通""提升管路安全""预防和减少健康保健相关感染"5 个安全指标在这个阶段体现最为明显。

6. 急救药物、设备和预案。为了保证镇静 / 麻醉下口腔治疗的安全，各急救物品（如各种设备、药物、监护仪等）必须在紧急情况时能及时使用。我们建议采用 SOAPME 方案（表 3）。

表 3　SOAPME 方案

缩写	英文	中文
S	Size-appropriate suction catheters and a functioning suction apparatus	各种型号的吸引导管和功能正常的负压装置
O	an adequate Oxygen supply and functioning flow meters or other devices to allow its delivery	足够的氧气供应和功能流量计或其他设备允许氧气传送的装置
A	size-appropriate Airway equipment（eg, bag-valve-mask or equivalent device）, nasopharyngeal and oropharyngeal airways, LMA, laryngoscope blades（checked and functioning）, endotracheal tubes, stylets, face mask	各种型号的气道设备（例如简易呼吸器）、鼻咽和口咽气道、LMA、喉镜叶片、气管导管、管芯、面罩
P	Pharmacy：all the basic drugs needed to support life during anemergency, including antagonists as indicated	药物：在紧急情况下支持生命所需的所有基本药物，包括拮抗剂
M	Monitors：functioning pulse oximeter with size-appropriate oximeter probes, end-tidal carbon dioxide monitor, and other monitors as appropriate for the procedure（eg, noninvasive blood pressure, ECG, stethoscope）	监视器：功能脉冲尺寸合适的血氧计探头，呼气末二氧化碳监测仪等监视器适合于手术（例如无创血压、心电图、听诊器）
E	special Equipment or drugs for a particular case（eg, defibrillator）	特殊情况的专用设备或药物（如除颤仪）

7. 镇静下治疗术前和术后医嘱与注意事项。我们以最复杂的儿童深度镇静或全身麻醉下口腔治疗为例，阐述治疗前、治疗中、治疗后的各个注意点，所以保证口腔门诊舒适化医疗安全高效运行的第三个措施便是围治疗期的各种医疗风险点的排查。《中国医院学会患者安全目标（2019 版）》的十大安全目标中特别强调的"防范与减少意外伤害""鼓励患者及其家属参与患者安全"，2 个安全指标在这个阶段体现最为明显。

（1）全麻治疗前。

①患者既往史的收集。患者的既往健康情况或服药方面有任何变化，应及时询问并记录在案。发烧、中耳炎、鼻腔充血或者近期的脑部外伤都会增加患儿治疗后的并发症。因此，提醒家长及时告知医师患儿的健康状况变化，将有助于医师判断治疗是否需要推迟。

②患者药物史的收集。了解患者正在服用的处方药、非处方药以及中草药。以确定治疗当日能否继续服用。同时，请告知患者的药物过敏情况。多颗牙的治疗建议术前三天服用抗生素。

③全麻治疗前数小时应当严格控制食物 / 液体的摄入。禁食将会降低呕吐及误吸的风险，见表 4。

表 4　镇静治疗前禁食水的建议

食物 / 液体的类型	最少禁食时间
清亮液体（水、无果肉的果汁、碳酸饮料和茶）	2 h
母乳	4 h
非人奶、配方奶以及便餐（如烤面包和清亮液体）	6 h
油炸及高脂的食物、肉	8 h

④治疗前宽松舒适的衣服，这将便于医务人员监测孩子对药物的反应（包括孩子的呼吸、心率及血压）并保障孩子的安全。

⑤治疗当日，对家长 / 家属的卫生宣教。

⑥治疗后如驾车回家或必须携带其他孩子一起，那么请随行 2 位成人。以便在回家途中，能保障有一位成人能观察孩子的呼吸，口腔分泌物及疼痛情况，特别是孩子处于睡眠状态时。在我们的临床实践中发现多例孩子由于术后的护理不佳导致治疗效果欠佳的情况。

⑦建议孩子在治疗开始前及治疗后 2 h 饮用清饮料 5 mL/kg，以帮助孩子术后恢复及避免脱水。

（2）全麻治疗中。

①在治疗过程中，建议家长 / 家属都需要在诊室外等候，不能因任何原因离开。

②在孩子离院前，医护人员将定期评估孩子的苏醒状况（孩子能够对呼唤产生应答，但可能嗜睡、哭闹或者烦躁）。

（3）全麻治疗后。

①回到家后，孩子可能仍然处于嗜睡状态，这就需要您一直陪伴在孩子身边直至镇静药物的作用消退。如果孩子仍然想睡觉，最好保持侧卧位的姿势。在这期间，每 3~5 min

检查孩子的呼吸状况。如果孩子出现鼾声，那么重新调整孩子的头部位置直到呼吸平顺且鼾声消失。如果孩子出现呼吸异常或不能唤醒，请拨打急救电话（120）。

②恶心/呕吐是常见的不良反应。如果发生了呕吐，请立即清除孩子口内异物，并确保呼吸正常。如果孩子出现呼吸异常或不能唤醒，请拨打急救电话（120）。如果呕吐持续了 20 ~ 40 min，请立即联系治疗的医疗机构。

③全麻治疗结束后，当天应限制孩子的活动。避免孩子单独进行一些可能危险的活动，如骑自行车、游泳、使用小区游乐场内的器械以及一些需要保持平衡的活动。

④在全麻治疗过程中可能也会使用局麻药。口腔局部的麻木时间通常会持续 2 ~ 4 h，这段时间内注意避免孩子咬或抓唇、颊及舌头。

⑤治疗结束后孩子可能变得烦躁，家长/家属的陪伴可以使患者平静放松。如果这种烦躁是由疼痛不适引起的，那么可以服用布洛芬或对乙酰氨基酚。用药时应当根据孩子的年龄及体重按照药物说明服用。

⑥如果离院前已经清醒，可饮用适量清亮液体以预防呕吐及脱水（推荐使用术能）。应少量多次饮用，尽量避免一次饮用大量液体。治疗后的第一顿饮食应当易于消化（如汤类、果酱类），不要食用高脂及辛辣食物（如炸鸡、牛奶、酸奶、奶酪等）。

⑦治疗后可能出现低热（38 ~ 39 ℃），原因可能是多颗牙治疗后的菌血症、儿童体温调节中枢发育不成熟、术中的低体温等，可以使用非甾体类抗炎药（比如布洛芬或对乙酰氨基酚）。用药时应当根据孩子的年龄及体重按照药物说明服用。脱水可能会造成体温的轻度升高，饮用清亮液体可缓解。如果出现高热或持续发热，请及时就医。

8. 复苏和离院标准。目前，镇静/麻醉下的门诊手术不断发展，更多的患儿家长愿意选择舒适的治疗方案。口腔治疗的适应证更加复杂，手术时间也更长，我们也应把重点放在患者的复苏和离院标准上，以确保医疗体系安全高效地运转。

复苏是一个持续的过程，从复苏时期开始，持续至患者恢复到术前的生理状态。这一过程分为三个阶段。

阶段一：复苏早期，从手术完成后停止使用所有麻醉药物开始，直至患者恢复保护性反射和运动功能。

阶段二：复苏中期，患者能到达离院标准（改良 Aldrete 评分）。

阶段三：复苏后期，直至患者恢复术前的功能状态和日常活动，通常持续一至数天。

由于每位医生对恢复的判断标准不同而造成人为的偏差，为了统一出院标准我们采用改良 Aldrete 评分，并记录在案形成完整病历。

《中国医院学会患者安全目标（2019 版）》的十大安全目标中特别强调的"加强电子病历系统安全管理"是这个阶段的具体体现。

三、科普与宣教

（一）口腔医师或医疗机构

首先建立医患之间良好的信任关系，良好的医患沟通，充分的知情同意不仅可以让患者更信任医师，也能更全面了解产生并发症的原因及处理方法，降低患者的焦虑紧张情绪并更加配合治疗。其次就是要求医务人员规范操作、完善评估，熟悉掌握各种口腔门诊局部麻醉的操作技术、药物的特点，以及应对各种并发症和急救的方法，正确评估，对可能出现的并发症有所预见。再次就是为诊疗提供舒适的治疗环境，操作过程中安抚鼓励患者，转移其注意力，避免焦虑紧张情绪导致的并发症。

（二）患者角度

患者应充分信任医师，不要隐瞒可能存在风险的全身情况（生理、心理、过敏史、饮食饮酒习惯、正在服用的药物等），以最佳的生理和心理状态面对口腔治疗，比如就诊前不要熬夜、过度饮酒等；就诊时不能空腹或过于饱腹；如实告知医师是否患高血压、心脏病、糖尿病等全身系统疾病；告诉医师手术史和麻醉史、麻醉效果及并发症等与麻醉相关的病史；术中随时与医师沟通（麻醉效果），如有不适请及时告示医师，同时请勿慌张，相信医师会及时对症处理，并且现在的麻醉药物和麻醉设备都是很安全的。

所以保证口腔门诊舒适化医疗安全高效运行的第四个措施便是保证患者及家属（法定监护人）对治疗的全过程充分知晓并知情同意。

综上所述，我们根据自己的临床实践经验结合各种医疗学术团体的指南，从牙科焦虑症的流行病学资料和各种不良事件入手，总结和梳理了舒适化口腔治疗的全过程可能影响治疗结果的四个方面，系统阐述了保障舒适化口腔诊疗安全的各种方法和环节，期望能给口腔医师、麻醉医师和护理人员提供帮助。

（郁　葱）

参考文献

1. Dionne RA, Yagiela JA, Cote CJ, et al. Balancing efficacy and safety in the use of oral sedation in dental outpatients[J]. J Am Dent Assoc, 2006, 137(4): 502–513.

2. American Dental Association. Guidelines for the use of conscious sedation, deep sedation and general anesthesia for dentists[M]. Chicago: American Dental Association, 2012.

3. Chanpong B, Haas DA, Locker D. Need and demand for sedation or general anesthesia in dentistry：a national survey of the Canadian population[J]. Anesth Prog, 2005, 52(1): 3–11.

4. Reuter NG, Westgate P M, Ingram M, et al. Death related to dental treatment: a systematic review[J]. Oral Surg Oral Med Oral Pathol Oral Radiol, 2017, 123(2): 194–204. e10.

5. Shapiro FE, Punwani N, Rosenberg NM, et al. Office–based anesthesia: safety and outcomes[J]. Anesth Analg, 2014, 119(2): 276–285.

6. Thomson WM, Stewart JF, Carter KD, et al. Dental anxiety among Australians[J]. Int Dent J, 1996, 46(4): 320–324.

7. Locker D, Liddell A, Burman D. Dental fear and anxiety in an older adult population [J]. Community Dent Oral Epidemiol, 1991, 19(2): 120–124.

8. Locker D, Shapiro D, Liddell A. Negative dental experiences and their relationship to dental anxiety[J]. Community Dent Health, 1996, 13(2): 86–92.

9. Liddell A, Locker D. Gender and age differences in attitudes to dental pain and dental control[J]. Community Dent Oral Epidemiol, 1997, 25(4): 314–318.

10. Locker D, Liddell A, Dempster L, et al. Age of onset of dental anxiety[J]. J Dent Res, 1999, 78(3): 790–796.

11. Moore R, Birn H, Kirkegaard E, et al. Prevalence and characteristics of dental anxiety in Danish adults[J]. Community Dent Oral Epidemiol, 1993, 21(5): 292–296.

12. Ragnarsson E. Dental fear and anxiety in an adult Icelandic population[J]. Acta Odontol Scand, 1998, 56(2): 100–104.

13. Weinstein P, Shimono T, Domoto P, et al. Dental fear in Japan: Okayama Prefecture school study of adolescents and adults[J]. Anesth Prog, 1993, 39(6): 215–220.

14. Taani DQ. Trends in oral hygiene, gingival status and dental caries experience in 13–14–year–old Jordanian school children between 1993 and 1999[J]. Int Dent J, 2001, 51(6): 447–450.

15. Stouthard ME, Hoogstraten J. Prevalence of dental anxiety in The Netherlands[J]. Community Dent Oral Epidemiol, 1990, 18(3): 139–142.

16. Thomson WM, Locker D, Poulton R. Incidence of dental anxiety in young adults in relation to dental treatment experience[J]. Community Dent Oral Epidemiol, 2000, 28(4): 289–294.

17. Teo CS, Foong W, Lui HH, et al. Prevalence of dental fear in young adult Singaporeans[J]. Int Dent J, 1990, 40(1): 37–42.

18. Hakeberg M, Berggren U, Carlsson SG. Prevalence of dental anxiety in an adult population in a major urban area in Sweden[J]. Community Dent Oral Epidemiol, 1992, 20(2): 97–101.

19. Hagglin C, Berggren U, Hakeberg M, et al. Dental anxiety among middle-aged and elderly women in Sweden. A study of oral state, utilisation of dental services and concomitant factors[J]. Gerodontology, 1996, 13(1): 25-34.

20. Lindsay SJ, Humphris G, Barnby GJ. Expectations and preferences for routine dentistry in anxious adult patients[J]. Br Dent J, 1987, 163(4): 120-124.

21. Gatchel RJ, Ingersoll BD, Bowman L, et al. The prevalence of dental fear and avoidance：a recent survey study[J]. J Am Dent Assoc, 1983, 107(4): 609-610.

22. Milgrom P. Increasing dental patients' access to measures for anxiety，fear，and phobia management：perspectives from a dental school-based fear clinic[J]. AnesthProg, 1986, 33(1): 62-64.

23. Gatchel RJ. The prevalence of dental fear and avoidance: expanded adult and recent adolescent surveys[J]. J Am Dent Assoc, 1989, 118(5): 591-593.

24. Domoto P, Weinstein P, Kamo Y, et al. Dental fear of Japanese residents in the United States[J]. Anesth Prog, 1991, 38(3): 90-95.

25. Kaakko T, Milgrom P, Coldwell SE, et al. Dental fear among university students：implications for pharmacological research[J]. AnesthProg, 1998, 45(2): 62-67.

26. Doerr PA, Lang WP, Nyquist LV, et al. Factors associated with dental anxiety[J]. J Am Dent Assoc, 1998, 129(8): 1111-1119.

27. Dionne RA, Gordon SM, McCullagh LM, et al. Assessing the need for anesthesia and sedation in the general population[J]. J Am Dent Assoc, 1998, 129(2): 167-173.

28. 彭燕华, 张芸, 张莉, 等. 儿童牙科畏惧症的影响因素及对策 [J]. 现代医药卫生, 2014, 23: 3672-3673.

29. 张芸, 钟昌萍, 彭燕华, 等. 牙科焦虑症的研究进展 [J]. 现代医药卫生, 2014, 17: 2612-2614.

30. 谷楠, 刘富萍, 张宇娜, 等. 儿童牙科焦虑症的治疗及其研究进展 [J]. 国际口腔医学杂志, 2015, 42(5): 575-577.

31. 唐彧, 朱亚琴. 口腔门诊成人牙科焦虑症调查分析 [J]. 上海口腔医学, 2013, 22(6): 695-697

32. Chicka MC, Dembo JB, Mathu-Muju KR, et al. Adverse events during pediatric dental anesthesia and sedation: a review of closed malpractice insurance claims[J]. Pediatr Dent, 2012, 34(3): 231-238.

33. Coté CJ, Wilson S, American Academy of Pediatrics, et al. Guidelines for monitoring and management of pediatric patients before, during, and after sedation for diagnostic and therapeutic

procedures [J]. Pediatrics, 2019, 143(6): e20191000.

34. Peyton J, Cravero J. Sedation in children outside the operating room: the rules of the road[J]. Trends Anaesth Crit, 2014, 4(5): 141–146.

35. 中华口腔医学会镇静镇痛专业委员会 . 儿童口腔门诊全身麻醉操作指南 [J]. 中华口腔医学杂志 , 2021, 56(3): 231–237.

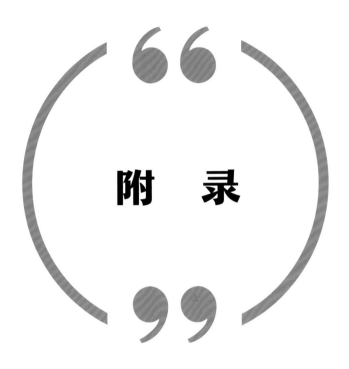

附　录

附录一　美国麻醉医师协会（American Society of Anesthesiologists，ASA）分级

ASA 1 级：正常健康，除局部病变外，无系统性疾病。

ASA 2 级：有轻度系统性疾病；

身体健康但有口腔科恐惧症；老年患者（＞60岁）；怀孕患者；

日常活动不受限，但由于疾病需要静养的患者。

ASA 3 级：有严重系统性疾病，日常活动受限，尚未丧失工作能力；

静息状态下无疾病的症状，但在紧张状态下（如躺在牙椅）会有明显症状。

ASA 4 级：有严重系统性疾病，已丧失工作能力，且经常面临生命威胁；

静息状态下有明显症状；易疲劳，呼吸短促，胸痛。

ASA 5 级：无论手术与否，生命难以维持24 h的濒死患者。

ASA 6 级：确证为脑死亡，其器官拟用于器官移植手术。

E 如系急症，在每级数字前标注"急"或"E"字。

附录二 Steward 苏醒评分

清醒程度	呼吸道通畅程度	肢体活动度
完全苏醒 2	可按医师吩咐咳嗽 2	肢体能作有意识的活动 2
对刺激有反应 1	不用支持可以维持呼吸道通畅 1	肢体无意识活动 1
对刺激无反应 0	呼吸道需要予以支持 0	肢体无活动 0

评分在 4 分以上方能离开手术室或恢复室。

意识分级采用：改良的 OAA/S 评分（The Observer's Assessment of Alertness/Sedation Scale）

1 级：完全清醒，对正常呼名的应答反应正常；

2 级：对正常呼名的应答反应迟钝；

3 级：对正常呼名无应答反应，对反复大声呼名有应答反应；

4 级：对反复大声呼名无应答反应，对轻拍身体才有应答反应；

5 级：对拍身体无应答反应，但对伤害性刺激有应答反应。对伤害性刺激无反应为麻醉。

附录三　Ramsay 镇静评分

临床表现	评分
不安静、烦躁	1 分
安静合作	2 分
嗜睡，能听从指令	3 分
睡眠状态，但可唤醒	4 分
呼吸反应迟钝	5 分
深睡状态，呼唤不醒	6 分

注：其中 1 分无镇静，2 ~ 4 分镇静满意，5 ~ 6 分镇静过度。

引自：朱也森, 姜红. 口腔麻醉学 [M]. 北京: 科学出版社, 2012.

附录四　疼痛视觉模拟评估法（VAS）

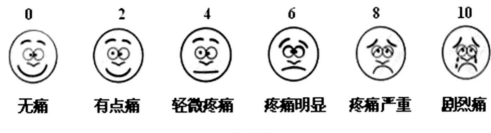

儿童用

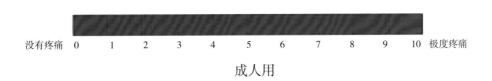

成人用

1. 如果您明天要去看牙医，您会感到

轻松　有点紧张　紧张　焦虑　很焦虑，出汗甚至有点恶心

2. 当您在口腔科等待就诊时，您会感到

轻松　有点紧张　紧张　焦虑　很焦虑，出汗甚至有点恶心

3. 当您坐在口腔科诊椅上等待治疗，牙医正在准备钻针，这时您会感到

轻松　有点紧张　紧张　焦虑　很焦虑，出汗甚至有点恶心

4. 您去洗牙，牙医正在准备洗牙用的器械，您会感到

轻松　有点紧张　紧张　焦虑　很焦虑，出汗甚至有点恶心

5. 牙医正准备给您的上面一颗后牙的牙床上打麻药，您会感到

轻松　有点紧张　紧张　焦虑　很焦虑，出汗甚至有点恶心

轻松：1 分

有点紧张：2 分

紧张：3 分

焦虑：4 分

很焦虑，出汗甚至有点恶心：5 分

引自：杨少清 . 改良牙科焦虑量表及牙科焦虑病因的研究 [D]. 北京：北京医科大学 , 1994: 29–30.

附录六 口腔科畏惧调查量表（中文版）

1. 您是否曾因害怕口腔科治疗而推迟复诊

①从来没有；②很少这样；③有时候会；④经常这样；⑤总是这样

2. 您是否曾因害怕口腔科治疗而取消复诊

①从来没有；②很少这样；③有时候会；④经常这样；⑤总是这样

3. 当您在看牙时，您有没有感到肌肉紧张

①从来没有；②很少这样；③有时候会；④经常这样；⑤总是这样

4. 当您在看牙时，您有没有感到呼吸加快

①从来没有；②很少这样；③有时候会；④经常这样；⑤总是这样

5. 当您在看牙时，您有没有感到出汗增加

①从来没有；②很少这样；③有时候会；④经常这样；⑤总是这样

6. 当您在看牙时，您有没有感到恶心或者呕吐

①从来没有；②很少这样；③有时候会；④经常这样；⑤总是这样

7. 当您在看牙时，您有没有感到心跳加快

①从来没有；②很少这样；③有时候会；④经常这样；⑤总是这样

8. 当您与医师约诊时，有没有感到紧张和害怕

①有；②轻微的紧张和害怕；③有一点紧张和害怕；④比较紧张和害怕；
⑤非常紧张和害怕

9. 当您走进口腔科诊室时，有没有感到紧张和害怕

①有；②轻微的紧张和害怕；③有一点紧张和害怕；④比较紧张和害怕；
⑤非常紧张和害怕

10. 当您在候诊室等待就医时，有没有感到紧张和害怕

①有；②轻微的紧张和害怕；③有一点紧张和害怕；④比较紧张和害怕；
⑤非常紧张和害怕

11. 当您躺在口腔科治疗椅上准备接受治疗时，有没有感到紧张和害怕

①有；②轻微的紧张和害怕；③有一点紧张和害怕；④比较紧张和害怕；
⑤非常紧张和害怕

续表

12. 您对口腔科诊室里的气味有没有感到不舒服

①有；②很轻；③有一点；④比较不舒服；⑤非常不舒服

13. 当您看到口腔科医师并准备交谈时，有没有感到紧张和害怕

①有；②轻微的紧张和害怕；③有一点紧张和害怕；④比较紧张和害怕；
⑤非常紧张和害怕

14. 当您看到准备给您打麻醉的针头时，有没有感到紧张和害怕

①有；②轻微的紧张和害怕；③有一点紧张和害怕；④比较紧张和害怕；
⑤非常紧张和害怕

15. 当麻醉针头注入您的口腔时，有没有感到紧张和害怕

①有；②轻微的紧张和害怕；③有一点紧张和害怕；④比较紧张和害怕；
⑤非常紧张和害怕

16. 当您看到钻牙的机器时，有没有感到紧张和害怕

①有；②轻微的紧张和害怕；③有一点紧张和害怕；④比较紧张和害怕；
⑤非常紧张和害怕

17. 当您听到钻牙机器的钻动声音时，有没有感到紧张和害怕

①有；②轻微的紧张和害怕；③有一点紧张和害怕；④比较紧张和害怕；
⑤非常紧张和害怕

18. 当医师用牙钻钻您的牙齿时，有没有感到紧张和害怕

①有；②轻微的紧张和害怕；③有一点紧张和害怕；④比较紧张和害怕；
⑤非常紧张和害怕

19. 当医师用器械检查或清洗您的牙齿时，有没有感到紧张和害怕

①有；②轻微的紧张和害怕；③有一点紧张和害怕；④比较紧张和害怕；
⑤非常紧张和害怕

20. 总的来说. 您在看牙时的紧张或害怕程度是

①有；②很轻；③有一点；④比较紧张和害怕；⑤非常紧张和害怕

引自：梁焕友, 彭助力, 潘集阳, 等. 牙科畏惧调查（DFS）量表中文版的研制与评价 [J]. 中山大学学报（医学科学版）, 2006, 27(2): 236–240.

附录七 儿童恐惧量表，口腔科分量表（中文版）

	一点也不害怕 1	有一点害怕 2	比较害怕 3	相当害怕 4	非常害怕 5
牙医					
医师					
打针					
牙医检查口腔					
不得不张着嘴					
牙医碰触你					
牙医看着你					
牙医钻牙					
看见牙医钻牙					
牙医钻牙的噪声					
牙医将器械放入你口中					
透不过气					
不得不去医院					
穿白大衣的人					
牙医清洁你的牙齿					

引自：北京协和医院提供（仅供参考）。

Frankl 治疗依从性评价量表（中文版）

评分	评价	描述
1分	完全拒绝	拒绝治疗，用力哭闹，极度恐惧，有明显拒绝治疗的动作或语言及表情
2分	相对拒绝	可以接受治疗但不情愿；有不明显拒绝治疗情况出现
3分	相对配合	可以接受治疗．表现谨慎小心；不能完全主动配合
4分	完全配合	主动接受治疗，与医师关系融洽；能够积极参与到治疗过程中

Houpt 治疗全过程依从性评价量表（中文版）

评分	描述
1分	完全失败：治疗过程根本无法进行
2分	部分完成：治疗过程被打断，只有部分治疗完成
3分	勉强完成：治疗过程被打断，最终治疗得以完成
4分	完成：治疗过程虽困难但得以不间断完成
5分	顺利完成：治疗过程只有轻微的哭闹和反抗
6分	非常顺利：治疗过程顺利，没有哭闹也没有反抗

附录九　OAA/S 清醒／镇静观察者评价量表

反应性评分	语音	面部表情	眼睛
对正常语调反应快 5 分	正常	正常	无眼睑下垂
对正常语调反应冷淡 4 分	稍慢或含糊	稍微放松	眼睑轻度下垂
仅对大声呼名有反应 3 分	不清或明显变慢	明显放松	眼睑明显下垂
仅对轻推有反应 2 分	吐字不清	—	—
对推动无反应 1 分	—	—	—

注：其中 5 分无镇静，2~4 分镇静满意，1 分镇静过度。

附录十 改良 Aldrete 离院评分标准

离院标准	分数
意识水平	
清醒，定向力好	2
轻微刺激即可唤醒	1
只对触觉刺激有反应	0
肢体活动	
各肢体能完成指令运动	2
肢体活动减弱	1
不能自主活动	0
血流动力学稳定	
血压波动 < 基础平均动脉压值的 15%	2
血压波动在基础平均动脉压值的 15% ~ 30%	1
血压波动 > 基础平均动脉压值的 30%	0
呼吸稳定	
可深呼吸	2
呼吸急促但咳嗽有力	1
呼吸困难且咳嗽无力	0
血氧饱和度	
吸空气时能维持血氧饱和度 >90%	2
需鼻导管吸氧	1
吸氧时血氧饱和度 <90%	0
术后疼痛	
无或轻微不适	2
中至重度疼痛需用静脉止疼药物控制	1
持续严重疼痛	0
术后恶心呕吐	
无或轻度恶心，无呕吐	2
短暂呕吐或干呕	1
持续中至重度恶心呕吐	0
总分	
总分大于 12 分，且单项没有低于 1 分的情况可以离院	

引自：李芸，李天佐. 日间手术麻醉离院标准 [J]. 国际麻醉学与复苏杂志，2011, 12(32):744.

笑氧吸入镇静牙科治疗同意书

姓名：　　　　　性别：　　　　　年龄：

地址：　　　　　　　　　　　电话：

诊断：

拟行：

一、笑氧吸入镇静牙科治疗是一种清醒镇静技术，清醒镇静是指对意识水平产生轻微的抑制，同时病人能够保持连续自主的呼吸及对物理刺激和语言指令做出相应反应的能力。整个过程中，患者保持清醒，没有丧失意识，保护性反射活跃，并能配合治疗。

二、笑氧吸入镇静牙科治疗中因病人病情各异，对药物反应亦不尽相同，即使按照常规方法操作，仍有可能产生不适反应如：

　　1.恶心、呕吐；　　　　2.头昏；　　　　3.药物不良反应。

三、术前已向患者及家属交待可能发生的问题，医师会按规章制度、操作常规和诊疗规范全面负责患者各种病情变化的监测和相关处理，发生意外积极组织抢救。

医生声明：

　　我已告知患者将要进行的治疗方式、并发症和风险，可能存在的其他治疗方法并解答了患者对于此次治疗的相关问题。

　　　　　　　　　　　　　　　　　　　医生签名：＿＿＿＿＿＿＿＿＿＿＿

　　　　　　　　　　　　　　　　　　　签名日期：　　　年　　月　　日

拔牙后休息 30 分钟再离开

患者声明：

　　我已知晓以上内容，＿＿＿＿＿＿＿＿（填"同意"或"不同意"）实施该项医疗措施。

　　我自愿接受笑氧吸入镇静牙科治疗过程及其费用。并已知笑氧吸入镇静牙科麻醉相关费用共计

　　元/次（麻醉费　　　元/次，监护费　　　元/次），其他牙科治疗费用另计。

患者或近亲属签名：＿＿＿＿＿＿＿＿　与患者关系：＿＿＿＿＿　签名日期：　　　年　　月　　日

第三方签字：＿＿＿＿＿＿＿　　　　　　　　　　　　　签名日期：　　　年　　月　　日

附录十二 笑氧吸入镇静口腔科治疗记录单

科室： 姓名： 性别： 年龄： ID：

ASA 分级：

手术操作名称：

基本生命体征：BP （mmHg） HR （次/min） RR （次/min） SpO_2 （%）

术前生命体征：

术中生命体征：

术后生命体征：

诊疗计划：笑氧连续吸入维持

气体流量： L/min

最大笑气浓度： %

术后恢复情况：

医师签名： 审核者：

门诊儿童全身麻醉预约单

_____小朋友及家属：

请您于20___年___月___日，上午/下午___时准时到

_____舒适牙科进行儿童全麻下的_____治疗。手

术医生为_____。如果您的安排有变化，请您提前与手术医生联系。

联系电话：

术前须知

1. 手术前一天晚上 **10 点后须禁食、禁饮**。请家长务必做好监督工作。

2. 请向麻醉医师告知您小孩的**既往病史、过敏史或长期正在服用的药物史**，最好带上病历资料。

3. 如果您的小孩在**术前发生咳嗽、咳痰、流鼻涕、发烧等上呼吸道感染症状，须推迟手术至症状好转。**

4. 我们在术后 24 小时内将电话回访，请家长配合。如有特殊情况及疑问，请拨打联系电话。

5. 为了保障手术小孩的安全，术前须完成部分针对性的化验，望配合。

费用须知

舒适牙科麻醉费由两部分组成：

1. 基础麻醉费

2. 吸入麻药费用

***以上费用仅为麻醉费用，治疗费用请详询手术医师。**谢谢！

附录十四 镇静、浅麻醉下儿童牙齿疾病的治疗同意书

镇静、浅麻醉下儿童牙齿疾病的治疗同意书

姓名：　　　　　　　性别：　　　　　　　出生日期：　　　年　月　日

诊断：　　　　　　　地址：　　　　　　　电话：

1、镇静或浅麻醉条件下的口腔治疗只适用于对口腔治疗恐惧紧张，害怕口腔治疗的儿童镇静或浅麻醉可以使孩子镇静，情绪放松，易于接受治疗。

2、对完全不能配合或哭闹厉害的孩子，镇静或浅麻醉达不到使其完全入睡对治疗无反应的程度，可以考虑在全麻下进行治疗。对在镇静或浅麻醉后呼吸道不能保持通畅的患儿，也建议在全麻下进行治疗。

3、接受镇静或浅麻醉的孩子应身体健康，请家长如实告知有无慢性疾病。如哮喘、癫痫、高血压、先心病、食道裂孔疝、胃食道反流等疾病。哮喘、癫痫和高血压等疾病，术前应进行药物治疗。

4、接受镇静或浅麻醉的孩子应在治疗前禁食(奶、固体食物)6-8 小时，禁水（清水、糖水或淡果汁）4小时。在接受治疗的前一天晚上应吃易消化的食物。因为饱食或胃没有排空的孩子在实施镇静或浅麻醉时会发生呕吐或误吸，出现呼吸道梗阻吸人性肺炎，甚至危及生命。

5、需要全身麻醉下牙体治疗的孩子治疗前应进行下列实验室检查：血常规、C 反应蛋白、尿常规、肝肾功能和胸部 X 胸片检查。

6、在镇静或浅麻醉口腔治疗后需观察 2 小时左右，获得经治医师许可后方可离院。在离院回家途中应尽量保持卧位，婴幼儿应由看护人怀抱在孩子完全清醒后可喝少量清水，观察 15 分钟后无恶心、呕吐等情况后再喝奶。在治疗结束后 6-8 小时可吃流食，全身麻醉后的孩子应有专人看护至次日晨，其间尽量不要下床活动以免摔倒。

7、镇静或浅麻醉有可能失败，使治疗不能进行，对此希望家长及监护人了解并能谅解。

8、孩子的家长或监护人应仔细阅读以上须知，做到如上要求来保证孩子的安全治疗前孩子的家长或监护人应在治疗同意书上签字. 才可实施镇静或麻醉。

9、我同意将我的病历资料及照片用于非商业意图的临床及教学研究和学术交流。

医生声明：

我已告知患者将要进行的治疗方式、并发症和风险，可能存在的其他治疗方法并解答了患者对于此次治疗的相关问题。

医生签名：＿＿＿＿＿＿＿＿＿＿＿　　　　　　签名日期：　　　年　月　日

患者声明：

对以上各项内容我已详细阅读并理解，我愿意承担治疗中发生的风险并遵守医嘱，同意在重庆医科大学附属口腔医院接受治疗并承担全部费用。

（请抄写以下内容并签字：我已知晓以上内容，同意实施该项医疗措施）

＿＿＿＿＿＿＿＿＿＿＿＿＿＿＿＿＿＿＿＿＿＿＿＿＿＿＿＿＿＿＿＿＿＿＿＿＿

患者或近亲属签名：＿＿＿＿＿＿＿＿　与患者关系：＿＿＿＿＿＿＿　签名日期：　　年　月　日

第三方签字：＿＿＿＿＿＿＿＿＿＿＿　　　　　　　　　　　　签名日期：　　年　月　日

麻醉前访视记录单
Interview and Evaluation Record Before Anesthesia

姓名: _____ 性别: _____ 年龄: _____
住院号: _____ 血型: _____ RH _____
病室: _____ 床号: _____
术前诊断: _____
拟行手术: _____

既往史	既往史:
	气道相关病史:
	治疗用药史:
	手术史: □无□有 麻醉史: □无□有 外伤史: □无□有 过敏史: □无□有 吸烟史: □无□有
	输血史: □无□有 家族史: □无□有 个人史: □无□有 晕厥史: □无□有
	特殊情况:

体 检	一般状况: BP ___ / ___ mmHg PR ___ 次/分 RR ___ 次/分 T ___ ℃ 身高 ___ cm 体重 ___ kg
	意识: □正常□嗜睡□烦躁□谵妄□昏迷□其他
	气道评估:
	牙齿: □正常□松动□假牙□缺牙 甲颏距离: □正常□<6cm
	眼部: 对光反射 □正常□左右不对称□消失 瞳孔大小 □正常□左右不对称（左 ___ mm 右 ___ mm ）
	循环系统:
	呼吸系统:
	消化系统:
	内分泌系统: 血液系统:
	脊柱四肢: 精神、神经:
	特殊情况:

实 验 室	血Rt: RBC ___ $\times 10^{12}$/L; Hb ___ g/L; Hct ___ %; PLT ___ $\times 10^{9}$/L; WBC ___ $\times 10^{9}$/L;
	凝血: PT ___ s; TT ___ s; APTT ___ s; Fib ___ g/l; D-二聚体 ___ INR ___
	电解质: K^+ ___ mmol/L Na^+ ___ mmol/L Cl^- ___ mmol/L Ca^{2+} ___ mmol/L 血糖 ___ mmol/L
	肝功能: 白蛋白 ___ g/L; 总胆 ___ μmol/L 直胆 ___ μmol/L 肾功能: 肌酐 ___ μmol/L 尿酸 ___ μmol/L
	乙肝核心抗体 ___ 乙肝e抗体 ___ 乙肝e抗原 ___
	乙肝表面抗体 ___ 乙肝表面抗原 ___ 丙型肝炎抗体(ELISA) ___
	梅毒确诊试验(TPPA) ___ 人免疫缺陷病毒抗体/P24抗原(ELISA) ___
	尿Rt: □正常□异常□未查 大便Rt: □正常□异常□未查
	血气分析: □未查□正常□异常
	ECG:
	胸部X-ray:
	肺功能:
	心脏超声:
	其它检查:

评 估	ASA分级: ___ 心功能分级: ___ 心脏危险分级: ___ NRS疼痛评分: ___
	Mallampatii评级: ___ 预测有无困难气道: ___ 阻塞性睡眠呼吸暂停(OSA)危险指数: ___ 哮喘控制测试(ACT) ___
	术后肺部并发症风险指数: ___ 静脉血栓栓塞症(VTE)风险评估: ___ 术后恶心呕吐预估发生率: ___

麻 醉 计 划	麻醉方式:
	实施要点: □有创动脉压监测□中心静脉压监测□麻醉深度监测□肌松监测□自体血回输□TEG
	已对病人进行禁食禁饮及麻醉计划等交流指导 □是□否
	重点病例科室讨论意见:
	由 ___ 主持,是否同意上述麻醉计划 □是□否
	补充如下:

医师签名: _____ 日期: _____

麻 醉 记 录 单 (Anesthesia Record)

手术日期 ＿＿＿＿＿＿　麻醉号 ＿＿＿＿　第1页/共1页

麻醉医师：＿＿＿＿＿＿　＿＿＿＿＿＿　＿＿＿＿＿＿

手术护士：洗手：＿＿＿＿＿　巡回：＿＿＿＿＿

外科医师：＿＿＿＿＿　＿＿＿＿＿　＿＿＿＿＿

姓名 ＿＿＿　性别 ＿＿＿　年龄 ＿＿＿　体重 ＿＿＿ kg 身高 ＿＿＿ cm

病室 ＿＿＿＿　床号 ＿＿＿　住院号 ＿＿＿＿＿＿　□ 择期□ 急诊

ASA：＿＿＿＿＿　NYHA：＿＿＿＿＿＿　血型：＿＿＿＿＿　RH：＿＿＿＿＿

麻醉前用药：＿＿＿＿＿＿＿＿＿＿＿＿＿＿＿＿＿＿＿＿＿

特殊情况：＿＿＿＿＿＿＿＿＿＿＿＿＿＿＿＿＿＿＿＿＿

术前诊断：＿＿＿＿＿＿＿＿＿＿＿＿

拟行手术：＿＿＿＿＿＿＿＿＿＿＿＿

监测项		
ECG		
I:E		
VT(ml/kg)		
BIS		
TOF(%)		

℃　mmhg　HR　时间

08:00　08:15　08:30　08:45　09:00　09:15　09:30　09:45　10:00　10:15　10:30　10:45　11:00　11:15　11:30　11:45

℃	mmhg	HR
38	220	160
36	200	140
34	180	120
32	160	100
30	140	80
28	120	60
26	100	40
24	80	20
22	60	0
20	40	
18	20	
16	0	

标记

持续事件

输液输血

麻醉事件

出入量：

晶体液＿＿＿＿ ml　RBC ＿＿＿＿ ml　血小板 ＿＿＿＿ U　自体血 ＿＿＿＿ ml　白蛋白 ＿＿＿＿ g　G.S ＿＿＿＿ ml　出血量 ＿＿＿＿ ml

胶体液＿＿＿＿ ml　血浆 ＿＿＿＿ ml　冷沉淀 ＿＿＿＿ U　甘露醇 ＿＿＿＿ ml　5%NaHCO3 ＿＿＿＿ ml　其他 ＿＿＿＿ ml　尿量 ＿＿＿＿ ml

麻醉方式：＿＿＿＿＿＿＿＿＿＿　手术体位＿＿＿＿＿＿＿＿　□ PCIA □ PCEA □ PCNA □ 未用PCA

□ 纤支镜检查□ 纤支镜对位□ 纤支镜辅助插管□ 可视喉镜□ 光棒引导□ 呼吸回路□ 空气过滤器□ 面罩吸氧□ 控制性降压治疗□ 非计划再次手术

□ ART ＿＿＿＿动脉监测□ CVP ＿＿＿＿□ 双腔□ 三腔 导管＿＿＿＿ cm □ ST段分析□ 心率变异性分析□ 肺顺应性监测□ CO □ SjvO2

□ SVV □ PAP□ PAWP□ 使用输注工作站□ 血液(液体)加温治疗□ 血液回输治疗□ 肢体气压治疗□ 漂浮导管□ 其他

已施手术＿＿＿＿＿＿＿＿＿＿＿＿＿＿＿＿＿＿＿＿＿

术后诊断＿＿＿＿＿＿＿＿＿＿＿＿＿＿＿＿＿＿＿＿＿

附录十七　麻醉后恢复评分表

Aldrete 改良评分(Modified Aldrete score)标准（麻醉后恢复评分）

姓名：

麻醉方法：　　　　　　　　　　　　　　　　离院时间：

	0	1	2	合计
肢体活动	无自动或在指令下抬头或活动肢体	能自动或在指令下活动两个肢体和有限制的抬头活动	能自动或在指令下活动四肢和抬头	
呼吸	呼吸暂停或微弱，需呼吸机治疗或辅助呼吸	呼吸困难或呼吸受限，但有浅而慢的自主呼吸，可能用口咽通气道	能做深呼吸和有效咳嗽，呼吸频率和幅度正常	
循环	非高血压病而血压过分升高,或血压下降(低于麻醉前50mmHg)	血压低于/高于麻醉前水平20-50mmHg	血压和脉搏稳定,血压比麻醉前低/高,但不到20mmHg（SBP≥90mmHg）	
神志	没有应答或仅对疼痛刺激有反应	对交谈有反应，但很容易再昏睡	处于醒觉和警觉状态,能辨认时间、地点和人	
末梢颜色	吸 O_2 时 SpO_2<92%	吸O2时能维持 SpO_2<92%	呼吸空气 SpO_2<92%	
恶心呕吐反应	严重，有内容物呕出，易发生误吸	一般，少有内容物吐出	有恶心症状，无呕吐	
合计				

总分=12，当总分≥11时,认为达到麻醉后恢复标准

改良 aldrete 评分法判定能否离院并记录患者离院时间。任何一项不低于 1 分，总分高于 10 分则判定可出院。

……医院 麻醉复苏室（PACU）记录单	年 月 日 麻醉方式 □ GA　□ LA　□ Other
姓名　　性别　年龄 住院号　　病室　体重　kg 手术名称	麻醉时间　麻醉医师 术前特殊情况 □插管困难 □声嘶 □偏瘫 □语言障碍　□听力障碍 □意识障碍　□精神疾病 □深静脉 血栓高危人群 其他 入室时间

入室情况	入室呼吸情况：□控制呼吸　□吸辅助呼吸　□吸自主呼吸 入室气管导管：□已拔管　□管带管　□带喉罩　□带通气道　□气管切开 入室给氧方式：□机械通气：模式　VT　mL　RR　bmp FiO2　　% 　　　　　　　□面罩给氧 　　　　　　　□鼻导管给氧

出复苏室情况	复苏期出入量	病房交接
BP　/　mmHg p　bpm R　bpm SpO$_2$　　% VAS 评分：0　1　2　3　4　5　6　7　8　9　10 皮肤黏膜：正常□ 基本正常□ 贫血□ 发绀□ 皮下气肿□ 意识：1　2　3　4　5 级 指令动作：完成□ 不能完成□ 瞳孔：等大□ 不等大□ 光反射：灵敏□ 迟钝□ 无反射□ 肌力：0　1　2　3　4　5 级 呼吸：TV　mL 呼吸音：正常□ 异常□ 反射（吞咽 / 咳嗽）：正常□ 弱□ 无□ 声嘶：无□ 有□	RBC　　mL 血浆　　mL 平衡液　　mL 胶体液　　mL NS　　mL 出血量　　mL 引流量　　mL 尿量　　mL	BP　/　mmHg p　bpm R　bpm SpO$_2$　% PCIA □ VAS 评分： Steward 评分：

出室时间：　时　分　PACU 医师签字：　　　病房护士签字：

附录十九　儿童麻醉下口腔治疗注意事项

患者姓名：_____　　　预约时间：_____

　　为保障您的孩子在口腔治疗过程中的安全舒适及提高治疗的效率和效果，我们推荐您使用深度镇静下治疗。儿童全麻下口腔治疗能增加治疗过程中的配合度以及减少治疗过程中的焦虑和不适。我们仅使用一种吸入性药物（七氟烷），具有起效快，代谢快，苏醒快的特点。治疗过程中，为保障孩子的安全，我们会在孩子入睡后建立静脉通道，以补充液体避免孩子脱水。

　　您作为孩子的父母或法定监护人，在孩子的口腔治疗过程中也起了重要作用。孩子通常能感受到你们的焦虑，并会因此而感到更加害怕。如果您能够更好地了解治疗过程并积极准备，那么您的孩子也能更好地配合治疗。如果您有关于全麻下口腔治疗的任何问题都可以向我们询问。

　　为了您孩子的安全，请仔细阅读以下内容：

【治疗前】

• 如果您的孩子在健康或服药方面有任何变化，请及时告知我们。发烧、中耳炎、鼻腔充血或者近期的脑部外伤都会增加孩子治疗后的并发症。因此，及时告知我们您孩子的健康状况变化，我们将判断您的治疗是否需要推迟。

• 请告知我们您的孩子正在服用的处方药、非处方药以及中草药。以确定治疗当日能否继续服用。同时，请告知孩子的药物过敏情况。多颗牙的治疗建议术前三天服用抗生素。

• 治疗前数小时应当严格控制食物/液体的摄入。禁食将会降低呕吐及误吸的风险。否则我们将拒绝为您提供该治疗，如果您不能遵从以下要求：

食物/液体的类型	最少禁食时间
清亮液体（水、无果肉的果汁、碳酸饮料和茶）	2小时
母乳	4小时
非人奶、配方奶以及便餐（如烤面包和清亮液体）	6小时
油炸及高脂的食物、肉	8小时

• 为您的孩子穿上宽松舒适的衣服，这将便于我们监测孩子对药物的反应（包括孩子的呼吸、心率及血压）并保障孩子的安全。

· 治疗当日不要将您的其他孩子带在身边，以便您能更好地关注需要治疗的这个孩子。

· 治疗后如果您将驾车回家或必须携带其他孩子一起，那么请随行 2 位成人。以便在回家途中能保障有一位成人能观察孩子的呼吸，特别是孩子处于睡眠状态时。

【治疗中】

· 在治疗过程中，您都需要待在诊室外等候，不能因任何原因走开。

· 在您及孩子离院前，我们的医护人员将评估孩子的健康状况（孩子能够对呼唤产生响应，但可能嗜睡、哭闹或者烦躁）。

【治疗后】

· 回到家后，您的孩子可能仍然处于嗜睡状态，这就需要您一直陪伴在孩子身边直到镇静药物的作用消退。如果孩子仍然想睡觉，那么最好保持侧卧位的姿势。在这期间，3~5 分钟检查孩子的呼吸状况。如果孩子出现鼾声，那么重新调整孩子的头部位置直到呼吸平顺并且鼾声消失。如果孩子出现呼吸异常或不能唤醒，那么请拨打紧急电话（120 或诊所电话）。

· 恶心 / 呕吐是常见的不良反应。如果发生了呕吐，请立即清除孩子口内的物品，并确保孩子的呼吸正常。如果孩子出现呼吸异常或不能唤醒，那么请拨打紧急电话（120 或诊所电话）。如果呕吐持续了 20~40 分钟，请立即联系我们。

· 镇静治疗结束后，您的孩子可能变得嗜睡，治疗当天应当限制孩子的活动。避免孩子单独进行一些可能危险的活动，如骑自行车、游泳、使用小区游乐场内的器械以及一些需要保持平衡的活动。

· 在镇静治疗过程中我们可能也会使用局麻药。口腔的麻木时间通常会持续 2~4 小时。这段时间内注意避免孩子咬或抓唇、颊及舌头。

· 治疗结束后孩子可能变得烦躁，这时您应当陪在孩子身边让他 / 她平静放松。如果您认为这种烦躁是由于疼痛不适引起的，那么可以给您的孩子服用布洛芬或对乙酰氨基酚（泰诺或者美林）。用药时应当根据孩子的年龄及体重按照药物说明服用。

· 如果您的孩子已经清醒，那么可以让孩子喝一些清亮的液体以预防呕吐及脱水（推荐使用术能）。应当反复小口饮用，尽量避免一口饮用大量液体。治疗后的第一顿饮食应当易于消化（如汤类、果酱类），不要食用高脂及辛辣食物（如炸鸡、牛奶、酸奶、奶酪等）。

· 治疗后可能出现低热（38℃），可以给您的孩子服用布洛芬或对乙酰氨基酚（泰诺或者美林）。用药时应当根据孩子的年龄及体重按照药物说明服用。脱水可能会造成体温的轻度升高，饮用清亮的液体可以缓解。如果出现了高热或持续发热，请到就近儿童医院救治。

· 如果您有任何疑问，请联系我们（电话：　　　　　　　　）。

· 其他＿＿＿＿＿＿＿＿＿＿＿＿＿＿＿＿＿＿＿＿＿＿＿＿＿＿＿＿＿＿＿＿＿＿＿＿＿
＿＿＿＿＿＿＿＿＿＿＿＿＿＿＿＿＿＿＿＿＿＿＿＿＿＿＿＿＿＿＿＿＿＿＿＿＿＿
＿＿＿＿＿＿＿＿＿＿＿＿＿＿＿＿＿＿＿＿＿＿＿＿＿＿＿＿＿＿＿＿＿＿＿＿＿＿

1. 最近是否正接受口腔临床治疗？如果是，目前治疗情况是_____	是（　）	否（　）
2. 是否经历过严重的疾病或手术？如果是，疾病或手术分别是_____	是（　）	否（　）
3. 最近 5 年是否有过住院治疗病史？如果是，治疗结果是_____	是（　）	否（　）
4. 是否有以下疾病病史？		
先天性心脏病	是（　）	否（　）
心血管疾病（心力衰竭，心绞痛，高血压，心脏杂音等）	是（　）	否（　）
a. 用力后是否感到胸区疼痛或胸闷？	是（　）	否（　）
b. 轻微运动后是否有过呼吸急促？	是（　）	否（　）
c. 脚踝肿胀？	是（　）	否（　）
d. 躺下后是否感到呼吸急促，或者通过垫高枕头缓解？	是（　）	否（　）
e. 医师是否告知过有心脏杂音？	是（　）	否（　）
哮喘或花粉症	是（　）	否（　）
荨麻疹或皮疹	是（　）	否（　）
昏厥或癫痫发作	是（　）	否（　）
糖尿病	是（　）	否（　）
a. 是否每天排尿超过 6 次？	是（　）	否（　）
b. 是否大部分时间感到口渴？	是（　）	否（　）
c. 是否经常性感觉口腔干燥？	是（　）	否（　）
肝炎、黄疸或其他肝病	是（　）	否（　）
关节炎或其他关节疾病	是（　）	否（　）
胃溃疡	是（　）	否（　）
肾病	是（　）	否（　）
肺结核	是（　）	否（　）
是否有持续性咳嗽或咯血？	是（　）	否（　）
性病	是（　）	否（　）
其他：		
5. 以前有过拔牙、手术或创伤后的异常出血病史吗？	是（　）	否（　）
a. 是否容易出现皮下出血、青紫？	是（　）	否（　）
b. 是否因为异常出血要求输血？	是（　）	否（　）
c. 如果有，请详细说明病情_____	是（　）	否（　）
6. 是否有血液病症，比如贫血（包括镰状细胞性贫血）？	是（　）	否（　）
7. 是否因为头颈部肿瘤或其他疾病而手术或放疗病史？	是（　）	否（　）
8. 是否正在服药？如果是，请详细阐述所服药物_____	是（　）	否（　）

续表

9. 是否正在服用以下药物?		
a. 抗生素或磺胺类药剂	是（ ）	否（ ）
b. 抗凝血药（血液稀释剂）	是（ ）	否（ ）
c. 高血压药	是（ ）	否（ ）
d. 可的松（甾类）（包括"泼尼松"）	是（ ）	否（ ）
e. 安神剂	是（ ）	否（ ）
f. 阿司匹林	是（ ）	否（ ）
g. 胰岛素、甲苯磺丁脲（山地酶、甲糖宁）或者同类降糖药	是（ ）	否（ ）
h. 洋地黄或其他心脏病药物	是（ ）	否（ ）
i. 硝酸甘油	是（ ）	否（ ）
j. 抗组胺药	是（ ）	否（ ）
k. 口服避孕药或其他激素治疗药物	是（ ）	否（ ）
l. 其他_____	是（ ）	否（ ）
10. 是否对以下药物过敏或可引起不良反应?		
a. 局麻药（普鲁卡因）	是（ ）	否（ ）
b. 青霉素或其他抗生素	是（ ）	否（ ）
c. 磺胺类药剂	是（ ）	否（ ）
d. 阿司匹林	是（ ）	否（ ）
e. 碘制剂或造影剂	是（ ）	否（ ）
f. 可待因或其他麻醉品	是（ ）	否（ ）
g. 其他_____	是（ ）	否（ ）
11. 以前牙科治疗病史中有无严重并发症? 如果有，详述_____	是（ ）	否（ ）
12. 有无以上没有罗列的疾病、全身情况或问题，而你认为应该告知医师? 如果有，详述_____ _____	是（ ）	否（ ）
13. 工作环境是否经常性暴露在射线、电离辐射环境中?	是（ ）	否（ ）
女性患者		
14. 是否正处于怀孕期? 如果是，孕期为_____	是（ ）	否（ ）
15. 是否正处于月经期?	是（ ）	否（ ）
16. 是否正处于母乳哺乳期?	是（ ）	否（ ）

患者签名:

医师签名:

日期: